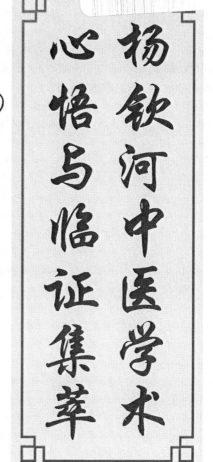

杨钦河中医学术心悟与临证集萃

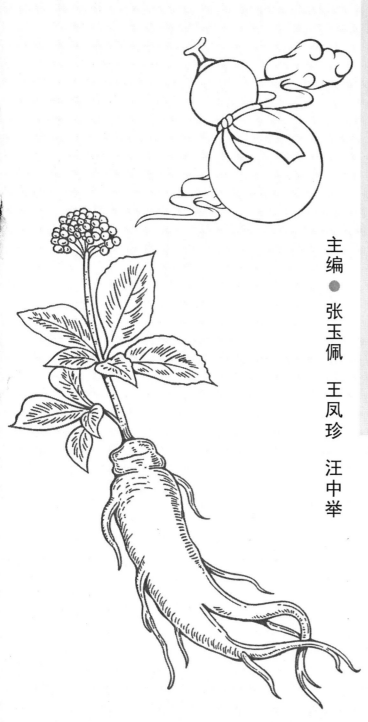

主编 ● 张玉佩　王凤珍　汪中举

郑州大学出版社

图书在版编目(CIP)数据

杨钦河中医学术心悟与临证集萃／张玉佩，王凤珍，
汪中举主编. -- 郑州：郑州大学出版社，2025.4.
ISBN 978-7-5773-0878-4

Ⅰ. R249.7

中国国家版本馆 CIP 数据核字第 2025EJ3591 号

杨钦河中医学术心悟与临证集萃
YANGQINHE ZHONGYI XUESHU XINWU YU LINZHENG JICUI

策划编辑	李龙传		封面设计	曾耀东
责任编辑	吕笑娟		版式设计	王　微
责任校对	张　楠　何鹏彬		责任监制	朱亚君

出版发行	郑州大学出版社		地　　址	河南省郑州市高新技术开发区
出 版 人	卢纪富			长椿路 11 号(450001)
经　　销	全国新华书店		网　　址	http://www.zzup.cn
印　　刷	郑州市今日文教印制有限公司		发行电话	0371-66966070
开　　本	787 mm×1 092 mm　1 / 16			
印　　张	19.75		字　　数	411 千字
版　　次	2025 年 4 月第 1 版		印　　次	2025 年 4 月第 1 次印刷

书　　号	ISBN 978-7-5773-0878-4		定　　价	69.00 元

本书如有印装质量问题,请与本社联系调换。

作者名单

主　审　唐祖宣　杨钦河

主　编　张玉佩　王凤珍　汪中举

副主编　金　玲　潘茂兴　谢维宁　欧阳敏凤

编　委（以姓氏笔画为序）

王凤珍	王丽丽	孔怡琳	邓丰承	邓远军
邓丽娟	皮大锦	乔娜丽	向慧儿	刘良浩
刘海涛	闫海震	纪桂元	劳思成	李　娜
李　楠	李　鑫	李玉权	李永凤	吴朝阳
何毅芳	余　瑶	汪中举	沈海燕	宋庆良
张玉佩	张桂荣	范　文	欧阳敏凤	金　玲
郑垂仰	胡四平	凌家生	郭司航	唐凯锐
龚享文	梁嘉谊	程善廷	谢维宁	谢激倩
甄健威	黎　斌	潘丰满	潘茂兴	潘金月

杨钦河教授简介

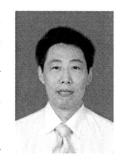

杨钦河,男,1961年9月出生,汉族,河南南阳人。暨南大学中医学院、暨南大学附属第一医院(广州华侨医院)教授、主任医师,医学博士、博士后、博士生导师,博士后合作导师,广州市重大行政决策论证专家。暨南大学中医临床基础教学团队负责人,暨南大学中医学院创院副院长。第二届国医大师唐祖宣教授弟子,广东省名中医,全国名老中医药专家,第六批全国老中医药专家学术经验继承工作指导老师。2022年获国家中医药管理局批准"杨钦河全国名老中医药专家传承工作室"建设指导专家。国家中医药管理局中医基础理论重点学科学术带头人,北京市中西医结合肿瘤会诊中心专家组专家,南阳医学高等专科学校客座教授,南阳市高质量发展智库专家,南阳市中医药发展战略顾问。

科技部重点研发计划项目和国家自然科学基金及优青会评(二审)专家,教育部长江学者奖励计划、青年长江学者、国家自然科学基金杰出青年基金、重点项目、国家优秀青年基金、面上项目和青年基金、中国博士后科学基金、广东省自然科学基金、广东省科技计划项目、河南省科技进步奖、广东省科技进步奖评审专家等。

在中国人民解放军第一军医大学中医系(现南方医科大学中医药学院)和暨南大学中医学院等单位从事中医、中西医结合高等教育教学、科研和临床等工作40余年。先后主持7项国家自然科学基金面上项目,以及多项省部级科研教学资助课题。在国内外公开发表学术论文200余篇,其中以第一或通讯作者发表SCI收录论文43篇;主编和参编学术专著、教材22部;获2018年度广东省科技进步二等奖1项(第一完成人)、1999年度广东省科技进步三等奖及1999年度广东省中医药科技进步一等奖各1项(均为第四完成人)。已培养硕士、博士、博士后78名,国家级学术传承人2名;现指导在读博士生、硕士生11名,学术传承弟子18名。获广东省"南粤优秀研究生"一等奖、全国老中医药专家学术经验继承指导老师、广东省名中医、暨南大学"十佳优秀教师"、暨南大学建党百年"优秀共产党员"等荣誉。

兼任教育部高等学校中医学类专业教学指导委员会第二届委员会委员,教育部高等学校中医学类专业核心课程温病学课程联盟理事,泰国中医药学会名誉会长,中华中医药学会国际中医微创联盟副主席,中华中医药学会国际针法与经典名方论坛专家委员会副主任委员,中国中医药信息学会名老中医薪火传承分会副会长,中国中医药信息学会张仲景研究分会副会长,中国中医药研究促进会唐祖宣医学工作委员会副会长,中国中医药研究促进第一届温病分会副会长,中华中医药学会感染病分会常务委员,中华中医药学会肝胆病分会常务委员,世界中医药学会联合会代谢病专业委员会常务理事,广东省本科高校中医学类专业教学指导委员会副主任委员,广东省中西医结合学会监事,广东省中西医结合学会转化医学专业委员会创会主委及名誉主任委员,广东省中西医结合学会感染病专业委员会副主任委员,广东省中医药学会肝胆病健康促进专业委员会副主任委员,广东省中医药学会职业教育专业委员会副主任委员等。

擅长运用中医药、中西医结合理论和方法诊治肝炎、肝硬化、肝癌、胆囊炎、胆囊息肉、脂肪肝、胃肠疾病、慢性肺疾病、高脂血症、高尿酸血症、慢性鼻炎、慢性前列腺炎,以及发热、咳嗽、胸痛、头痛、头晕、失眠、腰痛、便秘、夜尿多、多囊卵巢综合征等各科疑难病症及进行养生保健指导等。

主编简介

1. 张玉佩

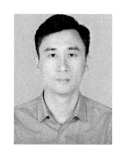

张玉佩,男,1982年9月出生,汉族,山东枣庄人,医学博士,正高级实验师,硕士生导师,目前担任暨南大学中医学院科学研究中心主任。硕士及博士研究生期间师从广东省名中医、全国名老中医药专家、第六批全国老中医药专家学术经验继承工作指导老师杨钦河教授。目前主要从事中医药、中西医结合防治慢性肝病和脂代谢病的基础与临床研究工作。先后主持国家自然科学基金项目3项及其他省部厅局级项目10余项,发表学术论文60余篇,其中以第一作者或通讯作者发表SCI、CSCD、北大核心等学术论文40余篇,参编国家教材及学术专著共2部,并获得2018年度广东省科技进步二等奖(第三完成人)1项。社会兼职方面,担任广东省中西医结合学会转化医学专委会第三届委员会副主任委员、广东省中医药学会温病学(疫病)专业委员会第一届委员会副主任委员,以及中国中医药信息学会张仲景研究分会常务理事、中国中医药研究促进会中医肝胆病分会常务理事、广东省中医药学会肝胆病健康促进分会常务委员等。

2. 王凤珍

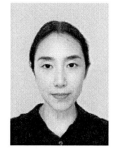

王凤珍,女,1976年2月出生,汉族,河南鹤壁人,医学博士,副研究员。博士研究生期间师从中国工程院院士、国医大师、"人民英雄"国家荣誉称号获得者张伯礼教授。硕士研究生期间师从广东省名中医、全国名老中医药专家、第六批全国老中医药专家学术经验继承工作指导老师杨钦河教授。在名老中医学术经验总结、中医药考试与管理等方面积累了丰富的工作经验。在学术方面,先后参与国家自然科学基金面上项目2项,主持及参与各类科研课题6项,发表学术论文10余篇,组织编写了《国家医师资格考试医学综合考试大纲细则》《国家医师资格实践技能考试指导用书》等8部中医、中西医类医师资格考试指导用书,以及《全国卫生专业技术资格考试指导用书》等书20部、《中医医师规范化培训结业理论考核指导用书》等书2部。主编、参编《国医大师唐祖宣常见老年病中医证治》《乡村医生实用中医手册》《新时代中医药高等教育发展战略研究》著作 3 部。

3. 汪中举

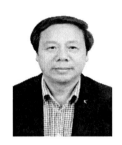

汪中举，男，1969 年 9 月出生，汉族，河南唐河人，主任医师、三级教授，历任河南省唐河县卫生学校校长、唐河县中医院党委书记，现任河南省唐河县人民医院院长。师从全国名老中医药专家、广东省名中医、第六批全国老中医药专家学术经验继承工作指导老师杨钦河教授。擅长腹部外科疾病的诊疗，微创外科技术在南阳当地名列前茅。对疑难杂症具有丰富的临床经验，特别是中医药治疗急慢性胰腺炎、胆石症、肠梗阻、阑尾炎，疗效尤为显著。自少年就跟师学习中医，熟背中医经典，17 岁已获得中医行医资格证，几十年来一直应用中医经典名方治疗各种疑难杂症，得到广大患者的高度赞誉。先后以第一作者发表学术论文 20 余篇。获得南阳市自学成才先进个人、"仲景杯"优秀医师、南阳市学术带头人、南阳市拔尖人才、河南省卫生厅社区卫生工作先进个人等荣誉称号，并获得中共南阳市委组织部记功嘉奖。

序

夫学医者,当融古今之精华,秉传统之博大,汲古人之智慧,以悉疾苦之所向。今有幸览得中医后生张玉佩、王凤珍、汪中举所著《杨钦河中医学术心悟与临证集萃》,不胜欣喜。

自古至今,瞬息万变,悠悠若经千年。中医药之光芒熠熠,荣辱与共,其学问博大精深,历经岁月之洗礼,充实而深邃。今之学者,宜汲取前贤之经验,不断实践临证,使医道焕发新的生机。

杨钦河教授,乃余之亲传弟子,目前为全国名老中医药专家、第六批全国老中医药专家学术经验继承工作指导老师、广东省名中医,其在中医界具有较高的声誉。杨教授从医从教四十载如一日,勤求古训、博采众长,承袭中华医药之宝藏,领悟先贤所传之精髓,临证经验丰富,尤擅长运用中医药与西医之理论与方法,诊治肝炎、肝硬化、肝癌、胆囊炎、胆囊息肉、脂肪肝、胃肠疾病、慢性肺病、高脂血症、高尿酸血症、慢性鼻炎、慢性前列腺炎等诸多疑难疾病,亦善于应对发热、咳嗽、胸痛、头痛、头晕、失眠、腰痛、便秘、夜尿多、多囊卵巢综合征等各科疑难疾病之诊治。

今杨钦河教授,谙熟古今医学之理,始终秉持着对中医的执着与热诚之心,其在医道求索过程中,潜心专研,勤勉不懈,拥有深厚的学术积淀。其学生所编《杨钦河中医学术心悟与临证集萃》之书,涵盖百病之门径及诸多常见病症之应对,融合其对中医学之深刻思考、对疾病之理解,以及临床实践之得失,其意义不可小觑。

故余谨以此序言,为《杨钦河中医学术心悟与临证集萃》之书,表达对杨教授的赞许之意。杨教授以其全国老中医药专家学术经验继承工作之地位,以及广东省名中医之声誉,无疑是医道中之佼佼者。故此书之问世,必将为广大学子和医药界提供学术分享之契机,为中医药学的发展添砖加瓦。

祝愿杨教授在中医药事业上一帆风顺,鹏程万里! 愿《杨钦河中医学术心悟与临证集萃》之书在读者心中留下深刻的印象!

国医大师　唐祖宣

二〇二五年一月十五日

前　言

中医学作为中华民族的瑰宝，积淀了数千年的智慧与实践。在这一历史长河中，无数医者以其深邃的学术见解和丰富的临床经验，为人类的健康事业作出了不可磨灭的贡献。暨南大学中医学院杨钦河教授作为全国名老中医药专家、第六批全国老中医药专家学术经验继承工作指导老师、广东省名中医、第二届国医大师唐祖宣教授弟子，从医从教40余年，以其深厚的专业功底和独到的治疗方法，在广东乃至全国中医界享有较高的声誉。本书《杨钦河中医学术心悟与临证集萃》即是在这样的背景下应运而生，旨在将杨钦河教授宝贵的学术思想和丰富的临床经验传承给后世，帮助更多的中医学习者和从业者，通过学习杨教授的学术思想和临床经验，提高自己的中医理论水平与临证水平，更好地服务于临床患者。

《杨钦河中医学术心悟与临证集萃》是一部内容翔实、涵盖广泛的学术专著，本书设置四大核心章节，包括"理论探讨""传承精要""临床精粹"及"病案拾零"，每一章都深刻体现了杨教授及其学生、弟子在中医学理论与实践领域的深刻见解和丰富经验。在"理论探讨"章节中，杨教授不仅重温经典，更提出了创新性理论，对中医学的基本概念和理论体系进行了深入研究和新颖解读。在"传承精要"章节，读者可以了解杨教授在中医临床经验方面的传承之道。在"临床精粹"章节，杨教授将自己丰富的临证思想和案例报道凝结汇总，为读者提供了一系列精确的诊疗案例和治疗策略。"病案拾零"章节则是集杨教授临床实践之部分经验，收集了翔实而具体的生动临证案例并进行解析，为医者提供了宝贵的经验参考和临床借鉴。上述四大章节都以其独特的视角，凝聚了杨教授对中医学的无限热爱与毕生追求，它们互为补充，共同构成了一部对中医学界具有重要参考价值的学术总结著作。需要说明的是，由于每个人的体质和病情不同，病案中的方药和剂量仅适用于病人当时的病情。未经中医辨证诊治，不得照搬使用病案中的处方和剂量。广大读者如有需要，应前往正规医院诊治，以免贻误病情。通过本书的学习与研读，读者不仅能够汲取中医学的精粹,还能感受到杨教授深厚的学术造诣和对中医事业的无比执着。

杨钦河教授的学术思想深植于传统中医学的沃土之中,同时又不拘泥于古人之陈规,勇于创新发展。杨教授特别强调中医学理论与临床实践的密切结合,主张在继承经典的基础上,通过临床实践不断检验和丰富中医学理论。杨教授认为,中医的诊疗过程不仅是一个科学的过程,更是一个艺术的过程,医者需具备精湛的医术和高尚的医德,才能真正做到精准诊断和有效治疗。杨教授的学术思想既有对传统中医理论的尊重与继承,又不断吸收现代医学的研究成果,结合自己40余年的临证经验,积极推进中医药的创新发展。

现将杨教授的中医学术思想进行整理和凝练,具体概述如下。

一、传承经典,守正创新

杨钦河教授素研《黄帝内经》《伤寒论》《金匮要略》《温病条辨》等经典,均具有颇深造诣。其学术理论以《黄帝内经》为宗,辨证论治遵循仲景之法,认为学好中医务必勤求古训、博采众长,了然中医经典于心,熟谙古今医学之理。杨教授曾任中医经典教研室主任、中医临床基础教研室主任等职,先后担任中医学本科专业必修课伤寒论选读、温病学,以及博士生和硕士生学位课中医经典著作选读、中医临床基础的主讲教师。他指出"经典是基础,临床是根本;传承是关键,创新是灵魂"。因此,无论在中医教学还是在临床工作中,杨教授处处强调学习中医经典是中医成才的必由之路,要求学生认真学习中医经典,熟读背诵精研经典原文,深入领会掌握其中的奥义和精华。杨教授认为《伤寒论》《金匮要略》是中医临床思维形成之基,在遣方用药方面,尤推仲景之法,同时又撷取百家之所长,重视时方的应用,并结合自己的临床经验创制有效经验方。杨教授善治肝胆类疾病,主张在五脏着眼于肝脾肾,病邪重视湿、热、痰、瘀、水、毒,攻补兼施,治法有度。例如,杨教授在治疗肝硬化腹水时常用理中丸、四逆散、五苓散、茵陈蒿汤等化裁;同时根据腹水形成的基本病机和证候类型,在经典名方的基础上结合临床经验创制了扶正化瘀消水方,在临床中用于多种肝硬化腹水的治疗,均取得满意疗效。

二、三因制宜,五诊合参

杨教授在临证中尤为推崇"三因制宜,五诊合参"的治疗理念。他认为,治疗之道,必须重视时令气候、地理环境,以及患者自身体质、个人病史和家族史等因素,这些常常是临证取效的关键。杨教授在临床实践中,不仅重视中医传统望、闻、问、切四诊之法,同时亦重视现代诊疗仪器和辅助检查结果,对患者的病因病机进行深度解析,从而实现五诊合参,精准诊断,对有效治疗具有重要意义。杨教授常根据岭南地区民众多见脾虚湿盛的体质特点,在临床中把健脾祛湿之法贯穿于多种疾病治疗的始终而获验。杨教授遵循五诊合参的诊断方法和三因制宜的治疗原则,在临床上取得了满意的疗效。如对新型冠状病毒感染者的治疗,根据广东的地域气候特点,结合患者的体质因素,五诊合参,灵活运用麻杏石甘汤、小柴胡汤和荆防败毒散加减化裁,取得显著疗效。

三、衷中参西,多元融合

杨教授在治疗多种疑难疾病时,遵循"西医辨病,与中医辨病、辨证相结合"的理念,主张中西医结合,既以辨证论治为主,又要参考现代医学的有关检查和实验室化验结果,衷中参西,做到古为今用、西为中用,并强调不可本末倒置,将中医西化,过度依赖医疗设备检查和实验室指标而丢失中医辨证论治之根本。在治疗策略上,杨教授提倡针药并用、中西医结合,多种方法整合运用,相辅相成,以提高疑难病治疗的效果。在以中药传统功能主治为主的同时,常常参考现代中药药理研究的有关成果,对提高临床疗效大有裨益。如杨教授对于肝硬化及其并发症的治疗,首先运用西医辨病诊断,继而施展中医辨证论治之法,处以相应之方药。根据实际情况,兼用少量的对症西药以尽快控制病情,提高疗效。

四、德高为范,桃李芬芳

"言传身教,厚德余韵铸师魂;甘为人梯,呕心沥血育英才"。杨教授从医从教 40 余年,始终坚持以"传道、授业、奉献"为己任,以高标准、严要求的态度,兢兢业业做好医教研工作。杨教授医德高尚,医术精湛,对病人如亲人,严谨细致,尽显仁心仁术之大爱。他经常延时接诊,多次慷慨解囊,资助困难病人,以实际行动践行着医者救死扶伤、无私奉献的精神。杨教授治学严谨,勤奋耕耘,以身作则,严于律己,诲人不倦。无论是课堂教学还是临床带教,对待学生态度诚恳、认真、耐心,对学术和医术的要求严格且严谨,将自己毕生的学术和临床经验毫无保留地传授给学生和徒弟,并常常告诫他们,无论是做人还是做学问均要"以德为先"。没有良好的医德、师德和做人的道德,就不能成为一名合格的医生和人民教师,其事业更是无从谈起。杨教授先后培养硕士生、博士生、博士后和师承弟子 100 余人,大部分学生已成为医院、高校或管理部门的业务骨干,为中医药事业的传承和发展做出了积极贡献。

杨钦河教授投身中医临床、教学和科研领域 40 余载,其学术造诣深厚,研究成果丰硕。迄今为止,杨教授在国内外学术期刊公开发表学术论文 200 余篇,其中实验研究论文 100 余篇,包括以第一作者或通讯作者身份发表的 SCI 收录论文 43 篇,充分展现了其在科学研究领域的积极贡献。本书旨在系统梳理杨教授的中医学术思想与临床经验,故主要聚焦于其学术心得与临证体会的总结,未涉及杨教授的基础研究论文及科研成果部分。有关杨教授的基础研究成果,将在未来适宜的时机,通过其他学术专著予以详细介绍。

通过阅读《杨钦河中医学术心悟与临证集萃》这部学术专著,读者不仅能够学习到中医学的知识和技能,更能深入理解中医学的精神内涵和文化价值。希望本书能够成为中医学术经验传承的一部经典之作,激励并引导更多的有志之士投身于中医药事业,为人类的健康事业做出新的更大的贡献。

由于编者水平有限,难免出现不足和错漏之处,祈希同道不吝批评指正!

主编

二〇二五年一月五日

目 录

第一章 理论探讨

一、重用细辛治痹证

细辛味辛性温,具有祛风散寒、止痛化饮等功能。《神农本草经》又称(《本经》)载其主"百节拘挛,风湿痹痛,死肌……"后人多囿于前贤"细辛不过钱"之说,使本药多未能尽其效。笔者在临床上重用细辛治疗痹证,取得满意效果。

痹证在临床上多属常见病、疑难病范畴。究其病因,外为风寒湿热之邪侵袭,内多由气血不足,肝肾亏虚,或兼挟瘀血、痰浊等所致。其临床所见,有行痹、痛痹、着痹、热痹和顽痹之分。应用细辛,根据辨证,灵活配伍,如行痹配防风、秦艽、羌活、独活;痛痹配乌头、附子、麻黄、桂枝;着痹配苍术、木瓜、薏苡仁、防己;热痹配忍冬藤、生石膏、黄柏、蚤休;气血两虚配黄芪、当归、熟地黄、鸡血藤;肝肾亏虚配桑寄生、怀牛膝、续断、骨碎补;兼血瘀配丹参、红花、牡丹皮、三七;挟痰浊配白附子、白芥子、僵蚕、天南星;病久入深,顽痹不已者配全蝎、蜈蚣、白花蛇、乌梢蛇等搜风剔络之品。

兹举典型病例如下。

例一,张某,男,22岁,农民。1992年3月10日初诊。患强直性脊柱炎1年,曾用雷公藤片、消炎痛及中药等多方治疗效果不佳,遂来本科诊治。患者自述近1个月来自感腰骶部疼痛加剧,生活不便。证见:腰骶部疼痛拒按,昼轻夜重,活动后痛减,腰部转侧屈伸不利,心烦,纳差,小便黄短,舌红苔黄腻,脉弦滑而数。查体:骶髂关节叩击痛、压痛明显,脊柱活动受限,"4"字试验(+)。RF(-),ESR 110 mm/h,IgG 2600 mg/L,IgA 420 mg/L,IgM 250 mg/L,CRP(+)。X射线摄片显示:双侧骶髂关节间隙模糊。中医辨证:热痹属湿热阻络型。药用:生石膏、忍冬藤、秦艽、土茯苓、萆薢、薏苡仁各30 g,防己、蚤休、川牛膝、赤芍各20 g,黄柏、知母、牡丹皮、木瓜、苍术、石菖蒲各15 g,细辛、甘草各10 g。同时服用自制治疗痹证的专药"关节灵"(其主要成分有雷公藤、细辛、黄芪、鸡血藤等),每次6 g,一日2次。服药7剂,效果不著,上方细辛用至20 g,再进7剂,腰骶部疼痛明显减轻。后宗前方加减继服21剂,腰部疼痛消失,脊柱活动基本恢复正常。复查各项指标基本正常,临床治愈。嘱患者继服"关节灵",并再进汤药2个月,隔2天服1剂,以巩固疗效。

例二,牛某某,女,46岁,农民。1992年9月29日初诊。有风湿性关节炎5年余,曾用中西药多方治疗,病情时好时坏,近日又出现四肢大小关节肿痛加重,寝食难安,遂来本科诊治。诊见:双手2、3、4、5指近端指间关节呈对称性梭形改变,伴晨僵大于1小时,腕、膝、踝关节肿大,四肢关节肿痛拒按,屈伸不利,且畏恶风寒,面色萎黄,口微苦,小便黄,舌质淡、苔淡黄而腻,脉沉弦细。每次关节肿痛加重之时均需服用镇痛及糖皮质激素药方能进食、睡眠。查:RF(+),CRP(+),ESR 70 mm/h,IgG 1800 mg/L,IgA 250 mg/L,IgM 190 mg/L。证属寒湿痹阻,兼有郁热的痛痹。处方:防己 15 g,黄芪 30 g,黄柏 10 g,薏苡仁 30 g,木瓜 15 g,川牛膝 15 g,白术 15 g,云苓 15 g,细辛 25 g,制川乌、秦艽各 30 g,桂枝 10 g,玄胡、蝉蜕、牡丹皮、防风、姜黄各 15 g。6 剂,水煎服,同服"关节灵"。药后,关节疼痛已去大半,肿胀已有改善,不服镇痛药即能入眠。继服上方 6 剂,关节肿痛继续好转。后在此方基础上稍加增减服 18 剂,关节肿痛基本消失。复查有关指标,除 RF 阳性外,其余各项指标均恢复正常或基本正常。嘱其坚持服用"关节灵",以控制病情发展,随访1 年病情稳定,未再复发。

　　体会:细辛味辛性温,其气芳香走窜,宣通络脉,上行巅顶,下温肾气,旁达百骸,"治风湿诸痹立效"(《本草蒙筌》)。现代药理研究证实,细辛具有解热、镇痛、抗炎等作用。故其用于治疗各种痹证,不论寒热虚实,只要辨证准确,配伍合理,用药得当,均能取得满意疗效。笔者在痹证临证之中,每用细辛,常获良效,一般用量在 10～30 g,未见任何毒副反应。寒湿痹证,形体胖大之人细辛用量可偏大;阴津亏乏,形瘦体小虚羸者,细辛用量要酌情掌握,不宜过大。为了进一步探讨细辛的用量和用法,笔者曾用单味细辛50 g,水煎 10 分钟,取药 150 mL,顿服,以体验和观察服用细辛后的变化,结果心率、呼吸、血压、脉搏、思维及胃肠道均未见异常或不良反应。因此,笔者认为,根据疾病的发展和需要,细辛用量不应受到"细辛不过钱"的限制。不少的文献报道和笔者临床及亲身体验表明,细辛的常规用量应像其他一般药物的用量一样在 10 g 左右为宜,在痹证的治疗中细辛用量不应低于 10 g,否则疗效不明显或无效。

杨钦河.重用细辛治痹证[J].四川中医,1996,14(7):15.

二、略论温病之"毒"

"毒"在中医学中有着十分广泛的含义。在温病学中,"毒"既是病因又是病机的概念。随着对温热病理论与临床研究的不断深入,"毒"作为病因学概念越来越受到重视。笔者认为明确温病学中"毒"的有关概念,对进一步探讨"毒"的本质,提高温热病疗效将产生积极的作用。

(一)病因之"毒"

"毒"作为温热病的致病因素,在古今医学文献中有不少论述。如《素问·刺法论》说:"余闻五疫之至,皆相染易,无问大小,病状相似,不施救疗,如何可得不相移易者? 岐伯曰:不相染者,正气存内,邪不可干,避其毒气。"这是把"毒"作为致病因素的最早记载。又如《肘后备急方》云:"其年岁中有疠气,兼挟鬼毒相注,名为温病。"又如《温疫论》说:"今感疫气者,乃天地之毒气也。"可见,"毒"作为病因,主要指具有强烈传染性、流行性,对机体危害较大,独立于六淫之外的一种特殊致病因子,即疫疠之气。随着人们对疾病认识的逐步深入,"毒"作为病因学概念的内涵和外延也不断扩大。如吴鞠通说:"诸温挟毒";陈平伯云:"风温热毒""风温毒邪";后世有人提出的"六淫挟毒说";现代更是有人明确指出,生物性致病物质属于中医学"毒"之范畴。"无邪不有毒,无毒不发病",温热病的发生发展、病机演变、证候转化及其治疗、转归等,无不与"毒"密切相关。古人对"毒"在温病中的作用,早已有了较为深刻的认识,近代学者又提出风热病毒、暑热病毒、湿热病毒、燥热病毒、疫疠毒邪等,作为温病学讲义中新的分类方法。这表明人们对"毒"致病的广泛性、重要性有更进一步的认识。我们不妨将其称之为"外感之毒",这种"毒"是温热病的致病主因。具有火热之性,大多有传染性、流行性及较强的致病性等共性,同时又有各自的特异性。在医学科学迅速发展的今天,深入开展对"毒"邪致病共同特性和不同特异性及"毒"本质的研究,既符合中医"审因论治"思想,又与现代医学观点相一致,对温病学的进一步发展和中医现代化均具有重要的现实意义。

根据"毒"为"苦恶有害之物"(《辞源》)的含义,温热病过程中,由于"外感之毒"的侵袭,常常造成脏腑功能失调、气血津液亏耗、组织器官损伤,且伴有对机体有害的病理产物(如瘀血、痰湿、水饮等)的产生,成为新的致病因素。我们不妨称之为"内生之毒"。此毒虽无传染性,但可进一步加剧脏腑气血的功能失调、组织器官的实质损害,也为"外感之毒"的入侵提供了条件。这种内毒与外毒常相互作用,互为因果,使病情变得更加复杂、凶险和顽恶。由此可知,温病中病因之"毒"的含义较为广泛,不能简单地与细菌、病毒等生物致病因子画等号。明确这一点,对温热病的治疗很重要,以免造成临床上乱用清热解毒药的现象,导致失治、误治,延误病机。

(二)病机之"毒"

"毒"在温病学中也是一个重要的病机概念,有"火盛者必有毒""热盛成毒"之谓。根据不同的临床表现其概念又有区别。一是指由温甚成热,热甚化火,而致火热炽盛者称为"毒",即"热毒""火毒"之类。其临床表现如下。①气分热毒证:身热炽盛,口苦而渴,心烦尿赤,苔黄燥,舌红赤,脉弦数等,一般没有卫分热毒之称;②营血分热毒证:身体灼热,躁扰不安,神昏痉厥,吐、衄、便血,斑疹,舌红绛等。二是将火热壅聚者称为"毒",通常也称之为"热毒""火毒""温毒"。其临床表现除了发热等全身症状外,还有局部的红、肿、热、痛,甚则破溃、糜烂,如咽喉肿痛、溃烂,头面红肿、疼痛等,温病学将其概称为温毒。

由上可知,病机之"毒",实际上是温热化火,火极成毒,热聚成毒而形成。通常所说的"热毒""火毒",是对温热病发展过程中某些较为严重的证候阶段、病情程度的病机概括,而且在一定条件下又可转化为一个新的病因概念。上述为传统的病机之"毒"概念,成为运用清热解毒法治疗温热病的重要依据。现代温病学家黄星垣从继承和发扬的角度出发,提出了"毒寓于邪,毒随邪入,热由毒生,毒不除则热不去,变必生"的温病病机新理论,把"毒"在温病发生发展中的作用和地位推向一个新的层次。这一理论的提出,切合临床实际,很快为大家所公认,并有效地指导着温病的临床。在这一理论的指导下,温病学界对"毒"的本质进行了一系列多层次、多途径、多方法的研究,丰富和发展了温病的理论和治疗方法。黄氏的观点与传统的"热盛成毒"说不同,前者意在强调病因之"毒"的作用,后者更突出病机之"毒"的重要性,但二者并不矛盾。笔者认为,在温热病的诊治中,既要谨守不同的病机之毒,又要注重不同类型毒邪致病的特异性,如此才能达到审病因、辨病机的有机结合和统一。

杨钦河.略论温病之"毒"[J].河南中医药学刊,1998,13(3):26-27.

三、略论温病之"郁"与宣透法

温病的病理演变过程中,存在着"阳热怫郁"的重要病理特点。温病是由温邪所致,温热之邪既有其亢奋、宣泄、炎上的特性,又每易阻遏人体气机的正常运行而致郁。"阳热发则郁""郁,怫郁也。结滞壅塞,而气不通畅,所谓热盛则腠理闭密而郁结也"(《素问玄机原病式》)。因此,在温病卫气营血不同的病理阶段中,都会出现气机郁阻、邪热内遏的郁热证候。邪热容易致郁,而气机郁滞,阳气不达,又可使邪热加重,热和郁紧密相关,互为因果。所以,在治疗温热病的时候,要紧紧抓着"阳热怫郁"、邪热内闭的病机特点,运用宣透之法以祛邪热,使郁闭得解,气机宣通,则邪热得除;郁闭不开,邪无出路,则热不能清。清代医家吴锡璜说:"治温热病虽宜用凉解,然虑其寒滞,宣透法仍不可少。"可见,解除郁闭、宣畅气机、透达邪热是治疗温热病的关键之一,远非单纯寒凉之剂所能胜任。现代对邪热内郁这一病机的研究有了一定的进展。徐氏等研究表明,随着卫气营血证候的传变,邪热传里深入,临床就会出现"热深厥亦深"的现象,这与现代医学发热患者内脏瘀血,体表相对贫血的认识相一致,证明了"热深厥亦深"有其客观的病理基础。这同温病学理论所认识的,由于邪热壅遏、营卫气血运行交会失常,阴阳之气不相顺接,阳热郁遏体内不能达及四肢而致手足厥冷之症的病机有不谋而合之处。厥与郁热有其内在联系,厥是由郁热不得宣达所致,从厥的程度可知郁热的浅深轻重。郁热为厥之因,厥为郁热的外在表现形式之一。所以赵绍琴教授等认为温病的本质是郁热,故辨卫气营血必须以宣透达邪贯穿始终。

宣透法亦即宣透郁热、达邪外出的方法,是治疗温热病的一个大法,古今医家都给予了充分的重视,并广泛运用于温热病的临床中。本法具有开泄腠理、宣畅气机、开闭解郁、轻清透达、祛邪外出之功效。根据卫气营血的不同证候阶段,本法的具体运用上主要有辛凉透表、清气透热、透热转气、凉血透热、透热开窍、养阴透热等法之异。常用的药物主要有薄荷、金银花、连翘、蝉蜕、桑叶、竹叶、豆豉、荆芥、栀子皮、青蒿等。从中可以看出,这类药物多是些味薄轻清、辛散升浮宣透之品,当前对该类药物的研究不多,归纳起来大致可能有以下两方面的作用。其一,有解热、抑制病原微生物作用;其二,有些有周围性地扩张血管,改善微循环,或兴奋汗腺的功能。邓氏通过对中药治疗感染性发热作用机制的研究指出,加快体表血液循环,加强散热,可能与解表透热有关。这有助于对宣透法及其药物作用机制的进一步了解和认识。

　　总之,对该法及其药物的机制,古今医家从理论和临床角度做了大量的探讨,但时至今日仍然是临床运用得多,而借助现代科学,包括现代医学技术和手段对宣透法进行深入研究的专文尚未见报道。因此,笔者认为加强对本法及其药物的现代研究,有可能成为提高温热病疗效的重要途径之一。

杨钦河.略论温病之"郁"与宣透法[J].中医函授通讯,1998,17(4):12.

四、伏气温病学说源流初探

伏气温病学说，源出于《黄帝内经》(又称《内经》)，肇端于王叔和，定型于汪石山，鼎盛于明清。它是温病学的一个重要组成部分。本文试就伏气温病学说的历史源流初步探讨如下，谬误之处，诚望斧正。

(一)伏气温病学说萌芽于先秦时代

伏气温病学说虽在先秦时代没有形成系统的理论，但在《黄帝内经》中就已发其端，成为这一学说创立和发展的理论渊源。如《素问·疟论》篇，对一些疾病发生发展的论述已涉及一些伏气理论。《素问·疟论》篇认为，"温疟者，得之于冬中于风，寒气藏于骨髓之中，至春则阳气大发，邪气不能自出，因遇大暑，脑髓烁，肌肉消，腠理发泄，或有所用力，邪气与汗皆出"。即温疟由冬感风寒，邪气伏藏骨髓之中不即发病，经过春天，直到暑热炽盛的夏天，邪气才乘虚外出而发病。而且篇中又进一步指明了"此病藏于肾，其气先从内出之于外也"。温疟病邪伏藏部位在肾，其邪传变的途径是由内而出于外，实开后世邪伏少阴说之先声。这种感邪之后，病邪伏藏于内(肾、骨、骨髓、血脉等)，逾时而外发的病机特点，即为伏气理论的基本含义之一。此外《素问·生气通天论》《素问·阴阳应象大论》《灵枢·论疾诊尺》《灵枢·岁露论》等篇还认识到人体受到四时致病因素的侵袭后，不一定立即发病，要经过一段时间才能发生，说明四时之气皆可内伏而致病。凡此种种，不难发现《黄帝内经》中的不少篇章，早已运用较朴素的伏气理论解释一些疾病的发生发展机制。因此，要探讨伏气温病学说的产生和发展，就决不能忽视《黄帝内经》在这些方面的有关认识和论述。

诚然，真正对伏气温病学说的创立、发展和形成影响深远、起关键作用的论述，则见于《素问·生气通天论》《素问·金匮真言论》及《素问·热论》等篇。如《素问·生气通天论》中说："冬伤于寒，春必温病"(亦见于《素问·阴阳应象大论》)。《素问·金匮真言论》中说："夫精者身之本也。故藏于精者春不病温"。即是从感邪之后，逾时而发和内外两种因素来阐述温病的成因，凡后世论伏气温病之说者莫不引其以为墙宇。又如《素问·热论》篇说："凡病伤寒而成温者，先夏至日者为病温，后夏至日者为病暑。"《素问·水热穴论》篇说："人之伤于寒而传为热何也……夫寒盛则生热也。"这些著作对温病的病因病机、发病季节等做了一定的阐述。以上这些重要的论述对伏气温病学说的产生和发展起了决定性的作用。综观《黄帝内经》之论对温热病的认识可归纳为以下几方面：①冬感寒邪是温病的病因;②寒邪侵袭郁于体内,蓄积日久,寒极生热是温病的病机;③从感邪到发病有一段"邪气留连"于体内的潜伏过程;④病邪在体内有一定的伏藏部位;⑤温病的发生多在春夏两季;⑥精,具有抵御外邪的功能。

由上可见,《黄帝内经》已从病因病机、邪伏部位、邪伏时间、内外因素、发病形式等方面对伏气温病的理论有所认识和阐述,从而为伏气温病学说的产生、发展和形成,以及王叔和"伏寒化温"论的提出奠定了基础。但《黄帝内经》中还没有形成系统的伏气温病理论,而且没能从概念上明确区分伤寒与温病之不同,因而也就不能较好地用于阐释温病的发生和发展机制。

(二)伏气温病学说创立于西晋时期

西晋时期,王叔和将《黄帝内经》中有关伏气理论加以引申发挥,首先用于阐释温病的病机,并在《平脉篇》中首创"伏气"之名。他在《伤寒例》中指出:"以伤寒为毒者以其最成杀厉之气也。中而即病者名曰伤寒。不即病者,寒毒藏于肌肤,至春变为温病,至夏变为暑病。暑病者热极重于温也。"王氏以邪伏与否区分了伤寒与温病的不同病机:即病者为伤寒;不即病者,寒邪伏藏于肌肤,至春夏之季而发为温热病。这就是早期伏气温病学说的基本内容,即后世所说的"伏寒化温"论。在当时的历史条件下,能够认识到伤寒与温病是两种不同的疾病并从理论上加以区别,确属难能可贵。王氏的"伏寒化温"论是对《黄帝内经》伏气理论的进一步发展,此论对伏气温病学说的发展和形成影响深远。"伏寒化温"论虽然从病机上比较清楚地把伤寒与温病区分开来,但并未提出不同于伤寒的治法,而且其仍然承认感受寒邪是温病的病因,尚未跳出重寒轻温,以寒统温的窠臼,这就使得早期的伏气温病学说具有一定的片面性和时代局限性,故不能用于指导温病的治疗。

(三)伏气温病学说发展于隋唐宋元时代

隋代巢元方在承袭王氏之说的基础上,又进一步认识到不独"伏寒化温",又有"冬月天时温暖,人感乖戾之气未即发病;至春又被积寒所折,毒气不得发泄,至夏遇热,温毒始发,肌肤斑烂隐疹如锦文也"。巢氏认识到温病的发生绝非全是冬感寒邪而致,还有冬感温邪过时而发者,突破了"伏寒化温"单一因素的局限,补充了王氏之说的不足,在温病病因学方面有所进步。至于巢氏的"邪伏肌骨"说与王叔和的"邪伏肌肤"之说实乃一脉相承,为众多医家所摒弃。唐代王焘在《外台秘要·温病论病源二首》中亦认识到不独伏寒化温,且感冬月温暖之气亦可伏而后发,与巢氏的认识相一致,并无新意。

宋代韩祗和在《伤寒微旨论》中从因脉证治方面对伏气温病进行了较为系统的阐发,弃"伏寒化温"倡"伏阳致温"说而独树一帜。他认为导致伏气温病的原因并非寒邪，而是被寒邪郁折于骨里的伏阳外发而成。感寒轻者，伏阳在春天发泄而致病；感寒重者，伏阳需到夏季才为外邪所引发，这就是"伏阳至温"说的基本内容。很显然，伏阳是伏气温病的病因，在发病过程中起主导作用，而寒邪只是导致伏阳内郁的原因，它与伏气温病没有直接的联系。可见，"伏阳致温"说较之"伏寒化温"论有显著的进步，它从病因学角度突出了伏气温病的温热特性，使"辨证求因"与"审因论治"相统一，对指导伏气温病的治疗有着十分重要的意义。韩氏对伏气温病的证治也功不可没，他根据病因病机和脉证特点，将伏气温病分为阳盛阴虚及阴阳俱有余两大证型，分别以消阳助阴、清热益阴兼以解表为治则，依据发病的时令及证候表现，灵活运用清、宣、透、滋四法及所创治温六方加以施治，实开伏气温病辨证论治之先河。不过韩氏仅仅探讨了伏气温病的初步证治，在治疗上又过分强调审时用药，显得过于机械、拘泥，此其不足之处。

宋代郭雍在《伤寒补亡论》中已初步认识到春季温病有冬寒内伏后发及当令感邪即发两种。

金代医家刘完素发前人之未发，认为伏气温病四时皆有，不只发生于春夏两季，扩大了伏气温病的范围。如《伤寒医鉴》引其说："冬伏寒邪，藏与肌肉之间，至春变为温病，夏变为暑病，秋变为湿温，冬变为正伤寒。"

元末医家王安道虽沿袭"伏寒化温"之说，从概念上以"即病""不即病"区分伤寒与温病之不同，但在发病机制和治疗原则上，又补充了"伏寒化温"说之未备。他认为温病（即伏气温病）的发病机制是伏热由里外发，其发病形式：一是内伏之邪随春令阳气升发而外发；二是新感引动在里之郁热而诱发。针对这一发病特点，王氏提出了直清里热为治疗温病的根本大法，他在《医经溯洄集》中指出，"法当清里热为主，而解表兼之；亦有治里而表自解者"。

（四）伏气温病学说形成于明清时期

明代以前，伏气温病学说在理论上尚较朴素，在概念上伏气概指温病，新感一般是指狭义的伤寒。自明代汪石山明确提出新感温病的观点之后，新感的概念就发生了改变，伏气的范围也相应地缩小了。《重订广温热论》引述汪石山语："苟但冬伤于寒，至春而发，不感异气，名曰温病，病稍轻。温病未已，更遇温气，变为温毒……此伏气之温病也。又有不因冬月伤寒至春而病温者，此特春温之气……此新感之温病也。"汪氏从病因上把温病分为三型：①伏气温病；②新感引动伏气而以伏气为主者；③新感温病。汪氏对温病成因的认识，一直为后世医家普遍接受和采用。新感温病的提出，弥补了仅仅以伏气学说解释温病病因和发病的不足，使得一部分温病从原流于一家之言的"伏寒化温"中摆脱出来，从此伏气不再只是与狭义伤寒对峙而言，而是与新感温病相提并论。伏气温病与新感温病作为温病的两大类型跻身于温病学。

明代吴又可虽批评"伏寒化温"论，但并未否定伏邪，他所否定的只是早期伏邪学说中局限性最大的一部分——温病病因:寒邪。吴氏的《温疫论》虽专为温疫而设,但书中提出的"邪伏膜原"的观点给伏气温病学说增添了新的内容,为温热病的治疗开辟了新途径。吴氏认为,温疫之邪侵入人体之后伏于半表半里之膜原,"如鸟栖巢如兽藏穴",具有相对稳定的部位。而温疫的发生,则是疫邪从膜原向表里传变的结果,或"内侵入府",或"外淫于经",表现出温疫初起邪发于膜原的特有征象。针对温疫的这一特有的病机和发病特点,吴氏提出了以宣透膜原、导邪外出的方法治疗本病,并创制了著名方剂达原饮。"邪伏膜原"之说对后世影响很大,如俞根初认为伏气温病的发生"实邪多发于少阳膜原",薛生白认为湿热之邪"多归膜原"等,皆导源于此。

清代俞根初在《通俗伤寒论》中,把伏气温病的发生概括为虚实两大类,而且对伏气温病之伏暑的证治阐发精详,尤有心得。他认为伏气温病的发生,"实邪多发于少阳膜原,虚邪多发于少阴血分阴分"。从虚实两方面区分邪发膜原或邪出少阴之不同,其分类方法一直沿用至今。俞氏的学术观点在他对伏暑的证治中即有很好的体现,他把伏暑分为邪伏膜原与邪舍于营(血)两种证型进行施治。他认为邪伏膜原者病浅而轻,治疗上以祛邪为法,又分传脾而湿重暑轻和传胃而暑重湿轻两种情况施治。对于邪舍于营(血)之证,俞氏认为此证病深而重,治疗上主张先滋阴宣气使津液外达,继则凉血清营以透邪。他对伏暑证治的有关认识经吴鞠通的进一步补充和发展,后人称之为"伏暑晚发"说。

清代王孟英明确提出伏气温病的传变规律是"自里出表,乃先从血分,而后达于气分",这与新感温病"由卫及气自营而血"的传变规律大相径庭,揭示了伏气温病自里外发、由深及浅,初起即有里热炽盛的发病传变特点,故治疗上王氏主张开手便宜直清里热,即应用"清解营阴""大清阴分"之法,对伏气温病的证治具有普遍的指导意义。

晚清柳宝诒的《温热逢源》是一部伏气温病专著,对伏气温病的病因病机、辨证和治疗进行了深入细致、卓有成效的探讨,为伏气温病学说的发展和完善做出了重要贡献。柳氏对伏气温病病因病机的认识,既宗王叔和"伏寒化温"论而又有自己的新见和发挥。他说:"伏温之邪,冬时之寒邪也。其伤人也,本因肾气之虚,始得入而据之。"既强调外因之寒邪,更突出内因之正气(肾之精气)对发病的主导作用,并为"邪伏少阴"观点提供了理论依据。柳氏认为少阴乃寒邪伏藏之所,但肾气先虚是寒邪伏藏的前提条件。伏气温病的发生皆是由寒邪内侵,伏于少阴,郁久化热,或因"阳气内动",或为"时邪引动"外发所致。柳氏在前人的基础上,结合临床实际,对"邪伏少阴"之说作了深入探讨,使这一学说得以发展,臻于完善,是伏气温病说的一次大发展。

柳宝诒虽力倡"伏寒化温"论,但与王叔和之旧说显然有别。王氏的旧说在于以邪伏与否区分伤寒与温病之异;柳氏之论则着眼于"化温",意在强调与伤寒、新感温病之不同。临证之时,虽无须考虑"伏寒"之影响,但柳氏仍然承认寒邪是温病的病因,尚未越出"伏寒"之藩篱,因此在一定程度上局限了温病病因学的发展。

清末何廉臣的《重订广温热论》,是伏气温病一部集大成的著作。此书明确地提出了一个较为完整的伏气温病辨证论治体系,可概括为一因、二纲、四目。一因即"伏火"这一共同的病因,这一病因的提出极大扩充了伏气温病的范畴,使辨证求因与审因论治达到了完美的结合。从"伏寒"发展为"伏火",这是伏气温病病因学的一大突破。二纲即燥火、湿火二大纲领。何氏详述了湿火与燥火之证治,但湿火、燥火之辨尚不能尽伏气温病治疗之全貌,何氏又纬以兼、夹、复、遗四目并进行了深入详尽的探讨。如此纲举目张,重点突出,兼赅无遗,层次分明,形成了伏气温病较为完整的辨证论治理论体系。

此外,清代有关伏气的著作还有叶子雨的《伏气解》、刘吉人的《伏邪新书》、蒋问斋的《医略十三篇》、雷丰的《时病论》等,对伏气温病学说的理论和临床均有不同程度的发展。

综上所述,伏气温病学说源于《黄帝内经》,创于王叔和,经历代医家的补充和完善,至明清特别是晚清时期,已形成较为完整的辨证论治理论体系。但由于种种原因,清代以后这一学说逐渐被冷落,时至今日,甚至到了讨论其"存"与"废"的程度。近年来,医者运用伏气温病学说指导临床治疗了不少急性传染性和急性感染性疾病及一些难治性疾病如白血病、系统性红斑狼疮、慢性肝炎等,均取得了良好疗效,从而显示出这一学说所具有的优势和潜力。因此,今天有必要挖掘、整理其中的精华,这样不但可进一步丰富温病学的内容,而且可望在温热病的治疗方面有所突破。

杨钦河,彭胜权.伏气温病学说源流初探[J].南京中医药大学学报,1998,14(3):5-7,66.

五、《内经》伏气温病学说探源

"冬伤于寒,春必温病"一语出自《素问·生气通天论》和《素问·阴阳应象大论》,历代医家大多认为其是伏气温病学说的理论根源所在,但亦有学者持反对意见,因而使一些人对伏气温病及伏气温病理论产生怀疑,甚至予以全盘否定。笔者通过研读《黄帝内经》发现,其中不少篇章的论述为伏气温病学说的产生和发展提供了充分的理论依据。兹探讨如下。

(一)提出"故邪留而未发"的伏邪观点及邪伏部位

《灵枢·五变》篇在探讨多种疾病发生的机制时说:"百疾之始期也,必生于风雨寒暑,循毫毛而入腠理,或复还,或留止……奇邪淫溢,不可胜数。"认识到许多疾病的发生都是由于六淫外袭病邪或传变,或内停留滞的结果,根据邪气传变及其停留的不同部位,而有多种不同的病证发生。与《灵枢·百病始生》篇所认为的"虚邪"停在不同部位"留而不去",可致多种不同疾病的认识一致。《灵枢·贼风》篇认为有的人"不离蔽,不出室穴之中,卒然病者"的原因,是"此皆尝有所伤于湿气,藏于血脉之中,分肉之间,久留而不去……其开而遇风寒,则血气凝结,与故邪相袭,则为寒痹"。并认识到有些人"毋所遇邪气,又毋怵惕之所志,卒然而病者"的机制是"此亦有故邪留而未发,因而志有所恶,及有所慕,血气内乱,两气相搏"。《黄帝内经》明确提出了病邪"留止""故邪留而未发"的伏邪观点,并指出邪伏的部位有腠理、血脉、肌肉等不同,为伏气学说的产生提供了前提条件。所谓"故邪"即伏邪,亦称伏气,前者从时间而言,后者以病机而论,然其意义相同。"故邪"不但六淫可成,且外伤血瘀及饮食、劳倦、情志所伤等因素均可导致"故邪"产生,从而引起各种不同病证的发生,说明了伏邪致病的广泛性和复杂性,也是后世"伏邪广泛致病"说的理论根源所在。此外,《素问·生气通天论》《素问·阴阳应象大论》及《灵枢·论疾诊尺》等篇还认识到,人体受到四时之气的侵袭,不一定立即发病,要经过一段"邪气留连"才能发生,说明了四时之气皆可内伏而致病。后世伏气温病四时皆有的认识应源于此。

(二)解释疾病的发生机制

《黄帝内经》对一些疾病发生机制的解释很好地体现了伏气的观点。如《灵枢·岁露论》认为,春天一些疾病(传染病)的发生和流行,是由于冬季"虚邪入客于骨而不发于外,至其立春……万民又皆中于虚风,此两邪相搏,经气结代者矣"。解释了春天发生传染病流行的机制,是由伏藏于骨里的"虚邪"被新感的"虚风"引发所致,实为新感引动伏气之先声。《素问·疟论》认为,温疟的发生是由于"得之冬中于风寒,气藏于骨髓之中,至春则阳气大发,邪气不能自出,因遇大暑,脑髓烁,肌肉消,腠理发泄,或有所用力,邪气与汗皆出,此病藏于肾,其气先从内出之于外也"。明确指出春天疾病流行及温疟发生均是由冬季感受外邪,病邪内伏于人体一定的部位,不即发病,直到来年春天或夏季,病邪或为新感引动,或因正气亏虚而自发。篇中还进一步指明了病邪伏藏的部位在骨、肾等,其发病的途径是由内而外发。而且从其对疾病的阐述中还可知道,这些发于春天的流行病和发于夏天的温疟都是比较严重的。归纳《黄帝内经》之论,这种感邪之后,病邪伏留于体内一定的部位,逾时而由里外发,或为新感引动,或为正虚自发且病情较重的发病特点,即是伏气温病理论的基本内容,在《黄帝内经》中早已有所体现,而且成为后世伏气温病学说创立和发展的理论渊源。如后世医家王叔和提出的"邪伏肌肤"论和"邪伏肌肤"说、巢元方的"邪伏肌骨"说、不少医家推崇的"邪伏少阴"说、吴又可的"邪伏膜原"说及刘吉人的"六淫伏邪"说等,皆从《黄帝内经》引申发展而来,丰富了中医学的内容,为温热病及内伤杂病的治疗提供了新的方法,开辟了新的途径。伏气温病学说至今仍有效地指导着中医的临床实践,且在治疗一些难治性疾病时,如白血病、系统性红斑狼疮、流行性出血热、病毒性肝炎等,越来越显示出这一学说所具有的独特诊治优势和发展潜力。

杨钦河.《内经》伏气温病学说探源[J].甘肃中医,1998,11(6):1-2.

六、浅析五行论肝风

肝属木,主风,任何导致木气不冲、不调达的因素都可以引起肝风,但历来医家仅从热极生风,肝阳化风,血燥生风,阴血亏虚引动肝风等方面加以论述。从中可以发现一个共同特点,这类肝风都是以肝脏的气血阴阳物质功能失调为根据,都与肝脏直接有关。然而从五行系统来看,肝木条达有赖于这个系统的相对稳定。从相生关系来说,水生木、木生火;从相克关系来讲,金克木、木克土。正是由于五行的生克制化,五脏的功能协调才能正常发挥,肝木亦不例外,然而这种关系多被忽视。下面就从五脏所属五行关系分别论述肝风的病因病机及其治法治则。

(一)肝木与脾土

肝木与脾土的关系甚为密切,历来为医家所关注。肝木需要脾土培之,脾土健运肝木才能茂盛,同时脾之升清运化亦有赖于肝木之正常疏泄。即《素问·宝命全形论》所说"土得木而达"。

木本克土,脾土足则肝木乘之而见"木旺乘土"之证;脾土亏虚,气血化源不足而无以奉养肝体,肝体失养,则贼风易作,肝木更乘脾土造成恶性循环则使其愈虚,久而久之肝风则动。这种病理变化与小儿脏腑中"肝常有余""脾常不足"的病理特点吻合,故这种病理现象多见于小儿。针对这种病机,《医宗金鉴·儿科心法要诀·慢惊风》主张泄木扶土则肝风自息,用缓肝理脾汤,方中芍药味酸敛肝、四君子培补脾土以固中州。

(二)肝木与肺金

肺属金,主宣发肃降,主治节,通调水道布散水谷精微,然而这些功能离不开"将军之官"——肝的疏泄功能。肝疏泄、肺宣肃的功能相辅相成,对全身气机的调畅起着重要的作用。一方的功能失调必然会引起另一方功能的异常。

金本克木,若金不制木,而被木反侮,肺金不足则肝木亢害,疏泄太过,过则风因而动。《金匮要略·脏腑经络先后病脉证第一》云:"息摇肩者,心中坚""呼吸动摇振振者,不治"。说明不论正虚还是正虚邪实,凡肺气虚都可动风。这种证候临床以肺胀、肺痿、哮喘患者多见,该类患者不论其病机如何,肺金气虚则必然。故治之之法,当补肺气为先,或仅补肺气,或补肺祛邪并施,使肺气足则风自平。

在急性热病中,邪热闭肺,金囚木旺也可引动肝风,其证多见抽风、咳喘、咯痰黄稠或呈铁锈色,甚则神昏、谵语。这种病又以小儿多见,由于小儿肺脏尤为娇嫩,肝气过旺而常易发生本证。如小儿风温病中就常多见,谓之急惊风,治应清泻肺热,凉肝熄风止痉。方用羚角钩藤汤加减。

(三)肝木与心火

心属火,主血,主神明。正常情况下,心火下温肾水,肾水上济心火,全赖肝木之疏泄。疏泄正常,则神明自若,心肾相交,水火既济。反之木火失调,火病犯木,心病及肝,谓之"子病犯母",也容易出现动风表现,并且肝主疏泄与心主神明密切相关,故临床中亦常伴见神志异常。

心为君主之官,外邪侵袭于心,心包首先代君受病。心包似不能纳入"五行"以论肝风,然心包只不过为代名词罢了,心包受邪临床表现则属于心,如神昏、谵语等。心包与肝同属厥阴,故厥阴心包之病也多犯及厥阴肝经,厥阴心包为心君之外围,非大邪不能来犯,而此大邪非温邪不可也。叶天士云:"温邪上受,首先犯肺,逆传心包。"温邪传变迅速,所以有"逆传心包"之证;同时按其卫气营血顺序传变又有"邪陷心包"之谓。逆传心包、邪陷心包都可引起热势亢盛,风火相煽,热极生风之表现,而见高热、神昏、痉厥等症,均属心病及肝,心肝同病之证。其治疗则以清心火,醒神志,凉肝息风为法。逆传心包者温病"三宝"主之,邪陷心包者清宫汤合"三宝"治之。

(四)肝木与肾水

肝体阴而用阳,而肝阴之源不外肾水之涵,肾精不亏,肝血所化有源,此所谓"乙癸同源"。水生木,水病及木称"母病及子",不外阴阳二端。肾水涵养肝木,肾水不足,则阴亏;肝肾同源则肝阴亦不足,筋脉失养,阴不制阳,导致肝阳上亢,称之为"水不涵木",甚则肝风内动。此多见肢体蠕动,虚之故也。大多由久病失调、房事不节、情志内伤等引起。治以滋养肝肾,平肝潜阳,用天麻钩藤饮加减。如眩晕急剧、泛泛欲呕、手足麻木,甚则震颤、筋惕肉瞤,则有阳化风动之势者,可加生龙骨、生牡蛎、珍珠母等以镇肝熄风。

肾阳又称之为"元阳",为全身阳气之根,肝之功能正常,亦有赖于肾阳的温煦作用。筋脉为肝所主,靠阴血濡养,却不能失去阳气之温煦。盖"阳气者,精则养神,柔则养筋"。若肾阳亏虚,筋脉失去阳气温养则肝气必乱,疏泄失常,肝风便会发生。《伤寒论·辨太阳病脉证并治》篇云:"太阳病,发汗,汗出不解,其人仍发热,心下悸,头眩,身瞤动,振振欲擗地者,真武汤主之"。道出肾阳不足,肝风内动的病因病机及证治。肾阳亏虚不能制水,水气凌心,症见心悸喘咳、不能平卧、小便不利及一些肝风之证,用真武汤温肾助阳,化气行水以治之,犹如日照当空,则阴霾自散,肝风自平,诸症自除。

　　总之,从物质功能关系上来说,肝风的有无有赖于肝脏本身的气血阴阳物质及其功能正常与否;从五行关系来看,又依靠于五行系统的整个所属脏腑功能协调平衡与否,即土培木、金制木、水涵木、火温木,"亢则害,承乃制"。所以我们在论述肝风时不能仅从物质基础去论述,同时必须注意五行体系中生克制化规律的影响,只有这样才能正确认识肝风的发生发展机制,从而制订出正确的治疗方法和措施。

杨钦河,陈孝银,黎俏梅.浅析五行论肝风[J].陕西中医,
2001,22(8):481-482.

七、脂肪肝中医病因病机特点探讨

脂肪肝是由多种原因引起的肝脂肪代谢功能发生障碍,致使肝内脂质蓄积过多的一种病理变化,也是一种临床常见病症。随着社会的进步,人们生活方式和饮食结构改变,脂肪肝的发病率有上升趋势。中医无脂肪肝这一病名,根据其临床特点,多将其归为"胁痛""积证"等范畴,采用中医药治疗也取得了较好的效果。但笔者研究文献发现,本病临床辨治纷繁多样,既无共同的基础理论指导,又缺乏统一的分型标准。这既不利于中医对本病的深入研究,也不利于中医药的推广应用。在此,我们愿就脂肪肝的病因病机特点敬陈管见,以参同道,冀有益于脂肪肝的深入研究。

(一)饮食、劳逸因素是主要病因

1.饮食不节

《素问·六节藏象论》曰:"五味入口……以养五气,气和而生,津液相成,神乃自生。"说明人体脏腑功能活动需依赖于饮食化生水谷精微以充养。一旦饮食不节,则会导致脏腑病变,如《素问·生气通天论》所说"阴之所主,本在五味,阴之五宫,伤在五味""饮食自倍,肠胃乃伤"(《素问·痹论》)。临床发现脂肪肝患者多有饮食不节,主要是嗜食肥甘厚味和恣饮醇酒。

(1)嗜食肥甘厚味

随着生活水平的提高,人们的饮食结构发生了较大变化,高脂肪、高蛋白、高糖饮食已很常见。但科学的饮食却相对滞后,亟待改观。其实只要合理搭配,就可以提供充足的能量满足人体需要,保障人体的健康,如《素问·异法方宜论》所说"其民华食而脂肥,故邪不能伤其形体"。若过食肥甘厚味,则会有"膏粱之疾""膏粱之变",脂肪肝当属其中。其一,若胃的受纳正常,水谷精微化生充足,超过脾的转输能力,则过多的水谷精微(包括血中脂质)就会聚而化湿生痰,外溢于肌肤则为肥胖,内积于肝则为脂肪肝。如张志聪在补注《黄帝内经》时指出:"中焦之气,蒸津液化,其精微……溢于外则皮肉膏肥,余于内则膏肓丰满。"其二,因肥能生热,甘能壅中,肥甘太过可壅滞中焦,损伤脾胃,化湿生热,炼津为痰,痰湿内蕴亦而变生本病。研究发现,膳食与脂肪肝关系密切,高脂肪、高蛋白饮食者脂肪肝患病率明显增高,这是因为这种饮食使肝合成及转运脂质失衡,造成脂肪在肝内过多堆积所致。

（2）恣饮醇酒

中医认为酒味甘、苦，性温，有毒。"少饮则和血行气"（《本草纲目》），"肆意痛饮，脏腑受害不一"（《万氏家传点点经》）。因饮酒太过，酒毒湿热蕴结中焦，伤及脾胃，脾胃受纳运化失职，脾失健运，不能为胃行其津液，致痰饮、水湿内生，停积于肝而成脂肪肝。对此《诸病源候论》中有所描述："夫酒癖者，因大饮酒后……酒与饮俱不散，停滞在于胁肋下，结聚成癖，时时而痛""……今人有荣卫痞涩，痰水停积者，因复饮酒，不至大醉大吐，故酒与痰相搏，不能消散，故令腹满不消"。现代医学认为，饮酒量（纯酒精）少于80 g/d，一般不会发生酒精性脂肪肝；若饮酒量为 80～160 g/d，则其发生率增加 5～25 倍；若每天饮用 300 g 纯酒精，8 天后就可出现脂肪肝。

2. 劳逸失常

正常的劳作与休息可以使人气血通畅，筋骨强劲，保持健康。即《素问·上古天真论》所谓"……起居有常，不妄作劳，故能形与神俱"。过劳少逸或贪逸少劳，均可损伤人体而致病，如《素问·宣明五气篇》中"久视伤血，久卧伤气，久坐伤肉，久立伤骨，久行伤筋，是谓五劳所伤"。张景岳也认为"惟安闲柔脆之辈……斯为害矣"（《景岳全书·虚损》）。脂肪肝患者由于少劳多逸，使气血运行不畅，脾胃功能减弱，脾失健运，痰饮、水湿内停而致病。陆九芝在《逸病解》中说："逸乃逸豫，安逸所生病，与劳相反"，并指出"逸之病，脾病也"。王孟英亦说："过逸则脾滞，脾气困滞而少健运，则饮停湿聚矣"（《温热经纬·薛生白湿热病篇》）。研究认为，脂肪肝与劳动强度、工作压力、体育锻炼及睡眠有关，是否参加体育锻炼与其发生关系密切。白天精神萎靡、睡眠过多是危险因素，一定的劳动强度、工作压力是保护因素。

其他如肥胖、病后等因素所致脂肪肝，亦多由饮食不节、少劳多逸，致脾失健运，痰湿内生而成。

（二）脾肾肝三脏功能失调是病机关键

《素问·经脉别论篇》曰："食气入胃，散精于肝，淫气于筋……饮入于胃，游溢精气，上输于脾，脾气散精，上归于肺，通调水道，下输膀胱，水精四布，五经并行。"说明饮食物主要通过胃的受纳、脾的运化生成水谷精微，并由脾的转输散精作用而布散营养周身。其中，肝主疏泄、肾藏精主水对于水谷精微的正常代谢也起重要作用。肝、脾、肾三脏功能失调均可导致水谷精微（包括脂质）的运化输布失常，痰饮、水湿内生，瘀血停留，形成脂肪肝。

1. 脾失健运，痰湿内生

脾主运化，为后天之本，水谷精微、气血生化之源。脾胃功能正常，则可正常化生水谷精微，并经脾的转输，营运脉中，布散周身，以濡养五脏六腑、四肢百骸。若有饮食不节、劳逸失常,均可使脾胃受伤,脾失健运,水谷精微不归正化,生湿化痰,痰湿内蕴发为本病。正如《景岳全书》中所说:"痰即人之津液,无非水谷之所化……但化得其正,则形体强,营卫充;若化失其正,则脏腑病,津液败,而气血即成痰涎。"临床常表现为腹胀满、食欲缺乏、肢体困倦、舌苔厚腻、脉滑等。

2. 肾精不足,津聚为痰

临床上中老年人常患有脂肪肝,这与人到中年以后,肾中精气渐不足有关。如《素问·阴阳应象大论》曰:"年四十,阴气自半也";《素问·上古天真论》亦说:"女子七岁,肾气盛……七七任脉虚,太冲脉衰少,天癸竭……""丈夫八岁,肾气实,发长齿更……五八肾气衰,发堕齿槁……"肾藏精,主水,司气化,"受五脏六腑之精而藏之"(《素问·上古天真论》),可温煦五脏六腑,并维持体内水液的代谢平衡。张景岳在《景岳全书·痰饮》中说:"五脏之病,虽皆能生痰,然无不由于脾肾。盖脾主湿,湿动则为痰;肾主水,水泛亦为痰。"年长体衰,肾中精气不足,蒸腾气化无权,津液可停聚而为痰为湿;肾阳不足,脾失温煦,健运失常,亦可生湿化痰。《医贯》谓:"盖痰者,病名也,原非人身之所有,非水泛为痰,则水沸为痰……阴虚火动,则水沸腾。动于肾者,犹龙火之出于海……水随波涌而为痰,是有火者也。"肾精亏虚,亦可致肾阴不足,水不涵木,阴不制阳,虚火内燔,蒸熬津液,清从浊化,痰湿内生而成胁痛(脂肪肝)。如《景岳全书·胁痛篇》说:"肾虚羸弱之人,多有胸胁间隐隐作痛,此肝肾精虚。"临床除见胁肋隐痛症状外,还可见头晕耳鸣、腰膝酸软等。

3. 肝失疏泄,痰瘀互结

肝主疏泄,调畅一身之气机,并可助脾健运,即《素问·宝命全形论》中"土得木而达之"。肝气条达,气机通畅,则气血运行、脾胃运化正常,痰瘀无从化生。脂肪肝患者或因工作压力过大,或担心病体,致情志失调,肝失疏泄,木不疏土,脾失健运,水谷精微(包括脂质)不归正化而脂浊痰湿内生;又因痰湿蕴结肝经,复可致肝气不疏,气血运行不畅,而瘀血内生,痰瘀互结遂成积证(脂肪肝)。此即如《灵枢·百病始生篇》所讲:"温气不行,凝血蕴里而不散,津液涩渗,著而不去,而积皆成矣。"临床可见胁肋不舒或疼痛、肝大、舌暗红、脉弦等。

(三)痰湿、瘀血为重要病理产物

痰湿由津液失布所化,瘀血由血行不畅或离经之血而生。津血同源于水谷精微,若水谷精微运化输布正常,气血运行通畅,则痰湿、瘀血无从而生。临床上脂肪肝多见于中老年人,由于饮食不节和(或)劳逸失常,引起脾失健运,肾精不足,肝失疏泄,导致水谷精微(含血脂)不归正化,生湿化痰。痰凝气滞,血行不畅,又可滞而为瘀,形成瘀血。诚如《证治准绳》云:"夫人饮食起居,一失其宜,皆能使血瘀滞不行。"痰湿、瘀血停积于肝,为积为痛,形成脂肪肝。即《古今医鉴》所讲:"胁痛者……或痰积流注于血,与血相搏。"肝病专家关幼波也认为,脂肪肝是由过多摄食与休息,痰湿内生,痰阻血络所致。此外,由于津血同源,痰湿、瘀血可互化。由痰致瘀或由瘀致痰,痰瘀搏结成为新的病因,又使病情缠绵,或病情进展,变生他证。临床研究发现,痰湿证及痰湿夹瘀证患者血液聚集性、黏滞性及凝固性(主要包括血小板、全血黏度、红细胞压积)均升高,而脂肪肝患者全血黏度、血浆黏度、红细胞压积也都显著提高,以痰瘀互结证明显,提示脂肪肝患者有痰湿、瘀血等病理产物的存在。总之,我们认为脂肪肝的病因多与饮食不节、多逸少劳有关,由脾、肾、肝三脏功能失调,产生痰湿、瘀血,停积于肝所致。其病位在肝,与脾、肾、胃等脏腑密切相关。临床辨治把握这些特点,可获良效。

潘丰满,杨钦河,沈英森.脂肪肝中医病因病机特点探讨[J].陕西中医,2004,25(9):823-825.

八、脂肪肝从肾论治机理探讨

近年来受人们生活行为习惯、饮食结构改变等多种因素的影响,脂肪肝的发病率急剧增高。中医文献中没有对此病的专门记载,但根据其病变特点大多将其归属于"积聚""胁痛""痰浊""肝胀"等范畴。中医药防治脂肪肝有明显的特色与优势,也取得了很好的疗效,但从临床及实验研究报道来看,从肝、脾论治者较多,从肾论治者较少。本文仅就肾虚在脂肪肝发病中的机理作初步探讨。

(一) 肾与肝、脾的关系

多数医家认为,脂肪肝多为饮食不节、过食肥甘厚味,或恣饮酒浆,或情志不调,或湿热疫毒,或久病体虚等致肝失疏泄、脾失健运,湿热内蕴,痰浊郁结,瘀血阻滞,湿痰瘀阻互结,痹阻肝脏脉络而形成脂肪肝,其病位在肝,与脾、胃、肾关系密切,但重点在肝、脾。笔者通过研读中医相关文献,并结合当今脂肪肝发生发展的病机特点,认为肾在脂肪肝发病中具有不容忽视的作用与地位。

1. 肾对人体生理功能的影响

肾藏精,精化气。肾气对人体的生长发育及生命的盛衰起决定性作用。肾气分阴阳,肾阴、肾阳为人体阴阳之本,对各脏腑、组织起滋养、濡润、温煦、气化作用。随着年龄的增长,肾脏精气渐衰。《素问·上古天真论》曰:"五八,肾气衰,发堕齿槁。"《素问·阴阳应象大论》也载:"年四十而阴气自半也,起居衰矣。"到了 40 岁以后,人体基本上处于生理性衰退状态,可以说对于许多老年性疾病都要考虑肾虚的问题。各脏腑病变也都以肾虚为基础或最终导致肾虚,"五脏之伤穷必及肾"(《景岳全书·理集杂证谟》)。从临床报道来看,脂肪肝多发于中年或老年前期,故从年龄上讲,脂肪肝的发病与肾不无关系。王雁翔等通过对 475 例脂肪肝患者症状、舌象、脉象的流行病学调查分析后发现,脂肪肝中医证型以脾肾亏虚及肝郁最多见(296 例,占 62.32%),认为脂肪肝的根本病因在本虚,本虚的核心在肾虚。

2. 肾与肝的关系

肾藏精,肝藏血。肝肾同居下焦,精血同源,均化源于脾胃消化吸收的水谷精微;精血又相互滋生,肝血依赖肾精的滋养,如《素问·阴阳应象大论》中"北方生寒,寒生水……肾生骨髓,髓生肝",《温病条变·下焦篇》亦载"盖少阴藏精,厥阴必待少阴精足而后能生"。肾精又依赖肝血的不断补充。肾精与肝血相互滋生,相互转化,肾精养肝化血,肝血滋肾化精。肾主闭藏,肝主疏泄。肾气闭藏可制约肝气疏泄太过,肝气的正常疏泄亦可使肾气闭藏而开合有度。肝肾之阴亦相互滋生,肝属木,肾属水,水涵则木荣,"肝为风木之脏,因有相火内寄,其性刚,主动、主升,全赖肾水以涵之"(《临证指南医案·肝风》)。肝阴亦能滋补肾阴。肝肾之阴充足不仅能相互滋生,而且能制约肝阳使其不致偏亢。

病理上,肝肾病变相互影响,同盛同衰。肾阴精不足,可致肝阴血亏虚,肝阴不足也可引起肾精亏损,最终表现腰膝酸软等肝肾精血不足之证。肾阴不足亦可致肝阴不足,而引起肝阳上亢,出现肝肾阴虚火旺证。肾阳为气之根,肾阳鼓动肾阴,则肾阴精得阳气之煦化生为气,气微动而生少火,少火可助肝疏泄。若肾阳不足,不能助肝疏泄,津液不布;或肾阴不足,水不涵木,阴不制阳,虚火内燔,均可生痰浊、脂膏。

3.肾与脾胃的关系

肾为先天之本,主藏精;脾胃为后天之本,气血生化之源。脾肾两脏相互资生,先天生后天,后天济先天。正如《景岳全书·论脾胃》所载:"盖人之始生本乎精血之源;人之既生由乎水谷之养。非精血无以成形体之基;非水谷无以成形体之壮。精血之司在命门,水谷之司在脾胃。故命门得先天之气,脾胃得后天之气也。是以水谷之海本赖先天为之主,而精血之海,又必赖后天为之资。"肾藏精,必赖脾胃的滋养方能生生不息,脾的运化功能又须赖肾阳之蒸化温煦,"脾胃之腐化尤赖肾中一点真阳蒸变"(《张聿青医案》)。先天与后天相互资生,脾的运化须借助肾阳的温煦蒸化始能健运;肾中精气又赖脾运化的水谷精微补充才能不断充足。故《医门棒喝》说:"脾胃之能生化者,实由肾中元阳之鼓舞;而元阳以固密为贵,其所以能固密者又赖脾胃生化阴精以涵育耳。"脾主运化为胃行其津液;肾主水司开合,肾气及肾阴肾阳通过对各脏腑之气及其阴阳的资助和促进作用,主司和调节机体水液代谢的各个环节。津液在体内的正常输布、排泄离不开肾的气化与肾阳的温煦功能。而肾司开合的功能亦有赖于脾气的制约,即"土能制水"。脾肾两脏相互作用共同完成机体水液的新陈代谢。

病理上,脾肾病变亦相互影响,互为因果。若肾阳不足,命门火衰,脾失命火的温养失其运化,"(脾)不得命门之火以生土,则土寒不化,食少虚羸"(《血证论》)。肾水有强土作用,《冯氏锦囊》载"水不得土,借何处以发生,土不得水,燥结何能生物,故土以承水柔润之法,木以承土化育之成。补火者生土也;滋水者滋土也"。脾失健运化生气血不足,肾亦不能"受五脏六腑之精而藏之"(《素问·上古天真论》)。如肾之蒸腾气化功能失常,则直接影响脾运化水湿的功能,脾失健运,水湿内滞而"湿久脾阳消乏,肾阳亦惫"(《温病条辨·寒湿》)。脾气虚弱不能运化水液或肾的阳气虚损气化不利,均可导致水液的输布、排泄障碍,脾肾阳虚,水液停滞而为水湿痰饮。

4.肾与血瘀的关系

肾藏精,精血可以互化,"精不泄,归精于肝而化为清血"(《张氏医通·诸血门》)。肾精不足,血化乏源可因虚而瘀;肾气虚,化生元气不足,激发推动脏腑经络功能活动的原动力减弱,可致气血运行不畅而致瘀。如《医林改错》载:"元气既虚,必不能达于血管,血管无气,必停留而瘀"。血液营养、滋润人体功能的发挥亦有赖于肾的蒸化、肾阳的温煦推动,"夫血者,水谷之精微,得命门真火蒸化以生长肌肉、皮毛者也。凡人身之筋骨、肌肉、皮肤、毛发有形者,皆血类也"(《读医随笔·气血精神论》)。肾阳虚蒸化、推动不力可致血行迟缓而成瘀。血瘀日久,肾得不到气血的濡养,亦可致肾虚。

(二)补肾法治疗脂肪肝的临床应用

肝肾同源,脾阳根于肾阳,肾精亏耗则水不滋木,肾阴虚损,累及肾阳则命门火衰,不能温煦脾阳,以致肝失疏泄,脾失健运,湿浊内生,聚湿成痰,痰瘀气滞,瘀血内停。肾精亏虚,膏脂不藏,化入血中,痰瘀互结,以致血脂升高沉积于肝,形成脂肪肝。如《景岳全书》曰:"肾虚羸弱之人,多有胸胁间隐隐作痛,此肝肾精虚。"故临床应用滋补肝肾或温补肾阳法治疗脂肪肝者不乏报道,并取得了满意的疗效。

陈国新、肖建珍等用六味地黄汤(丸)加减治疗脂肪肝疗效显著,认为脂肪肝的形成是一个正虚邪实的病理过程,与肾虚有着密切关系。何汶忠等用温肾化痰法治疗脂肪肝,药用抗脂平肝散(桑寄生、巴戟天、仙灵脾、浙贝母、枸杞子、草决明、紫丹参、菟丝子、黄芩、山楂等),3个月后除耳鸣症状及血清胆红素变化无显著意义外($P>0.05$),其他症状及血清谷丙转氨酶、超声诊断改善均有显著性意义($P<0.01$)。作者认为,形盛气虚是酒精性脂肪肝或(并)病毒性肝炎后脂肪肝的发病机制,火热既去,其气耗伤,唯留水湿,久聚成痰,因其虚处而留。朱小区等在临床发现,大多非酒精性脂肪肝患者多有畏寒肢冷、腰酸乏力、性欲下降、便溏气短等脾肾阳虚表现,考虑与先天禀赋亦有密切关系。故用自拟温肾升阳汤治疗35例,并设对照组35例。药物组成:仙灵脾、生黄芪各20 g,肉苁蓉、小茴香各20 g,葛根、菟丝子、枸杞子、女贞子、升麻、石菖蒲、泽泻、当归、焦山楂各12 g。对照组口服脂必妥片。结果治疗组显效19例,好转12例,无效4例;对照组显效10例,好转16例,无效9例。两组总有效率比较无统计学意义,但出现显效的患者治疗组明显高于对照组($P<0.01$)。

《医宗必读·乙癸同源论》载:"乙癸同源,肝肾同治""东方之木,无虚不可补,补肾即补肝……壮水之源,木赖以荣"。肾脾为先后天之本,《慎斋遗书》曰:"诸病不愈,必寻到脾肾之中,则无一失"。脂肪肝病变涉及肝脾肾三脏虚,则以肾为本,故从肾论治可获得明显疗效。

综上所述,无论在病理上还是在临床治疗中,肾虚在脂肪肝的发生发展中均具有重要的作用与地位,在脂肪肝的不同病理阶段,肝郁、脾虚、痰浊、瘀血等均可出现,但最终都可导致肾虚之证。而肾虚又常会导致上述病机和(或)病理产物的产生,引起脂肪肝的发生发展或病情加重。故临床中在应用疏肝、健脾、祛湿、化痰、活血祛瘀等不同治法的同时,应根据病情辨证应用滋阴补肾或温补肾阳之法,对缩短脂肪肝病程,提高疗效均有重要的临床意义。

王凤珍,杨钦河,王强.脂肪肝从肾论治机理探讨[J].时珍国医国药,2006,17(6):1067-1068.

九、从肝脾论治脂肪肝

脂肪肝是由多种原因引起的肝脂肪代谢功能发生障碍,致使肝内脂质蓄积过多的一种病理状态。近年来,随着我国居民生活水平的提高,人们生活行为及饮食结构发生变化,该病的发生率呈现逐年增高的趋势。中医无脂肪肝这一病名,根据其临床特点,多将其归属于"胁痛""肥气""积聚"等范畴。本文从脂肪肝的基本病因病机和肝脾的生理病理特点及其相互关系,为脂肪肝从肝脾论治作一初步探讨,以期抛砖引玉,就正于同道。

(一)脂肪肝与肝脾的生理病理关系

1.脂肪肝与脾的关系

现代医学表明,脂肪肝的发生是各种原因使肝脂肪代谢发生障碍,脂类物质的动态平衡失调,脂肪在肝组织细胞内贮积所致。中医认为脂膏源于水谷,属于津液的组成部分,并能化入血中,是人体营养物质。《灵枢·五癃津液别》曰:"五谷之津液和合而为膏者";清代张志聪《黄帝内经素问集注》云:"中焦之气,蒸津液化其精微……溢于外则皮肉膏肥,余于内则膏肓丰满"。津血膏脂是由水谷化生,水谷的代谢是人体诸脏腑共同协调完成的复杂生理过程。膏脂的正常代谢有赖于脾胃功能的正常。脾为后天之本,气血生化之源,主运化水谷精微,即饮食入胃,经胃之"腐熟"和小肠的"化物"之后,脾将水谷精微运输到全身;脾又主水液,为胃行其津液,乃津液输布之枢纽。人之膏脂的化生、转运、输布与脾密切相关。《素问·经脉别论》指出"食气入胃,散精于肝,淫气于筋。食气入胃,浊气归心,淫精于脉,脉气流经,经气归于肺,肺朝百脉,输精于皮毛";《灵枢·营卫生会》中说"人受气于谷,谷入于胃,以传于肺,五脏六腑,皆以受气,其清者为营,浊者为卫,营在脉中,卫在脉外"。说明膏脂在脾胃等脏腑的共同作用下化生转运输布,和调于五脏,洒陈于六腑,充养周身百骸。而各种因素影响到脾的正常功能,均可能导致膏脂的运化失常,阻滞于肝脉。临床多见饮食不节,过食肥甘,嗜酒过度而致脾胃受损,脾气壅滞,气机被遏;或者由脏腑功能失调,三焦气化不及,脾失运化,水谷精微不化,水聚成湿,不能化脂降浊,膏脂痰浊淤阻肝脉而发为本病。

2.脂肪肝与肝的关系

脂肪肝之病位在于肝,肝之生理为体阴而用阳,主疏泄,喜条达而恶抑郁;肝主疏泄,可调畅一身之气机,助脾胃运化,以及调畅情志,调畅全身气、血、津液。肝的疏泄功能正常,则气机调畅,气血和调,机体的精神情志、饮食运化、水液代谢等诸种生理活动正常;如果肝的疏泄功能异常,气机的畅达就会受到阻碍,从而形成气机不畅、气机郁结的病理变化。气机郁结,则津液的输布代谢障碍,导致膏脂痰浊阻于肝络形成脂肪肝。肝失疏泄,木不疏土,还可致脾失健运,水谷精微不归正化,脂浊痰湿内生形成脂肪肝。《血证论》亦云:"木之性主于疏泄,食气入胃,全赖肝木之气以疏泄之,而水谷乃化"。而脾失健运,痰湿内生,又可致土壅木郁,反过来引起肝气不疏,气血运行不畅,气郁血滞,瘀血内生,终致气、血、膏、痰互结遂成本病。另外,膏脂的消化吸收需要胆汁的辅助,而胆汁来源于肝,为肝之余气所化,胆汁泄注于小肠,又有赖于气机的调畅。所以胆的活动,胆汁的分泌与排泄,实际上取决于肝主疏泄的功能。肝的疏泄功能正常,则胆汁排泄通畅,有助于食物特别是膏脂的消化。因此,任何因素影响到肝的正常功能,均可能导致脾运化功能、胆汁的分泌失常,影响膏脂的运化吸收。明代戴思恭认为"情之交攻,五志之遽发而乖戾失常,使清者变化为浊,行者抑遏而反止",说明肝郁气滞在形成膏脂痰浊中的重要作用。

综上所述,脂肪肝的发生与肝脾关系密切,其发生多由饮食不节,过食肥甘厚味,或情志所伤,肝木犯土,导致脾失运化,痰浊膏脂积聚。膏脂痰浊积聚,又可阻滞气机,使气不行血,形成痰瘀互生,最终导致膏脂痰浊,气滞血瘀阻滞肝脉。

(二)从肝脾论治脂肪肝

从以上的分析可以知道,脂肪肝的发生发展与肝脾的关系密切。因此,在治疗方面,应当强调从肝脾论治。对此,历代医家都有论述。如张仲景曰:"见肝之病,知肝传脾,当先实脾,四季脾旺不受邪,则勿补之",强调了肝病治脾的重要性。如朱丹溪曰:"治痰先理脾胃,若用利药过多,使脾气虚弱,则痰反而易生而多矣",强调治痰浊先理脾胃。近代名医关幼波认为脂肪肝主要与肝脾有关,强调从"痰湿"论治。实验研究方面,杨钦河等探讨不同治法方药对脂肪肝大鼠血脂作用的比较研究,发现模型组总胆固醇(TC)、高密度脂蛋白胆固醇(HDL-C)的含量较正常对照组均明显升高($P<0.05$),而疏肝组、健脾组均无明显脂肪变,这说明从肝脾防治该病可取得较好的疗效。

1.从脾论治

脾气主升,脾以升为健;脾为阴土,喜燥恶湿。治疗方面宜顺其特性。该病多见于脾虚湿盛,其基本病机为脾虚,痰湿是继发的病理因素。因此,治疗方面应当抓住脾虚的基本病理变化。治疗时在健脾的基础上辨别脾虚和湿盛两者孰轻孰重。脾虚甚者,多为脾气虚,宜健脾为主,利湿化痰浊为辅,选方如参苓白术散之类。湿盛者,权衡寒湿或湿热轻重,采用化湿、燥湿、利湿不同之法,如《证治汇补》中所载"治湿不宜热,不宜寒,风胜湿、燥胜湿、淡渗湿,三者尽之"。寒湿者,宜予辛温燥湿、芳香化湿之药,但要燥湿不伤阴,方如平胃散加豆蔻、青蒿、香薷之类;湿热者,宜予苦寒、淡渗之药,但要祛湿不伤阳,方如茵陈蒿汤加减。以上通过健脾气、化水湿、截痰浊、助消导,从而达到治疗脂肪肝的目的。现代研究亦表明,许多健脾补气利湿之药有较好的治疗脂肪肝的作用,如人参、黄芪、泽泻等。人参中的人参皂苷成分对胰腺脂肪酶有明显的抑制作用;有学者研究发现泽泻的提取物对各种原因引起的动物脂肪肝均有良好效应,对低蛋白饮食、乙基硫氨酸所致脂肪肝均有不同程度的抑制作用。谢跃藩以健脾为主,用健脾活血消脂汤治疗脂肪肝 35 例,疗程 3 个月,总有效率91.4%。名医何炎亦强调从脾论治,治疗以健脾燥湿、消滞为主。由此可见,无论是理论上的分析还是现代的实验研究、临床实践都可以证明从脾论治脂肪肝的可行性。

2. 从肝论治

脂肪肝的表现多为实证,基本病机为肝失疏泄,故治疗方面宜疏、宜泄。疏肝者,用于气机郁滞,可予柴胡疏肝散之类。如严彦彪等以柴胡疏肝散加山楂、决明子、泽泻等治疗脂肪肝,以柴胡疏肝散调畅气机,以治其本;以山楂、决明子、泽泻等促进脂类物质代谢、抑制体内脂类物质吸收及降低血中脂类物质水平治其标,取得的临床效果满意,并认为气机不畅是导致脂肪肝的重要因素。泻肝,又可分为清泻蕴郁肝经之湿热及涤化肝经之膏脂痰浊。清湿热者,可予龙胆泻肝汤之类加减。季光等以清肝活血利湿散结为主要治则,自拟清肝活血汤辨证加减治疗酒精性脂肪肝,结果显示该方具有保护肝细胞功能,抑制肝脏的炎性反应,防止肝细胞进一步损害的作用,认为治疗脂肪肝以清泻肝经之湿热为要。涤痰者,可予涤痰汤,药如半夏、竹茹、胆南星等。如陈关良用软肝化脂汤治疗酒精性脂肪肝 36 例,总有效率97.2%。另外,研究亦表明,清肝化湿、活血化瘀的中药能使胆汁分泌增加,相对减少胆固醇的重吸收而起降脂作用,且疏肝中药如柴胡、香附等还能促进肝细胞功能恢复,并能兼顾对高脂血症合并肝功能损害的防护,这为临床筛选防治脂肪肝的中药提供很好的依据。

3. 从肝脾论治

由于肝脾两脏在生理上的相互促进,在病理上的相互影响,故目前临床上肝脾两脏合病者更为多见。魏华凤等将脂肪肝分为 5 种证型,分别为肝郁脾虚型、痰瘀互结型、痰湿内阻型、肝肾不足型、湿热内蕴型。她对 5193 例脂肪肝患者进行分析,发现肝郁脾虚证最多,有 2053 例,占34.37%。可见肝脾同病在脂肪肝的发生中具有重要的作用,所以治疗方面常从肝脾论治,方如逍遥散之类。现代研究表明,该方对高脂血症具有较好的治疗作用。孟辉等以逍遥散加减治疗高脂血症 41 例,以胆固醇、甘油三酯、β-脂蛋白治疗前后水平为观察指标,结果表明治疗的有效率均在 90% 以上,认为逍遥散加减方具有明显的降脂作用。董筠等自拟疏肝健脾汤为基本方加减治疗脂肪肝,与对照组治疗前后对比,以 ALT、TC、TG 为观察指标,结果治疗组与对照组比较有显著差异($P < 0.01$),认为

酒精性脂肪肝以肝郁脾虚、肝胆湿热为基本病机。实验研究方面,赵文霞等针对肝脾方及化痰方对大鼠脂肪肝模型病理形态的影响进行了研究,结果表明化痰组和肝脾组的肝细胞内线粒体、内质网等无明显的病变,与模型组有显著差异($P<0.01$),其中肝脾组取得了最好的效果,并认为脂肪肝的病机为痰湿淤积,肝郁脾虚。

综上所述,脂肪肝是由嗜食肥甘厚味,过度肥胖,或饮酒过度,或情志失调等因素造成的肝失疏泄,脾失健运,最终导致膏脂痰浊,气滞血瘀阻留于肝经脉络所致。其基本病机为肝郁脾虚,继发的病理变化有膏脂痰浊,气滞血瘀于肝脉。目前西医对该病尚无特效药,而以上论述为脂肪肝从肝脾方面的防治提供了很好的依据。

谢维宁,杨钦河,王强. 从肝脾论治脂肪肝[J]. 时珍国医国药,2007,18(2):328-329.

十、试论脂肪肝从脾论治

中医无脂肪肝病名,根据临床表现如右胁痛、胁下肿块等症状、体征,可归属于"胁痛""积聚""痰浊""肝癖"等范畴。中医药治疗早期脂肪肝,可以降血脂,恢复肝功能,减少并发症,并且不良反应较少,有自己独特的优势。虽然中医各家对此病病因、病机、治疗见仁见智,各执一端,但无不着眼于肝、脾、肾三脏,本文将从以下几个方面谈一谈脂肪肝从脾论治的理论和现实意义。

(一)理论基础

1.病因

(1)体质因素

流行病学调查表明,肥胖是非酒精性脂肪肝最常见和较肯定的危险因素。临床上脂肪肝多发于形体肥胖者,这与肥胖之人素体脾气亏虚有关。《景岳全书》曰:"何以肥人反多气虚?盖人之形体,骨为君,肉为臣也。肥人者,柔胜于刚,阴胜于阳也。且肉以血成,总属阴类,故肥人多有气虚之证",说明肥胖人痰湿体质,常患气虚。

脾主运化,包括运化水谷和运化水湿两个方面,素体脾气虚弱是形成痰湿内盛的重要因素。惟是不能食者,反能生痰,此以脾虚,不能化食,而食即为痰也。可见,素体脾虚是发病的根本原因。

(2)后天脾胃受损

脾胃为后天之本,后天脾胃损伤主要由三方面所致:其一,"饮啖过度,好食油麦猪脂,以致脾气不利,壅滞为痰"(《杂病源流犀烛》)。其二,《张氏医通》之"嗜酒之人,病腹胀如斗,此得湿热伤脾"。其三,有久病失于调养,损伤脾胃之类。而酒食不节,更易导致湿热蕴结肝胆,痰浊阻滞,积聚内生,发为脂肪肝。

(3)起居过逸

肝脾与人之运动密切相关,起居过逸,筋肉气血运行失健,则影响肝之疏泄、脾之健运,出现纳呆、乏力、心情抑郁等症。缺乏运动,也就成为现代长期伏案工作从事脑力劳动的人患病的原因,这些人虽非肥胖、饮食肥甘厚腻、嗜酒之人,但因久坐,缺乏锻炼,致肝脾气机郁滞,发为脂肪肝。《温热经纬》亦有"盖太饱则脾困,过逸则脾滞,脾气滞而少健运,则饮停湿聚矣"之说。

2.病机

脂肪肝的临床表现不典型,25%患者无明显症状,严重者则表现为胁肋胀痛、胸脘痞闷、倦怠乏力、四肢酸困、纳呆、厌油腻,甚则呕吐、泄泻等。15%脂肪肝患有轻度黄疸,75%脂肪肝有肝大,主要累及肝、胆、脾、胃,多因饮食不节、过食肥甘厚味或酗酒无度所致。

（1）脾与痰湿

脾乃仓廪之官,为后天之本,气血生化之源,主司水湿及水谷精微的运化及输布。脾气散精功能不及,水液代谢障碍,则为湿为痰。长期饮酒,偏食肥甘厚味者,易伤脾胃,酿湿生热。湿热困阻脾胃,湿遏热伏,则发为黄疸。"脾气微虚,不能制湿,或不能运化而为痰者,其证必食减、神倦,或兼痞闷等症"（《景岳全书》）。

（2）脾与血瘀

脾主统血,五脏六腑之血全赖脾气统摄,若脾气亏虚,不仅会造成出血,而且脾运不及,气生无源,会导致气虚血瘀。肝体阴而用阳,气虚血瘀日久,影响肝之疏泄,以致气滞血瘀,气血瘀阻肝络,则发为积聚癥瘕。

（3）木郁乘土

肝主疏泄,肝的疏泄功能正常有助于脾胃的气机升降。肝的疏泄还包括促胆汁的分泌与排泄,从而促进脾胃的消化吸收。若肝气郁滞,疏泄不及,则脾胃升降失职,运化不利,饮食水谷不能化为精微,反而停滞为患,致水湿、痰浊内生。李时珍有云,"风木太过,来制脾土,气不运化,积滞生痰"。此乃肝病导致脾病的又一病机所在。

总之,脂肪肝发病的病理因素可归结为痰凝、湿阻、气滞、血瘀诸端,而痰、湿、瘀形成的病因病机无不与脾主运化功能失调有关,本虚标实,肝郁与脾虚互相影响,致痰浊内生,气、血、痰、湿、瘀相互搏结,阻于肝络,形成脂肪肝。

（二）临床治疗

医疗实践方面,张仲景认为"见肝之病,知肝传脾,当先实脾",从预防方面指出了肝病治脾的意义。张锡纯主张"欲治肝者,原当升降脾胃,培养中宫,俾中宫气化敦厚,以听肝木之自理"（《医学衷中西参录》）,强调当从治脾出发论治肝病。现代对脂肪肝的临床研究也证明肝病治脾的重要意义。裴道灵等按临床表现收诊168例脂肪肝患者并分为3型治疗:肝郁脾虚型、血瘀痰阻型、肝肾阴虚型;并且从自己的临床经验中发现肝郁脾虚病例明显多于血瘀痰阻型及肝肾阴虚型。罗军对于脂肪肝的治疗采取"辨证"与"辨病"相结合的方法,临床上将脂肪肝分5型论治（脾虚痰湿型、肝郁气滞型、湿热蕴积型、瘀血阻络型、肝肾亏虚型）,指出临证所见到最多的是脾虚痰湿型,并指出脾虚痰湿型常与其他4型相杂兼存,如两型并存的肝郁脾虚、脾虚湿热、脾虚血瘀、脾肾两虚,而以脾虚为主,三型并存也不少见,甚至也有四型同见者,治疗诸方中亦多寓调理脾胃之品。另有医家在治疗中采用自拟方治疗,所选药物亦多用党参、白术、茯苓、甘草、泽泻、生姜、大枣等益气健脾和胃中药,虽辨证各异,治疗中无不寓调理脾胃,培补中焦之义在内,兹不赘述。中医治疗疾病,讲究谨守病机,辨证论治,且因人、因时、因地而异治,但治病求本的原则是不变的。脂肪肝本为本虚标实致病,所以治疗当不忘李杲所言"欲实元气,当调脾胃"之旨,治脾当为贯穿脂肪肝治疗全程的主线。

杨钦河,平换换,温承远,等.试论脂肪肝从脾论治[J].陕西中医, 2007,28(3):380-381.

十一、从痰湿探讨胰岛素抵抗致非酒精性脂肪肝的发病机制

非酒精性脂肪肝(NAFLD)指肝组织学上以大泡性肝脂肪性变为主要特征性病变,发生于不饮酒或酒精摄入量不足以引起酒精性脂肪性肝病的人群中的病变,其发病机制尚未明确,目前国内外研究表明胰岛素抵抗(IR)在 NAFLD 发生发展中起着重要的作用。中医无脂肪肝相应的病名,根据其症状多归属于中医"积证",中医对脂肪肝的认识和治疗有许多独到之处,但如何从中医发病学的角度来认识 IR 导致 NAFLD 的致病机理尚无定论,笔者在本文将从痰湿的角度来探讨这一问题,以供大家参考。

(一)痰湿是 IR 产生的基本病理因素

现代医学认为 IR 是指一定的内源或外源胰岛素不能发挥应有的生物效应以摄取利用葡萄糖,外周组织对胰岛素的敏感性及反应性降低,胰腺代偿性增加胰岛素分泌,出现高胰岛素血症。许多研究表明肥胖是导致 IR 的独立危险因素之一。脂肪(特别是内脏脂肪)堆积是导致 IR 的主要因素之一。向心性肥胖者过多的内脏脂肪组织可以释放过多的游离脂肪酸(FFA)到门静脉系统和外周循环内,而 FFA 可以增加肝脏的糖原异生,降低肝脏对于胰岛素的清除率,引起高胰岛素血症,抑制胰岛素诱导的骨骼肌对葡萄糖的利用和糖原合成形成胰岛素抵抗。中医认为,痰湿是各种因素导致人体津液代谢障碍所形成的病理产物,痰湿一经产生之后,又反过来变成致病的病邪。痰浊之致病复杂广泛,全身各部均可出现,与五脏之病均有关系。正如《景岳全书·杂证谟·痰饮》说:"无处不到而化为痰者,凡五脏之伤,皆能致之",故有"百病多由痰作祟""痰为百病之母"之说。关于痰湿与 IR 的关系,早在历代医书中已有类似的记载。《素问·奇病论篇》说:"有病口甘者,名曰脾瘅,此肥美之所发也,此人必数食甘美而多肥也,肥者令人内热,甘者令人中满,故其气上溢,转为消渴。治之以兰,除陈气也"。迨至张仲景《金匮要略》设专篇论述消渴与痰湿关系,并列五苓散治之。清《医醇賸义》认为"上消者,当于大队清润中,佐以渗湿化痰之品,中消者,清阳明之热,润燥化痰"。可见痰湿是消渴病的重要病机,现代医学认为消渴病的重要机制正是由 IR 导致,由此可见,痰湿在 IR 的发生中起着重要作用。临床研究中,痰湿与 IR 有着密切的关系,孙刚对痰浊证型组、非痰浊证型组、正常对照组的分析表明,血脂代谢紊乱(TC、TG 增高),纤维蛋白原、血尿酸升高和 IR 是痰浊证型者的代谢特征。吴童等研究表明,临床上 2 型糖尿病患者,尤其是相当一

部分中老年患者,大都形体肥胖,其燥热之象常不明显,多由痰瘀互结而致,痰是导致该病的重要病理基础,也是糖尿病诸多并发症的重要原因,说明了痰湿在 IR 致糖尿病中的作用。刘承琴等认为,脾虚湿盛是 IR 的病理基础,痰浊是 IR 的病理产物。由于体内脂肪堆积,机体对胰岛素不敏感,出现高胰岛素血症,肌肉和其他组织对葡萄糖的利用率降低,发展为糖耐量异常;同时脂毒性和糖毒性也可影响 β 细胞功能,造成胰岛分泌功能障碍,最后发展成糖尿病。此外,临床上可见 IR 患者除多数形体肥胖外,症状主要为倦怠乏力、口渴不欲饮。随着病情进展,还可伴有脘痞胸闷、头昏头痛等脾虚湿盛之证,并多伴有脂质代谢紊乱及高血压。究其痰湿导致 IR 的机制,多由于过食肥甘厚腻、醇酒,困遏脾土,脾主运化负荷加重,不能为胃行其津液,水谷不归正化,湿浊内生,气机阻滞,精微不能正常布散,久成消渴、眩晕、胁痛等病。以上分析无论从理论探讨还是临床实践都证实了痰湿在 IR 发展中的重要作用。

(二)痰湿是 NAFLD 的重要病机

目前大多认为,NAFLD 的主要病因多为过食膏粱厚味、肥甘之品,忧思郁结、情志失调,养尊处优、过度安逸等。对其病机的认识,大多数学者认为是肝失疏泄,气机不畅,或脾不健运,水湿内停,湿热内蕴,痰浊郁结,瘀血阻滞,最终形成湿浊痰瘀互结,痹阻肝脏脉络而形成脂肪肝。其中痰湿是 NAFLD 的重要病机之一。痰湿之成,或因恣食膏粱、醇酒肥甘,积湿生痰;或因脾虚失运,湿浊内生;或因脾肾阳虚,气不化水,水湿内停;或因肝气不疏,三焦决渎失职;或津液输布障碍。痰湿为病理产物,又是致病因素。痰湿邪郁遏,阻滞气机,故病变早期多为肝郁气滞实证,症见形体肥胖、胸闷善太息、胁肋胀满、情绪抑郁,舌苔薄白腻,舌质淡,脉弦。如果痰湿不除,气滞未解,病情进展,则由肝郁气滞转为虚实夹杂证。痰凝气滞,血行不畅,又可滞而为瘀,形成瘀血。如《证治准绳》云:"夫人饮食起居,一失其宜,皆能使血瘀不行。"痰湿、瘀血停积于肝,为积为痛,形成脂肪肝。即《古今医鉴》所讲:"胁痛者……或痰积流注于血,与血相搏。"肝病专家关幼波也认为,脂肪肝是由摄食过多与劳逸失常,痰湿内生,痰阻血络所致。此外,由于津血同源,痰湿、瘀血可互化。由痰致瘀或由瘀致痰,痰瘀搏结成为新的病因,使病情缠绵,变生他证。临床研究发现,痰湿证及痰湿夹瘀证的患者血液聚集性、黏滞性及凝固性(主要包括血小板、全血黏度、红细胞压积)均升高,而脂肪肝患者全血黏度、血浆黏度、红细胞压积也都显著提高,以痰瘀互结证明显,提示脂肪肝患者有痰湿、瘀血等病理产物的存在。临床表现为右胁隐痛不适,腹胀便干,舌苔薄白,舌质紫黯,脉弦涩。治宜理气柔肝、活血化瘀。病至后期,由脾及肾,由气及血,久病成虚,各种并发症迭起。脾肾阳虚,水湿停聚,泛溢肌肤,发为水肿;肝肾阴虚,肝阳上亢,上扰清室,发为眩晕;气虚血瘀,阴虚血滞,痰湿阻滞气机,均可致瘀血内阻,痰瘀阻络,蒙蔽心窍,发为神昏。

（三）从痰湿探讨 IR 致 NAFLD 的发病机制

从以上探讨痰湿与 IR、NAFLD 的关系可知道,痰湿是 IR、NAFLD 发生发展的重要病机。现代医学表明,IR 是 NAFLD 的始发因素,IR 发生的原因之一是胰腺的功能异常,而胰腺功能可归为中医脾的范畴讨论。从现代医学看,胰腺属中医"脾"的范畴。脾主运化包括胰腺外分泌及部分内分泌功能。脾的主要生理功能是主运化、升清、统摄血液。脾运化水湿指对水液的吸收传输和布散作用,是脾的主要功能之一。脾虚,脾的运化水湿功能减退,必然导致水湿在体内停滞,而产生痰湿等病理产物,故有"脾为生痰之源"之说。脾虚运化水谷精微功能失常,气血生化无源,正气不足,故产生以脾虚痰湿盛为主要表现的各种 IR 致 NAFLD 症状。以益气健脾为主的方药组成的方剂实验研究证实,该类方能增加胰岛 β 细胞的数目,改善胰岛 β 细胞的功能,也反证了脾虚痰湿是 NAFLD 的主要原因。此外,NAFLD 胰岛素抵抗多见于肥胖之人,而中医认为肥胖之人多痰湿,临床观察可见胰岛素抵抗之人肥胖、痰多、纳呆,舌苔厚腻、脉濡缓,根据中医辨证属中医痰湿内停,而且从痰湿论治胰岛素抵抗可收到很好的疗效。根据津血同源理论,"中焦之气,蒸津液化其精微……溢于外则皮肉膏肥,溢于内则膏肓丰满",膏脂即油质、脂质,它源于水谷,属津液范畴,并能化入血中,为人体营养物质。倘若脾胃虚弱,机体对水谷精微摄入、转输、利用、排泄失常,则可使脂质淤积于肝脏。所以我们认为长期过食肥甘厚腻,伤及脾胃,或久坐久卧,脾虚失运,肝失疏泄,气机不畅,导致痰湿内聚,引起肥胖,产生 IR,而致 NAFLD。从 NAFLD 的患者特点来看,NAFLD 患者多恣食贪杯、喜静懒动、体态丰腴。已证实肥胖使血中游离脂肪酸(FFA)增加是致 IR 的主要原因。这与中医学"肥人多痰湿"理论吻合,高血脂亦属无形之痰,化痰除湿,效如桴鼓,亦说明痰湿证在 IR 致 NAFLD 中起着重要作用。在 IR 病理状态下,胰岛素对脂肪代谢的调节作用减弱,使血中 FFA 增加,肝细胞对 FFA 的摄取和甘油三酯合成增多,造成肝内脂肪蓄积。肥胖者中 NAFLD 患者与无 NAFLD 者之间胰岛素敏感性有显著性差异。肥胖者发生 NAFLD,IR 在其中起重要作用。

（四）结语

痰湿是 IR 致 NAFLD 主要致病病机。脾失健运,痰湿内生,病程日久,肝、脾、肾三脏功能失调可导致水谷精微运化输布失常,痰饮水湿内聚,瘀血停留,产生 IR,是 NAFLD 发病的重要环节。

纪桂元,杨钦河,谢维宁,等.从痰湿探讨胰岛素抵抗致非酒精性脂肪肝的发病机理[J].辽宁中医杂志,2007,34(8):1063-1064.

十二、代谢综合征的中医病因病机探讨

根据 1999 年世界卫生组织正式提出的定义,代谢综合征指糖耐量或空腹血糖异常(IGT 或 IFG)或糖尿病和(或)胰岛素抵抗并伴有以下两项或两项以上表现:①高血压(≥140/90 mmHg);②高甘油三酯(TG)≥1.70 mmol/L 和(或)高密度脂蛋白胆固醇(HDL-C)男性≤0.9 mmol/L、女性<1.0 mmol/L;③中心性肥胖(腰臀比:男性>0.90、女性>0.85,和(或)体重指数 BMI>30);④微量蛋白尿(尿蛋白排泄率≥20 μg/min 或白蛋白肌酐比值≥30 μg/g)。近年来,随着社会经济的发展、生活方式的转变、饮食结构的变化(高营养饮食即所谓高蛋白、高脂肪、高热量、低纤维),该病的发生率越来越高,严重影响人们的身心健康。中华医学会糖尿病学分会在《中国人代谢综合征和胰岛素抵抗特征研讨会》上的报告指出,中国城市人口中,每 8 个成年人中至少有 1 人患有代谢综合征,而美国有报告每 4 个成年人中至少有 1 人患有代谢综合征。现已证实,代谢综合征是糖尿病、肥胖、脂肪肝、高脂血症、高血压及各种心血管疾病的基础,因此它引起了人们越来越多的关注,现已成为当前医学和生物学研究的热点。中医并无代谢综合征这一病名,但根据其证候可归属于中医之"肥胖""消渴""眩晕""胸痹""胁痛"等范畴。采用中医药治疗能取得较好的疗效,但尚缺乏深入研究。故本文就代谢综合征的中医病因和发病机制进行浅析,以期能够更好地认识和防治该病。

(一)代谢综合征的病因

1. 先天禀赋不足

禀赋不足与肾之关系密切。中医认为,肾藏精,具有储存、封藏精气之生理功能。肾藏之精气包括先天之精和后天之精。先天之精来源于父母生殖之精气,类似于现在所说的遗传物质。后天之精,指从饮食所得的精微物质,先天之精与后天之精相互依存,先天之精依赖后天之精不断培育和充养,才能不断充盈,后天之精又依赖先天之精方能不断地摄入和化生。另外,肾精所化生之元气,能推动人体生长发育、生殖激发和调节各个脏腑、经络等组织器官生理功能,为人体生命活动的原动力。若先天禀赋不足,元气亏损,易患遗传性疾病。现代实验研究表明,代谢综合征的发生具有遗传因素,β 肾上腺素能受体、脂肪酸结合蛋白 2、脂肪酶、过氧化物酶体增殖物激活受体 C、胰岛素受体底物-1、糖原合成酶等基因的异常,可增加代谢综合征的发病危险性。肾脏的疾病也与代谢综合征存在着一定的关系。肾病综合征(NS)患者多见有血清低密度的脂蛋白(LDL)与载脂蛋白B(ApoB)的明显升高,会导致脂质代谢的紊乱,这可能与肾主水对全身的水液代谢起着重要的作用有关。

2. 饮食不节

中医认为,胃主受纳,脾主运化,饮食的消化吸收离不开脾胃的功能。《素问·经脉别论》曰:"饮入于胃,游溢精气,上输于脾,脾气散精,上归于肺,通调水道,下输膀胱。"说明脾胃在水湿的运化中起着重要的作用,若过食肥甘、暴饮暴食可损伤脾胃,水谷运化失司,湿浊内生,脾恶湿,湿浊进而阻碍脾气,加重湿浊内生并可溢于肌肤,阻滞经络,或脾病及肾,脾肾阳虚,水湿运化无权加重体内湿浊;若饮食伤及脾胃,脾不散精,气化失司,精微不布则使津液形成脂浊甚或凝浊成瘀,脂浊内滞于血,可致血流瘀滞;内停于血脉可致脉管闭塞,膏脂留滞脏腑可致脏腑之病变。据研究表明,高脂饮食可导致正常大鼠肥胖、代谢紊乱及血压升高;血游离脂肪酸升高可能为其糖脂代谢紊乱与血压升高的联系点。更多的证据表明,脂肪细胞分泌的抵抗素、瘦素、TNF-α、脂联素等因子在代谢综合征的发生中起着重要的作用。

3. 情志所伤

肝脏与情志致病的关系最为密切。肝体阴而用阳,藏血主筋,为罢极之本,主疏泄。肝主疏泄能够保持全身气机疏通畅达,通而不滞,散而不郁,肝疏泄功能的正常是保持人情志舒畅的基本。若情志过极,必然影响到肝的疏泄功能导致脏腑气机失调,水谷运化失司,水湿内停,痰湿聚集阻滞气机,导致肥胖、眩晕、胁痛等疾病的发生。现代研究表明,代谢综合征的发病以中老年患者多见,随着年龄的增长,人体肝脏功能减退多造成"气有余而血不足"之体质,即"阳常有余阴常不足"的病理特点。肝疏泄功能减退,气化功能减弱,可引起一系列代谢失常,则所谓的"年龄越大血脂异常率越高"。研究亦表明,高脂血症形成与情绪有关,人长期处在对失败的恐惧、焦虑不安和内疚等情绪中,血中的胆固醇含量将升高。英国心血管专家研究证实,导致高脂血症最重要原因除了饮食因素外,还有长期郁郁寡欢引起的"持续心理紧张",导致内分泌、中枢神经系统功能紊乱。因为紧张引起交感神经过度兴奋反而抑制胰岛素的正常分泌,胰岛素的减少导致脂蛋白酶活性降低,从而可导致脂质代谢的紊乱。另外,高血压与情绪关系密切。动物试验证明,条件反射法可形成狗的神经源性高血压。人在长期紧张、压力、焦虑或环境噪声、视觉刺激下也可引起高血压,这可能与大脑皮层的兴奋、抑制平衡失调,以致交感神经活动增强,儿茶酚胺类介质的释放使小动脉收缩并继发引起血管平滑肌增殖肥大有关,而交感神经活动增强是高血压发病机制中的重要环节。

4. 年老肾虚

肾主骨,生髓主水。随着年龄的增长,肾气逐渐亏虚,如《素问·上古天真论》中"男子五八,肾气衰,发堕齿槁"。肾主水,津在水液代谢中起着重要的作用,人体尿液的生成和排泄必须依赖肾的气化功能。年老肾虚,膀胱气化不利可导致水液的代谢异常。肾气亏虚,失于固摄,精微从尿液外排是消渴病的重要原因之一。另外,肾之阴阳为其他脏腑组织阴阳之根本,五脏六腑之正常功能依赖于肾元之鼓动。若年老肾虚,肾元亏损,其他之脏腑亦会受到影响,如肾阳虚火不温土,导致脾阳亦虚,运化水谷失司从而导致水谷精微代谢的异常。肾水亏虚,水不生木,肝木失于调达,疏泄异常亦导致气机的失调,进而影响水津的输布。现代研究表明,随着年龄增大血管内膜逐渐增厚,纤维化阻力增加,血管顺应性降低,动脉粥样硬化的发病率升高。另一研究亦显示,年龄与内皮依赖性血管舒张功能呈负相关,说明年龄亦参与了代谢综合征患者内皮功能损伤的过程。

(二)代谢综合征的病机

代谢综合征的中医病机可归于痰浊、血瘀范畴。痰瘀是各种因素导致人体津液代谢及血流障碍所形成的病理产物,痰瘀一经产生之后又反过来变成致病的病邪,引起多种病理变化和各种临床症状。痰瘀之为病,全身各部均可出现,与五脏之病均有关系,停滞于经络则经络气机阻滞,气血运行不畅出现肢体麻木甚至半身不遂;留滞于脏腑,如痰浊血瘀停滞于心可痹阻心脉出现胸闷、心悸等症状。而痰浊之致病更为复杂广泛,正如《景岳全书·杂证谟·痰饮》说:"无处不到而化为痰者,凡五脏之伤皆能致之",故有"百病多由痰作祟""痰为百病之母"之说。痰浊血瘀与代谢综合征引起的高血压、糖尿病、冠心病、肥胖等疾病的关系非常密切,《丹溪心法·头眩》曰:"无痰则不作眩"。痰浊阻滞中焦,清阳不升,清窍失养或痰阻脑脉气血不通均可导致眩晕。甚则痰浊瘀血夹风上充于脑,出现痰厥中风。痰瘀可引起胸痹心痛等心血管疾病,痰浊可以阻滞气机导致气不行血,血行瘀滞,反之血瘀亦可以导致痰浊的产生。《诸病源候论·诸痰候》曰:"诸痰者,此由血脉壅塞,饮水积聚而不消散,故成痰也。"痰瘀互生互长可阻滞血脉,可使血液黏滞,痹阻心脉可导致胸痹心痛。上海第二医学院附属第九人民医院曾对82例冠心病痰证患者与血脂水平关系作过探讨,其结果表明,具有痰浊的冠心病患者的血清 TC、TG、HDL-C 含量均明显高于非痰浊型的冠心病,与正常组在各项指标中以甘油三酯水平与痰湿、痰热两类型关系较为密切(呈正相关,$P<0.001$),证实血甘油三酯含量增高是形成冠心病痰浊的主要生化物质基础。而痰浊引起的血脂过高,导致血流学改变进一步证明了痰可致瘀的观点。糖尿病与痰湿血瘀,亦存在着密切的关系。《素问·奇病论》曰:"此肥美之所发也,此人必数食甘美而多肥也,肥者令人内热,甘者令人中满,故其气上溢转为消渴。"此即说明,过食肥甘损伤脾胃,滋生痰湿与邪热,痰热内阻,而发为消渴。瘀血在糖尿病的发展中亦扮演着非常重要的角色。《血证论》论述:"瘀血在里,则口渴,所以然者,血与气本不相离,内有瘀血,故气不得通,不能载水津上升,是以为渴,名曰血渴,瘀血去则不渴矣。"现代研究表明,糖尿病患者胆固醇浓度与血流变呈正相关,由于胆固醇

带有正电荷,能中和红细胞、血小板表面电荷,所以胆固醇含量越高,红细胞、血小板负电荷越少,其聚集性增强使血黏度增高。关于痰浊所致肥胖早已得到广泛认识。一般认为,由过食肥甘、情志所伤、缺乏运动等导致脾胃功能受损,水湿运化失常,湿聚成痰,痰浊溢于肌肤所致,但肥胖亦离不开血瘀,古人有"肥人血浊"之说。《儒门事亲》曰:"夫肥气者,不独气有余也,其中亦有血矣,盖肝藏血故也。"现代中医亦提出"肥人多瘀"。现代研究亦表明,肥胖与血瘀呈正相关。2型糖尿病、原发性高血压患者血清瘦素与体脂量指数、脂肪百分比、血浆内皮素水平呈正相关。

综上所述,中医学认为本病是由先天禀赋不足、饮食不节、情志所伤、年老肾虚所致,痰瘀交阻是本病病机的关键。痰浊可阻滞气机导致血瘀形成,瘀血亦可以使津液代谢异常导致痰浊的产生。痰瘀互阻,可导致代谢综合征,从而临床表现出高血压、糖尿病、肥胖、冠心病等疾患。本文对代谢综合征病因病机的探讨,为今后从痰瘀治疗代谢综合征提供了佐证。

谢维宁,杨钦河,纪桂元.代谢综合征的中医病因病机探讨[J].
时珍国医国药,2007,18(3):716-717.

十三、非酒精性脂肪肝的中医药防治思路与对策

非酒精性脂肪肝（NAFLD）的发生可由肥胖、高脂血症、饮食不调、内分泌疾病、药物中毒等引起。无论 NAFLD 的成因如何，其均有向肝纤维化，甚至肝硬化方向转归的可能。随着人们生活水平的提高及饮食结构的改变，NAFLD 的发病率亦增高。因 NAFLD 发病具有隐匿性、迁延性、普遍性，且其病变的危害性较大，故其防治有着重要的意义。现分阶段谈谈中医药对脂肪肝的防治思路与对策。

（一）早期疏肝健脾，祛除病因

NAFLD 的发生多与糖尿病、肥胖、高脂血症等代谢性疾病密切相关。现代研究认为，NAFLD 对肝脏有长期的危害，可导致肝炎、肝纤维化甚至肝硬化。NAFLD 初起阶段的基本病理改变主要是肝细胞脂肪变性，其表现在肝细胞质内出现中性脂滴（主要脂质类型为甘油三酯），肝细胞损害除了脂肪变性外还可以伴有气球样变等。因此，早期治疗对防止甘油三酯在肝脏的沉积、逆转或减少肝细胞进一步脂肪变性，以及切断 NAFLD 向脂肪性肝炎、肝纤维化甚至肝硬化的发展具有重要的意义。

中医历来重视对疾病的预防，早在《素问·四气调神大论》中就提出："……是故圣人不治已病治未病，不治已乱治未乱，此之谓也。夫病已成而后药之，乱已成而后治之，譬犹渴而穿井，斗而铸锥，不亦晚乎？"其强调未病先防的重要性，体现"治未病"的预防思想。由于脂肪肝致病因素较多，且大多数脂肪肝早期症状不明显，难以察觉，故应借助现代医学的有关检测方法和技术，明确诊断，并针对不同的致病因素进行辨证论治，做到早发现、早治疗。

NAFLD 初期处于单纯性脂肪肝阶段，患者大多无临床症状和体征，有则可表现为脘腹、胁肋胀闷不适、疲劳、纳差、舌淡苔白腻、脉弦细等。NAFLD 的发生与饮食不节、情志失调、外感湿热疫毒等都关系密切。长期的饮食失调、缺乏运动导致脾胃内伤，脾失健运，水湿内停，聚生痰浊；肝乃将军之官，主疏泄，通调气机，情志不遂，肝郁气结，或水湿阻滞，气机升降失调，则血行不畅，水湿不化，郁结于肝则发为本病。故肝郁脾虚是 NAFLD 初期的主要病机，后期的气滞、湿阻、痰浊、瘀血等都可由肝郁脾虚引起，并进而导致脂肪肝的进一步发展和变化。因此，疏肝健脾对早期 NAFLD 的治疗就显得尤为重要。

目前，大量的临床和基础研究均表明，肝郁脾虚是 NAFLD 发病及迁延反复的主要病机。近年来，不少学者对脂肪肝的辨证论治规律进行了研究和探讨，发现本病的各种证

型中均有着肝郁脾虚证的表现。魏华凤等在对照 5193 例脂肪肝辨证分型规律的研究中发现,肝郁脾虚型是所有证型中最常见的,有 2053 例,占了 34.37%。王骏等在 120 例脂肪肝患者的调查中发现,肝郁脾虚型共 50 例,占了 41.67%。以上结论说明肝郁脾虚之证在脂肪肝的发生发展中具有重要的作用和地位,值得重视。笔者在不同治法方药对脂肪肝大鼠疗效比较研究中发现,诸多基本治疗脂肪肝的治法方药中以疏肝组的效果最为明显,其改善 TG、LDL-C、HDL-C 效果好,同时组织学检查也表明疏肝组中脂肪变最轻,其次为健脾组,因此,疏肝健脾法对脂肪肝的早期治疗、防止其进一步发展具有重要意义。常用的疏肝理气的中药如柴胡、郁金、枳壳、陈皮、香附等,代表方如逍遥散、柴胡疏肝散、四逆散。而常用的健脾补气之药有人参、党参、黄芪、白术、山药、茯苓等,代表方如四君子汤、参苓白术散。疏肝健脾方药多具有保护肝细胞、减轻肝细胞脂肪变性、抑制肝纤维化形成的作用。因此,临床上运用该类方药往往可以收到较好效果。

NAFLD 发病早期除积极治疗外,更应重视祛除诱因。如戒酒、调整饮食、适当运动,以及治疗原发病如糖尿病、高脂血症、慢性肝炎等,防止疾病的进一步发展,对脂肪肝的康复大有裨益,否则脂肪肝发展为痰浊、瘀血阻滞肝络,病成迁延之势则更为棘手难治。我们认为,酒食、情志、外邪等为脂肪肝的发病因素,而肝郁脾虚是脂肪肝发生发展的基本病机,无论是在疾病初起或是久病不愈者皆可见肝郁脾虚之证,疏肝健脾法理应贯穿始终,同时,辨证加用祛湿、化痰、活血等药往往可以提高疗效、缩短病程。

(二)中期阻断病势,清热祛湿化痰防生顽疾

早期 NAFLD 如未得到重视或积极治疗,将向脂肪性肝炎发展。

肝中含有大量脂滴,肝细胞破裂后,外溢的脂滴可致巨噬细胞和中性粒细胞的浸润而发生炎症反应,且主要发生于肝小叶内。气球样变的肝细胞,特别是伴有较多的 Mollory 小体的肝细胞也可发生坏死,引起中性粒细胞浸润为主的炎症反应,持续或反复的肝实质炎症坏死可导致机体发生修复反应,胶原纤维沉积而发生肝纤维化。徐正婕等通过实验研究发现,高脂饮食造模的大鼠在不同时期逐步出现单纯性脂肪肝(4~8 周)、脂肪性肝炎(>12 周)及肝纤维化(>16 周),故本阶段主要以治疗脂肪性肝炎,阻断疾病的发展,防止肝纤维化的发生为主。

临床上肝炎的发展及表现多与中医湿、热、毒有关,同时也离不开肝郁脾虚这一原始病机。本阶段是在肝郁脾虚这一病机基础上迁延反复,病情逐步发展加重,导致痰湿内停、湿热蕴结。《证治准绳》有言,"脾虚不分清浊,停留津液而痰生",由于酒食不节、湿热疫毒内侵等致病因素的不断影响,导致脾虚不运,水湿潴留,日久湿聚成痰,痰湿停聚于肝,不但使脂肪肝逐渐加重,同时又可影响肝之气机条达而致肝郁气滞,而气滞则气血运行失调,脾胃功能也将受损,使湿邪更为难除;而且,湿浊不化,郁而生热,或复感外湿,内外相引为患,而成湿热蕴结之证。同时,肝炎的病情反复,病程缠绵,与湿、痰特点

相仿。因此,予以祛湿化痰、清利湿热、健脾疏肝之法,对于防止其向痰瘀互结、痹阻肝络的严重程度发展十分关键。

此期 NAFLD 的临床表现多见纳差、口黏、口淡、脘腹痞闷、肝区隐痛、舌体胖大边有齿痕、苔白腻、脉濡缓等痰湿内阻之证;或见乏力、口苦、心烦易怒、肝区胀闷、脘腹痞闷、恶心欲呕、小便短黄、舌红苔黄、弦滑数等湿热蕴结之证。常用的祛湿化痰中药有陈皮、半夏、茯苓、厚朴、枳实、竹茹、瓜蒌、贝母、海藻等,代表方如二陈汤、温胆汤等;常用的清热祛湿中药有茵陈、虎杖、黄芩、连翘、大黄、泽泻、荷叶、决明子、栀子、黄连、黄柏等,代表方如茵陈蒿汤、龙胆泻肝汤、甘露消毒丹等。中医许多湿热证型都与西医的炎症、感染相关,特别肝炎的早期、中期大多表现出肝经湿热的证候。现代药理学研究表明,大部分清热药,如大黄、黄芩、连翘等有着明显的保肝、抗感染、提高免疫功能的作用;黄芩、决明子等还有着抑制胆固醇升高、抗氧化的作用;大黄有着较好的抗炎、降血脂等作用。而祛湿药中如泽泻、虎杖等也有较好降血脂、防治脂肪肝的作用;茵陈具有利胆退黄、促进肝细胞再生、保护肝细胞膜的完整性等作用。清热药与祛湿药合用,既可利胆保肝调节免疫,又有降低血脂等作用。故化痰、清热、祛湿之法常用于脂肪肝的防治之中。

在脂肪肝发展成痰湿内阻,湿热蕴结之时,不但要运用清热祛湿化痰之法,也应该适当配伍理气、健脾疏肝之品,以起到健脾化湿以绝痰源、理气疏肝畅达气血之效,此期若能合理治疗,则可有效阻止病势,延缓或防止脂肪肝向肝纤维化或肝硬化方向发展。

(三)晚期痼疾弥留,主以化痰散结活血通络之法

NAFLD 若不予重视或治疗不当,发展至晚期可导致肝纤维化或肝硬化的出现。

有研究认为,脂肪肝与肝纤维化、肝硬化发生密切相关,非酒精性脂肪肝则沿着传统的"坏死→炎症(脂肪性肝炎)→纤维增生"的模式发展,病理上肝纤维化分四期,主要表现为肝腺泡Ⅲ区静脉旁、肝窦周围和肝细胞周围纤维化→Ⅰ期伴有汇管区纤维化→桥接纤维化→肝硬化。可见肝纤维化影响了肝内微循环,影响血液和营养物质的供给,从而影响了肝的多种功能,甚至有发展成肝硬化的可能。

大多数医家认为,中医的痰、瘀与肝纤维化的发生发展密切相关。NAFLD 若迁延不愈,在肝郁脾虚、痰湿内阻或湿热蕴结的基础上将进一步加重,湿浊内阻,气滞血瘀,痰瘀互结于肝而痹阻脉络,从而导致肝纤维化甚至肝硬化的发生。齐洪军等认为,肝纤维化早期多见肝郁脾虚的现象,而肝纤维化继续发展加重后,血瘀证愈加突出,阐述了痰瘀互阻肝络是形成肝纤维化的总病机和共同病理过程,并指出活血化瘀法为肝纤维化治疗大法。唐智敏等通过临床发现肝血瘀阻程度越重,其 3 个血清肝纤维化指标(包括前胶原肽Ⅲ、透明质酸及层黏素)越高,指出肝血瘀阻与肝纤维化存在显著的正相关,并认为肝血瘀阻与肝纤维化两者在本质上有必然联系。肝纤维化如不积极治疗可发展成肝硬化。故此阶段治疗主要以抗肝纤维化为主,防止其向肝硬化发展,保护肝细胞,以减轻病情为

要务。中医针对痰瘀之证以化痰散结、活血通络之法为主，并配合其他治法辨证治疗以阻止病势的进一步发展和变化。

脂肪肝一旦发展到肝纤维化阶段，其临床表现多为口黏、纳差、乏力、脘腹痞满、肝区胀闷疼痛、肝脾肿大变硬、舌质瘀黯或见瘀点瘀斑、舌下脉络瘀滞、脉细涩等。中医对此着眼于痰瘀互结为患，治以化痰散结，活血祛瘀之法，常用的中药有半夏、瓜蒌、海藻、昆布、丹参、赤芍、郁金、姜黄、三七、莪术、桃仁等，代表方如温胆汤、膈下逐瘀汤、血府逐瘀汤。现代研究表明，活血化瘀药大多有着改善机体血液流变学、促进微循环、改善结缔组织代谢、保肝降酶等作用。丹参据《本草新编》记载可"生新血，去恶血""破积聚癥坚，止血崩带下"。高峰等在中医药抗肝纤维化作用机制的研究进展中指出，丹参具有多方面药效，如改善微循环障碍、改变血液流变学、抗凝、抗炎、耐缺氧及提高免疫功能等。此外，如桃仁、三七、莪术等在防治肝纤维化方面都有确切疗效。邓欣等在中医药防治肝纤维化的用药规律的分析中发现，活血化瘀药是治疗肝纤维化最常用的中药，其中丹参在活血药中使用率最高，其次是郁金、莪术等；而利水渗湿药有着44%使用率，是治疗肝纤维化的常用中药类别之一，其中以茯苓、虎杖、茵陈、泽泻最为常用。因此，在临床上运用活血化瘀药及利水渗湿药治疗肝纤维化往往可以取得较好效果。有研究表明，运用血府逐瘀汤治疗肝纤维化后，血清肝纤维化指标（前胶原肽Ⅲ、透明质酸及层黏素）均明显下降，与对照组有显著差别。

值得注意的是在运用化痰活血祛瘀方药时，应注意理气药的使用。正所谓气为血之帅，气行则血行；理气同时应注意运化湿浊，起行气化痰之效。纤维化、肝硬化阶段，多为迁延日久而成，因此，常伴见正气不足之证，除可见痰湿互结外，还可有脾胃虚弱、肝肾阴虚、脾肾阳虚等多种虚实夹杂之证的出现。故在治疗时，主以活血祛瘀、化痰散结的同时，辨证选用相应的补益之药，以扶正祛邪，标本同治，往往可以取得满意的效果。

杨钦河,凌家生,平换换,等.非酒精性脂肪肝的中医药防治思路与对策[J].中医杂志,2007,48(8):746-748.

十四、引火归元论治慢性咽炎

慢性咽炎是临床常见疾病,现代医学认为该病是由多种病因引起的咽部黏膜、黏膜下及淋巴组织的弥漫性炎症反应。目前西医对该疾病没有特效药,中医认为慢性咽炎多归属于"喉痹"范畴,对该病治疗有明显的特色和优势,但从临床报道来看,从养阴生津,凉血解毒等论治者较多,患者症状常得到暂时的缓解,但易复发。本文从慢性咽炎的病因病机、目前治疗存在的误区及其从引火归元论治的可行性做初步的探讨,以期抛砖引玉,求正于同道。

(一)慢性咽炎的病因病机

咽喉是经脉循行交会之处。其主要功能为行呼吸、发声音、进饮食,与脾、肾、肝密切相关。现代医学一般认为此病系咽部慢性感染致弥漫性咽部炎症病变,中医认为慢性咽炎其部位在上,为肺胃所属,病因分为外感和内伤。外感者多为外感邪气侵袭鼻咽,失治误治,如急喉痹、急乳蛾或外感热病治不适法,过用寒凉滋腻之品,戕伐阳气,阳虚水液蒸化失常,津液不能上承,或中气被伐,水谷精微输布失职,咽喉失于濡养,或津聚成痰,痰阻经络,气机不畅,痰气凝聚于咽喉经络。由于咽喉属于肺系,病邪从外入内,伤及肺脏,卫气受损,卫外不足,患者病情易反复发作,从而导致病情迁延不愈。内伤者或饮食不节(如过食烟酒辛辣)或情志不畅、思虑过度,导致脏腑阴阳气血亏损,不能上布咽喉,咽喉失于濡养,日久变生痰瘀等病理产物,凝滞咽喉经络,发为该病。因此,尽管慢性咽炎临床症状多为咽部不适,如异物感、痒感、灼热感、微痛感等,其病机多为阳气亏损、痰瘀阻络所致,阴虚者少见。正如杨国安等认为慢性咽炎脾虚气陷、阳虚痰凝、血虚血瘀为多见,阴虚为患者甚少;当代喉科泰斗干祖望亦曾警诫世人"(慢性咽炎)真正属阴虚者,十无二三"。总之,该病阳虚多见,阴虚少有。

(二)慢性咽炎与肾的关系及其难治的原因

肾藏精,精化气,肾气对人体的生长发育及生命的盛衰起着决定性的作用。肾阴、肾阳为一身阴阳之本,对各脏腑、组织起着滋养、濡润、温煦、气化的作用。肾之经脉从肺上循喉咙,挟舌根部。肾之精气循经上行,以养喉咙。随着年龄的增长,肾脏精气渐衰,肾精不能上充于咽喉,语声逐渐低微。

慢性咽炎虽与五脏六腑相关,但其根源在肾。五脏之经络均循行于咽喉,咽喉之生理病理变化涉及五脏六腑。五脏六腑精气充沛能使"五色修明声音能彰",而五脏精气的充沛与否与肾精关系密切,倘若肾精不足,则五脏失养,最易阴阳失调。如《疡医大全》有"肾水不能滋润咽喉故而痛也";又如肾阳虚损,咽喉失于温煦,患者出现咽干不饮或不渴,元阳亏损,虚阳浮越,熬津成痰,痰气交阻于上,痰气聚结而致咽干隐痛等。

受现代医学的影响,一些医生不明其理,认为慢性咽炎之咽干、咽痛、咽部充血等属于西医各类炎症的疾病,根本不辨阴阳气血,只认为是咽炎,而早用或过用寒凉之品,给予"抗炎",这违背了中医辨证论治这一精髓,以致治疗南辕北辙,致使邪渐入里,不能外达而成慢性疾患,缠绵难愈。此外,由于反复使用寒凉药物,日久甚则导致阳气耗损,渐及肾阳,肾气受损则无法保持"潜行为顺,上行为逆"的正常生理状态,即失其封藏的功能。同时,过用寒凉药物易导致阴寒深入少阴,则君火不能镇纳群阴,致阴气上逆于咽喉而发病。由于肾阳损则诸阳不足,脾胃受纳运化功能降低,若稍进燥热之品则易生热,上犯咽喉而发病。故使用寒凉之品虽能达一时之效,实已误治,导致正气亏虚,无力抗邪,病情反复难愈。

(三)引火归元法在慢性咽炎中的应用

引火归元法指在补肾中药中加温阳之品,使阳虚上浮的无根之火下降归于肾,虚火不浮,从而使阴阳平衡,是治疗肾阳亏虚,虚阳上浮的方法。从以上的分析可以知道慢性咽炎与肾阳亏损关系密切,故治疗方面我们主张用引火归元法,在临床上取得较好的疗效。基于"善补阳者,必于阴中求阳,则阳得阴助而生化无穷"之理论依据,立方以六味地黄丸加肉桂、牛膝等为主,使滋阴而不伤脾胃,止虚浮之火而不伤阴。另外,慢性咽炎多有痰瘀的继发病理因素的存在,因此,在引火归元的基础上,常加白芥子、桔梗、川芎等以期化痰活血之效。

笔者曾用该方治疗慢性咽炎取效者不少,兹举一例,仅供同行参考:司徒某,男,53岁,咽痒、不适感5年。该患者有吸烟史,1年前戒烟。曾在医院诊断为慢性咽炎。发作时用先锋霉素等皆疗效甚微,曾服中药数十剂亦无效。视其所服之药方,均为薄荷、荆芥、板蓝根、射干等清热疏风解毒之药。自诉咽痛不甚、灼热感,时呕少许稠痰,喜少量热饮含咽,察其咽喉淡红,舌微红、边有齿印、苔微黄,脉弦细。辨证:阳虚浮越,痰浊阻络。拟方如下:生地、五味子、山萸肉、山药、牡丹皮各15 g,泽泻、茯苓各10 g,白芥子、牛膝各6 g,肉桂3 g(后下)。煎服每日1剂;另附子9 g、白芍6 g、吴茱萸5 g为细面,蜜调,敷少许于足心涌泉穴。7剂之后自觉症状明显好转,再以上方加减治疗1月余,1年未见复发。

按语:该患者不仅有虚阳浮越之证,尚伴有病延日久阳虚致水液蒸化失常,聚而为痰,成痰气凝聚之象。因此,依据"孤阳不生,孤阴不长"的理论,在滋阴药的基础上配以少量温阳之品,使少火生气。方中六味地黄丸加以五味子以滋阴,配以肉桂、牛膝以引火归元,导龙入海;白芥子其味辛温走散,用之一则可引药直达病所,二则可消咽喉间阻滞筋络之痰以治本。以附子、白芍、吴茱萸研末蜜调敷涌泉穴,以上病下取,收敛浮阳。以上药证合机,标本同治,咽痛自消。

(四)结语

慢性咽炎是临床常见病,此病一般病程较长,且反复发作,常因过食煎炸、过饮酒浆之品等因素而使症状加重。目前许多的中医治疗方法多是以养阴生津、凉血解毒、化痰活血等为主,临床长期疗效不佳,极易复发。本文针对目前治疗上的一些误区做初步的探讨,提出从阳虚上浮致病的常见基本病机,确立引火归元的治疗方法的可行性,为今后慢性咽炎的引火归元法治疗提供理论依据。

谢维宁,杨钦河,纪桂元. 引火归元论治慢性咽炎[J]. 陕西中医,2007,28(2):255-256.

十五、从中医免疫观防治慢性乙型肝炎探析

中医免疫观从广义上讲,就是中医药对机体的免疫调节思想,它以辨证施治为理论基础,以调节机体的免疫功能为核心,充分发挥中医药在微观调节与宏观辨证方面的结合优势,针对不同的个体进行相应免疫调理,达到驱邪外出的目的。慢性乙型肝炎(CHB)是人体感染乙型肝炎病毒(HBV)所引起的免疫介导性疾病,其发病机制与机体的免疫应答及免疫调节功能紊乱密切相关。CHB 的形成及抗病毒药物临床疗效不佳的原因,均与宿主对 HBV 的免疫耐受密切相关。能否寻找到有效的临床治疗药物成为攻克CHB 的重要环节,而中医药在调节免疫、打破宿主的免疫耐受方面具有多层次、多靶点、多途径的整体调控优势。在中医免疫观的指导下,运用中医药对 CHB 患者进行免疫调节和综合调理治疗后,可以实现稳定病情不发病、延缓病程进展、消除不良症状、提高患者生存质量的目的。

(一)中医正气学说与现代免疫学理论的相关性

现代免疫学认为,在疾病的发生中占主导地位的是机体的免疫力,个体免疫力的强弱决定着疾病发生与否。中医学理论中的正气学说是中医免疫观调理机制的具体体现。中医学所谓的正气与人体免疫功能有相似性,从一定意义上说正气就是人体的免疫力。正气相当于免疫学中的生理及精神屏障、各种免疫细胞和多种免疫分子等抗病因子组成的免疫系统,与免疫系统中的防御、监视、自稳三大功能相近,天然免疫与获得性免疫的免疫活性物质是正气的主要物质基础。

CHB 是现代医学的病名,中医学中没有该病名。根据其临床表现结合中医学理论,可将本病归属于"黄疸""胁痛""癥瘕"等疾病范畴。CHB 发病不外乎内外两个方面,外因多为感受湿热疫毒,内因与正气亏虚有关,两者相得,病乃滋生。现代医学指出,HBV 感染人体后,引起肝脏和其他脏器的病变,疾病的发生、发展,并非病毒本身所致,而是与人体免疫状态发生改变有一定的关系,表现为 HBV 引起宿主对外来抗原免疫应答的过程。机体抗病毒的免疫功能和病毒逃避免疫攻击的能力,决定着 HBV 感染的发生、发展与转归。这一理解与中医正气学说的理论密切相关。当机体免疫力低下,正气亏虚时,湿热疫毒浸淫肝胆,引起肝郁脾虚,不能鼓邪外出,以致湿热疫毒留滞体内,久则正虚邪恋,疾病迁延不愈。本病进展与否,取决于正气和邪气的抗争情况,正气的强弱决定着疾病的发生、发展和转归趋向。

中医免疫观在 CHB 防治运用中,表现为人体的正气通过调整机体阴阳、气血的动态平衡和内外环境的相对稳定,实现自我更新、自我修复和自我完善的过程,以达到驱邪外出的目的,其本质与现代医学的免疫调节思想是一致的。

(二)中医免疫观指导下的中药应用

1. 单味中药或中药单体

目前,单味中药或中药单体在防治 CHB 方面,主要集中在祛湿退黄、调补气血、清热解毒、温补肾阳和滋养肝肾等领域,其中许多药物不仅具有直接抗病毒的作用,更重要的是可以通过调整机体内部的细胞免疫和体液免疫环节,间接发挥综合调节作用,使紊乱的机体状态逐渐趋于正常。其作用机制可归纳为两个方面:一方面可以增强机体的巨噬细胞、T 淋巴细胞和 B 淋巴细胞功能,提高免疫球蛋白含量,清除免疫复合物;另一方面可以抑制和降低机体的免疫反应,减轻肝细胞损伤和坏死,促进肝细胞再生。如许多中药或中药单体在防治 CHB 的应用过程中,对机体免疫系统的作用靶点明确。①增加巨噬细胞活性,增强其对 HBV 的吞噬能力,如枸杞子、灵芝、黄芪、柴胡、茯苓、人参、冬虫夏草、丹参等。②诱生 T 淋巴细胞介导的细胞免疫功能,诱导 B 淋巴细胞及其抗体介导的免疫应答,增强其对 HBV 的清除能力,如黄芪、甘草、枸杞、淫羊藿、牡丹皮、当归、人参、附子、大黄等。③诱发白细胞介素的生物学活性,发挥对机体的免疫调节作用,如人参、五加皮、黄芪、大黄、冬虫夏草、枸杞、当归等。④诱生和促诱生干扰素,抑制 HBV 的复制,发挥免疫调节作用,如刺五加、茯苓、苦参、甘草、冬虫夏草、黄芪、白芍、红花等。⑤清除机体免疫复合物,改善肝脏微循环,如桃仁、红花、丹参、赤芍、牡丹皮、生地黄、大黄、三七等。单味中药或中药单体通过不同途径作用于机体的靶器官或靶细胞来实现调节机体免疫功能的效应,为实现中医药打破 CHB 的免疫耐受提供了新的思路和对策。

在治疗 CHB 的临床运用中,中药单体对机体免疫系统的微观作用要与中医的宏观辨证思维实现有机结合。根据患者的证候表现,在辨证论治的基础上,把患者的不同体质与中药单体的具体靶点方向相结合,选择最合适有效的药物,实现中药整体调节和个性治疗的协调统一,以求取得更好的疗效。例如,黄芪可作用于机体多种免疫活性细胞,通过促进部分细胞因子的分泌发挥免疫调节作用,在临床上对于气虚、血虚表现的 CHB 患者具有明显疗效;但黄芪味甘性温,易助热伤津,对于阴虚、湿热、热毒炽盛的患者就要斟酌运用。

2. 中药复方

中药复方在中医辨证论治思想的指导下,依据机体整体功能状态的综合变化,通过运用不同中药的有机配伍,在宏观上从多靶点、多途径改善机体的免疫机能和调整机体的免疫状态,发挥中医药对机体的整体调控和综合调节作用。中药复方的作用机制与免疫调节(NIM)网络、细胞内环磷酸腺苷(cAMP)含量、环磷酸鸟苷(cCMP)含量、机体核酸代谢功能有关。临床研究表明,自拟方补肾颗粒可通过免疫调节促进细胞免疫,减轻细胞毒作用及提高补体、调理素水平,减少内毒素产生,从而发挥减轻肝细胞损伤的作用,适用于CHB肝肾不足型患者。茵芍散能明显降低血清免疫球蛋白含量,升高补体、白介素-4水平,有改善患者体液免疫状态和调节Th1/Th2细胞因子失衡作用,对于CHB湿热蕴脾证患者效果明显。保元汤可以使患者外周血CD3$^+$、CD4$^+$和CD4$^+$/CD8$^+$值明显提高,有调节细胞免疫、减轻肝细胞损伤的作用,对于CHB气虚证患者疗效较佳。总之,临床观察与实验研究均表明,中药复方调节机体的免疫效能必须与中医的证候学特点结合起来才能实现优势互补。

目前认为,CHB慢性化的机制主要与HBV感染后所造成的机体免疫功能不全、体内高滴度病毒含量及对感染细胞的免疫耐受状态有关,因而打破HBV感染后的免疫耐受状态,调整紊乱的免疫系统,将是治疗CHB的关键所在。中药复方通过机体的免疫自稳功能来调整紊乱的免疫系统,改善或打破HBV感染后的免疫耐受状态,依靠机体自身的免疫能力达到有效抑制或清除HBV的目的。如临床上使用加味寿胎丸进行抗HBV免疫耐受的研究,结果显示加味寿胎丸能使HBV免疫耐受患者丙氨酸转氨酶升高,有打破免疫耐受的作用。而具有滋肝补肾、扶正祛邪之效的复方仙灵脾冲剂可使CHB患者T细胞亚群功能明显改善,使CD4$^+$/CD8$^+$值上升,并对HBeAg的转阴有一定作用。

中药复方在调节机体的免疫机制方面存在双向调节作用。即通过调治阴阳、气血、脏腑等以纠正机体过高或过低的免疫功能,使之重新恢复和维持免疫稳定状态。如马学玉研究发现,乙肝解毒汤对免疫超常小白鼠的免疫功能有抑制作用,对免疫低下小白鼠的免疫功能有促进作用,表明乙肝解毒汤对小白鼠的免疫功能有双向调节作用。防治CHB这类自身免疫病,中医药在调整机体的免疫功能方面与西药相比,优势还体现在其治疗方式的多样性上。临床上许多中药与针灸、推拿等治疗方式联合应用,既可以使低下的免疫功能增强,又可以降低过高的免疫反应,从而使机体达到"阴平阳秘"的动态平衡状态,以实现对HBV的防御、监视、抑制或清除。

张玉佩,杨钦河,李娜,等.从中医免疫观防治慢性乙型肝炎探析[J].新中医,2008,40(10):1-2.

十六、脂肪肝的中医分期论治初探

现代医学认为,脂肪肝是由多种原因引起的肝脏脂肪代谢功能发生障碍,致使肝内脂质蓄积过多的一种病理变化。目前许多研究表明,脂肪肝与糖尿病、高血压、动脉粥样硬化有着密切的关系,被称为代谢综合征的表现之一。现代医学根据肝组织病理学变化一般将脂肪肝分为三个阶段:单纯性脂肪肝、脂肪肝性肝炎及脂肪肝性肝硬化。不同发病阶段有不同的病理变化,因此,不同阶段的中医病机侧重点亦不同。这提示我们,在现有的研究成果基础上,以动态的思维思考脂肪肝的中医病机,探究脂肪肝发展过程中不同时期的特性,辨证选用相对应的治则进行治疗。鉴于此,本部分将从分期论治的角度探讨中医学对脂肪肝发展变化的认识。

(一)脂肪肝形成初期与"治未病"

随着人们生活方式、饮食结构的改变,体力活动的减少以及生活节奏的加快,脂肪肝的发生率日渐升高。欧美学者统计,社会人群中脂肪肝发病率约占总人口的10%。我国成人中脂肪肝发病为5%~9%,约有22.5%~52.8%的肥胖儿童患有不同程度的脂肪肝,已经引起医学界和国人的广泛关注。由于脂肪肝形成初期一般无症状,这给诊疗带来了一定的困难。但随着当前疾病医学逐渐向健康医学转变,医学关注的对象也将从"已病"人群扩展,医学干预的切入点将逐渐提前,这使人们逐渐重视对脂肪肝的预防,这与中医预防医学"治未病"的理论不谋而合。对脂肪肝的研究发现,脂肪肝的发病与肥胖关系密切,约有60%~90%的肥胖症患者合并脂肪肝,主要原因是肥胖者血液中含有大量的游离脂肪酸,源源不断地运往肝脏,大大地超过了运输代谢能力,便会引起肝脏脂肪的堆积,而造成肥胖性脂肪肝。中医认为肥胖多与饮食不节、久坐少动、情志失调、先天禀赋不足及脏腑功能失调有关。病机多为肝脾气郁、中焦气滞、气机升降受阻及木郁土壅,导致津液失调、聚湿成痰、痰湿浊化、酿脂为膏,异位沉积于肝内,阻滞肝脉而成脂肪肝。因此,预防脂肪肝的重点,在于预防肥胖的发生。针对肥胖的病因,应及早防治,防微杜渐。首先,养成合理的饮食习惯,建立营养均衡的饮食结构,如《素问·五常政大论》曰:"谷肉果菜,食养尽之,无使之过,伤其正也"。即必须注意饮食调节,避免饮食过度,才能保养身体。脾胃俱强,精微物质转化有常,机体健壮。其次,养成劳逸结合的生活方式,益气保精,起居有常,"精神内守,病安从来"。

（二）单纯性脂肪肝与健脾疏肝

单纯性脂肪肝阶段是指脂肪在肝细胞中堆积,形成肝细胞脂肪变性,但不伴有肝组织炎症反应。中医认为脂肪属于膏脂,膏脂源于水谷,属于津液的组成部分,并能化入血中,是人体营养物质。《灵枢·五癃津液别》曰:"五谷之津液和而为膏者";清代张志聪《黄帝内经素问集注》云:"中焦之气,蒸津液化其精微……溢于外则皮肉膏肥,余于内则膏肓丰满"。津血膏脂是由水谷化生,水谷的代谢是人体诸脏腑共同协调完成的复杂生理过程,脾为后天之本,气血生化之源,运化水谷精微;脾又主水液,为胃行其津液,乃津液输布之枢纽。人之膏脂的化生、转运、输布与脾密切相关。肝主疏泄功能正常,则气机调畅、气血和调,机体的精神情志、饮食运化、水液代谢等诸种生理活动皆得以正常运行。故脂肪的堆积与肝脾关系密切。此阶段多为饮食不节、嗜饮酒浆,导致脾失健运,或情志失调、肝气郁滞、横克脾土及脾不运化导致膏脂内停于肝脉而成,病机以肝郁脾虚为主,膏脂停滞肝脉为次,故治疗应以健脾疏肝为基本治法,方如参苓白术散、柴胡疏肝散等。无论临床还是实验研究均表明单纯性脂肪肝用疏肝健脾法及其方药的可行性和有效性。临床研究方面,魏华凤等将脂肪肝分为 5 种证型,分别为肝郁脾虚型、痰瘀互结型、痰湿内阻型、肝肾不足型及湿热内蕴型,对 5193 例脂肪肝患者进行分析,发现肝郁脾虚型患者最多,有 2053 例,占 39.53%。实验研究方面,杨钦河等探讨不同方药治法对脂肪肝大鼠血脂作用的比较研究发现,模型组总胆固醇与低密度脂蛋白的含量较正常组明显升高($P<0.05$),而单一的疏肝组、健脾组均无明显脂肪变,这说明从肝脾防治该病可取得较好的疗效。

（三）脂肪肝性肝炎与解毒化浊

随着单纯性脂肪肝的发生发展,甘油三酯在肝细胞中堆积,逐渐出现更多的病理改变,如根据"二次打击理论",此阶段可能出现 CYP2E1 活性增强、铁沉积、伴发肿瘤坏死因子-α（TNF-α）水平升高等,产生氧化应激及脂质过氧化等病理表现,加剧对肝细胞的损伤。研究还发现,正常组织中细胞因子的水平很低,而在脂肪性肝炎患者,内毒素激活库普弗细胞,血清及组织 TNF-α、白介素-1（IL-1）、转化生长因子-β（TGF-β）等致炎因子水平显著升高,进而导致免疫系统激活与炎细胞浸润,导致肝细胞损伤,刺激肝炎的发生。中医认为,内毒素升高,血清及组织 TNF-α、IL-1、TGF-β 等致炎因子归属于毒邪,毒邪有外来之毒、内生之毒及其他毒邪,皆通过病证表现出来。内生之毒常发生于内伤杂病的基础上,多由诸邪蓄积,交结凝聚而成。毒邪为病,病位深、病情重、病势缠绵难愈。现代医学对"内生毒邪"的本质进行了深入的研究,如邓泽明认为,造成脂质过氧化损伤的氧自由基是内源性热毒的一种;李鸣真认为清热解毒法能解细菌、病毒、内毒素等外源性之毒,还能解氧自由基、炎症介质等内源性之毒。因此,笔者认为此阶段的病机是痰湿久蕴化热蕴毒,毒邪由微及渐,必先滞气浊血,进而因盛而变,滞于血脉、经络,缠绵难愈,以致单纯性脂肪肝进展到脂肪性肝炎。综上分析,根据标本缓急的原则,治法以解毒化浊为主,辅以健脾疏肝。如万志强以化痰降脂方疏肝消脂、清热解毒为主,治疗脂肪肝60例的临床观察发现,肝功能恢复正常者达90%,与对照组有统计学差异。

(四)脂肪性肝硬化与化痰活血

脂肪性肝炎阶段,痰浊郁滞于肝脉,在内毒素升高,血清及组织 TNF-α、IL-1、TGF-β 等因素的作用下,导致瘀血阻络,形成痰瘀互结阻滞肝脉而发展成肝硬化。痰瘀互结之基本病机得到临床和实验的证明,临床发现该阶段患者多伴有肝掌、蜘蛛痣、肝脾肿大,舌质紫暗或有瘀斑、脉涩等症,这些均为血瘀的临床表现。除此之外,血瘀在肝纤维化中与肝脏微循环、肝纤维化结缔组织增生及肝功能指标都有密切相关性。大量研究结果同样表明,肝血瘀阻程度与肝硬化程度密切相关,并进一步指出血瘀证患者血清Ⅲ型前胶原(PCⅢ)、透明质酸(HA)、层粘连蛋白(LN)可作为血瘀程度的客观指标。此外,痰浊在肝硬化中亦起着决定性的作用。现代医学研究认为,中医痰浊证的主要特征和生化物质基础为血清总胆固醇、甘油三酯、低密度脂蛋白的升高,而由肝纤维化导致的肝窦失窗孔化、毛细血管化、肝窦紊乱短路等肝内微循环障碍亦影响肝内脂类代谢,且有资料研究显示肝脏功能轻、中度损伤时血脂水平与肝纤维化血清学指标呈正相关。因此,治疗上提倡以化痰活血为主,方如涤痰汤、复元活血汤等。

随着现代医学对脂肪肝认识的不断深入,中医学也应当对脂肪肝做出合理客观的解释。脂肪肝不会停留在一个层面上,遣方用药时当根据单纯性脂肪肝、脂肪性肝炎、脂肪性肝硬化不同阶段不同的症候特征选用对应的治法。当然,这三个阶段之间的界线不能截然地界定,也不能以某个症状的出现或消失来划分,需要通过现代科学技术手段,进一步研究和阐明中医对脂肪肝内涵的认识,发挥其整体观念的优势,提高中医药对脂肪肝的疗效。

纪桂元,杨钦河,谢维宁,等.脂肪肝的中医分期论治初探[J].陕西中医, 2008,29(1):72-73.

十七、论肝郁脾虚是脂肪肝的基本发病病机

脂肪肝是指各种原因使肝脏代谢功能发生障碍,导致脂类物质的动态平衡失调,过量脂肪在肝细胞内堆积而形成的一种病理状态。当肝内脂质含量超过肝脏湿质量的5%或组织学上每单位面积见1/3以上的肝组织脂变时即称为脂肪肝。中医学中尚无脂肪肝之病名,然就临床表现和体征而言,应当属中医"肥胖""痰饮""积聚""胁痛"等病的范畴,起因多为过食肥甘厚味、过度肥胖、嗜酒过度、感受湿热毒邪、情志失调、久病体虚等。对其病机研究,众多学者认为是肝失疏泄、脾失健运、肾精不足、湿热内结、痰浊郁结及瘀血阻滞,而最终湿瘀阻互结痹阻肝脏脉络形成脂肪肝。笔者认为肝失疏泄与脾失健运贯穿脂肪肝病理变化的始末,为脂肪肝的基本发病机制。现论述如下。

(一)中医论肝、脾与脂肪肝的生理病理关系

肝主疏泄,具有保持全身气机疏通畅达、通而不滞及散而不郁的作用,可调畅气机、促进脾胃运化、调畅情志。肝的疏泄功能正常则气机调畅、气血调和、脏腑与经络等组织器官的生理活动正常协调。若肝疏泄失常就可能出现气机阻滞或气的升降出入异常的病理表现,并由此进一步影响血和津液的运行、胆汁的分泌和排泄、脾胃的升清及情志活动等。

调畅气机是肝主疏泄的重要功能,也是肝主疏泄其他功能的基础。如果肝失疏泄,则气的升发不足,气机的疏通和发散不力,因而气行郁滞与气机不畅,可出现胸胁、少腹等的胀痛不适表现,即谓"肝气郁结"。气可行水摄津,水液运行有赖于气的推动,随气机升降输布,凡水津所过气无不止。肝主疏泄,能疏泄三焦水道,调节人体津液代谢。若肝失疏泄则气机郁滞、三焦水道不利,进而引起津液的输布代谢障碍,或聚而为痰,或停蓄于局部等。《血证论》云:"气与水本属一家,治气即治水。"清代尤在泾在《金匮要略心典》云:"肝……主疏泄,水液随之上下。"因此肝失疏泄,气行不畅则为气郁、气滞;气机不利则肺失肃降,脾失健运,肾失开阖,三焦壅塞,水湿内停聚而为痰;血由气行,气不行则血滞为瘀,气血津液代谢障碍,痰、瘀、滞由此而成。脾胃处中焦,主运化水谷精微,食物的受纳和消化、精微物质的吸收和输布、食物精粕的下行和排除等主要依赖脾主升清和胃主降浊的协调作用。而肝主疏泄有助于脾升胃降的协调。肝气和顺,气枢常运,则脾升胃降调和,故《素问·宝命全形论》曰:"土得木而达"。《血证论·脏腑病机论》亦云:"木之性主于疏泄,食气入胃,全赖肝木之气以疏泄之,而水谷乃化。"若肝失疏泄,木不疏

土,升降乖戾,水谷精微不归正化,脂浊痰湿内生形成脂肪肝。脾主健运,为后天之本,气血生化之源。脾胃功能正常则可正常化生水谷精微,并经脾的转输布散周身,以濡养五脏六腑、四肢百骸。李东垣《脾胃论·脾胃盛衰论》认为,脾胃是元气之本,气机升降之枢纽,脾胃升降浮沉的变化体现了"天地阴阳生杀之理",若有饮食不节、过食肥甘厚味、长期嗜酒无度或劳逸失常,均损伤脾胃,脾伤则无以化生水谷精微,则痰浊内生,日久化瘀,痹阻血络,浸淫肝脉;脾失健运痰浊内生又可致土壅木郁,反过来引起肝气不疏,气血运行不畅,气郁血滞,瘀血内生终致气、血、湿、痰互结遂成脂肪肝。即"元气之充足,皆由脾胃之气无所伤而后能滋养元气……脾胃之气既伤,而元气亦不能充,而诸病之由生也""百病皆由脾胃衰而生也"(《脾胃论·脾胃盛衰论》)。尤在泾《金匮要略心典》中说:"食积太阴,敦阜之气抑遏肝气,故病在胁下……"

总之,肝主疏泄,调畅一身气机;脾主运化,为气血生化之源,后天之本。食物的消化吸收和水谷精微的生成、转输有赖于肝主疏泄和脾主运化的功能正常。饮食不节、劳逸失度或情志所伤,损伤肝脾而致肝胆疏泄失职,脾胃运化失健,水谷不能化生精微反停而为水湿,聚而生痰浊,痰浊阻络,血行不畅,留而为瘀,痰瘀互结于肝,阻滞肝脉而成脂肪肝。文献报道,脂肪肝临床常见证型中以肝郁脾虚证多见,随之依次为痰瘀互结证、痰湿内阻证、肝肾不足证、湿热内蕴证及其他证型。由此可见,肝郁脾虚为脂肪肝发病的主要病机。

(二)肝郁脾虚是脂肪肝的主要辨证分型

目前脂肪肝虽尚无统一的中医辨证分型和诊断标准,各医家多根据脂肪肝的临床特点及辨证施治经验加以分型论治,纵观各种分型以肝郁脾虚证为多见。沈国良等将经B超检查确诊为脂肪肝的患者487例分型,结果肝郁气滞型73例、痰湿内阻型248例、痰瘀互结型166例。且肝郁气滞型的B超诊断以轻度脂肪肝为主;痰湿内阻型B超诊断以中度脂肪肝为主;痰瘀互结型的B超诊断以中度脂肪肝为主。由此可认为,脂肪肝的发生发展进程,经历了肝郁脾虚、气滞血瘀、湿滞痰阻、痰瘀互结4个由轻到重的发展阶段。朱瑾等对符合诊断的脂肪肝568例进行中医辨证分型,发现肝气郁滞型332例、痰湿内阻型171例、痰瘀互结型65例。且发现肝郁气滞型多因情志郁滞或思虑气结以致气机不畅、脾失健运、湿浊不化聚集成痰,临床以轻度脂肪肝多见。痰湿内阻型多因长期过食肥甘、醇酒厚味,损伤脾胃,健运失职,痰湿内生阻滞于肝而成,临床以中度脂肪肝多见。痰瘀阻络型为病程日久或久病失治,气滞痰凝,血行瘀涩,痰瘀互结,络脉阻滞遂成本病,临床以中度脂肪肝多见。魏华风等通过对25年来(1975—2001)脂肪肝辨证分型文献的回顾性调查研究,初步发现了本病辨证分型的规律:在明确辨证分型的5193例中,肝郁脾虚型、痰瘀互结型及痰湿内阻型各占分型中的39.6%、33.9%和13.7%,具有显著代表性。因此在脂肪肝的发生发展进程中,肝郁脾虚在本病中的早中期阶段为主要矛盾,是治疗的关键,如失治误治则痰瘀互阻、阴虚血瘀等病理表现在本病的中晚期始显端倪。

（三）疏肝健脾是脂肪肝的主要治法

在临床脂肪肝的治疗中采用疏肝理气解郁、健脾祛湿化痰法每获良效。付江将48例脂肪肝患者按单盲法分为治疗组36例，服用疏肝化痰汤（木香、郁金、柴胡、龙胆草等）；对照组12例，服用复方丹参片加绞股蓝总苷片。结果：连用9周后，治疗组临床总有效率为88.88%，对照组为58.33%，两组经统计学处理差异有显著性（$P<0.01$）。邓海清将102例患者随机分为两组，治疗组52例运用祛瘀化浊、疏肝解郁法（药用炒莪术、郁金、旱莲草、女贞子、丹参、山楂、何首乌、枳壳等）随证加减；对照组50例运用烟酸肌醇酯片、肌苷片、复合维生素B治疗。两组均以2个月为1个疗程。结果：总有效率治疗组为90.4%、对照组为68.0%，两组比较差异有显著性意义（$P<0.01$）。李峥将90例脂肪肝患者随机分为两组，治疗组62例采用健脾祛湿方法，方用参苓白术散加减治疗；对照组28例采用凯西莱片治疗。结果治疗组总有效率为90.32%，对照组总有效率67.86%，治疗组疗效明显优于对照组（$P<0.05$）。李华甫采用疏肝解郁法治疗脂肪肝，方用柴胡疏肝散加减，治疗组85例，临床治愈45例、显效28例、有效10例、无效2例，总有效率97.6%；对照组37例用东宝肝泰片治疗，临床治愈13例、显效6例、有效11例、无效7例，总有效率81.1%。两组总有效率比较有显著性差异（$P<0.05$），治疗组疗效优于对照组。

（四）实验研究

有实验研究表明，运用疏肝健脾方药对脂肪肝模型大鼠进行干预，可有效降低血脂，改善胰岛素及瘦素抵抗，减轻肝脏的脂肪变程度。杨钦河等认为脂肪肝的病因病机复杂，在临床上常表现为多种不同的症候或几种症候夹杂并见，在临床实际运用上又常常以多种治疗方法联合应用而取效。因此在实验研究中采用疏肝（柴胡疏肝散）、健脾（参苓白术散）、补肾（六味地黄丸）、祛湿（平胃散）、活血（膈下逐瘀汤）方法干预脂肪肝模型大鼠，比较模型组与各组大鼠血脂及肝组织病理学改变。结果显示，疏肝组大鼠血脂下降最为显著，且肝组织脂肪变程度最轻。赵文霞认为，现代中医药抗脂肪肝的临床及实验研究报道已显示出其一定的优势，其中化痰祛浊、疏肝健脾的方药抗脂肪肝效果尤为显著。在实验研究中运用化痰祛浊方（泽泻、荷叶、莱菔子等）、疏肝健脾方（柴胡、茯苓、决明子等）及东宝肝泰片干预脂肪肝模型大鼠，结果显示各组大鼠与模型组相比，肝指数、血清肝功能及肝匀浆FFA、TG均有不同程度的降低，差异有显著性（$P<0.01$），且以上指标的降低程度以疏肝健脾组最为明显；各组大鼠肝细胞脂肪变程度与模型组比较差异均有显著统计学意义（$P<0.01$），其中疏肝健脾组最轻，化痰祛浊组次之，东宝肝泰组又次之。

关于肾在本病发生发展中的作用,文献中也颇多论述,毋庸置疑,肾在脂肪肝的发生发展中也有非常重要的地位。肾为先天之本,内藏元阴元阳,人体肾气充盛,肾阳温煦各脏阳气,并推动全身气机的正常运行,使得各脏腑功能调和,血液循行及水液代谢正常。如《素问·生气通天论》云:"阳气者,若天与日""阳不胜其阴,则五脏气争,九窍不通"。但应指出,肝郁脾虚是本病的基本发病机制,在脂肪肝发展过程中所产生的病理变化均以肝郁脾虚为病理基础,肝脾失调是贯穿本病始末的病理机制,痰瘀互结是本病发展演变中的重要病理环节,而气又是痰瘀相互关联的枢纽,即在脂肪肝肝郁脾虚、痰浊湿阻、痰瘀互结甚则肝肾阴虚的病理演变过程中,每一病理阶段中都以肝脾失调为基本病机。因此,制定抗脂肪肝的基础治法更应注重调理肝脾、行气活血、化痰祛瘀,其他调补肾阴肾阳及清湿热解毒之法则根据具体病情随证加减,不应作为基本治法。

乔娜丽,杨钦河,纪桂元,等.论肝郁脾虚是脂肪肝的基本发病病机[J].
时珍国医国药,2008,19(5):1238-1239.

十八、从痰湿体质探讨非酒精性脂肪性肝病的遗传易感性及防治

非酒精性脂肪性肝病(NAFLD)是一种病变主体在肝小叶,以肝实质细胞脂肪变性和脂肪贮积为病理特征,但患者无过量饮酒史的临床综合征,包括单纯性脂肪肝、脂肪性肝炎(NASH)、脂肪性肝纤维化及肝硬化。随着代谢相关危险因素的发生率在普通人群中的增加,NAFLD的发病率呈上升趋势,特别是NASH现已成为仅次于慢性病毒性肝炎和酒精性脂肪肝的重要肝硬化前期病变,并成为健康体检人群肝酶异常的常见原因。NAFLD是遗传-环境-代谢应激性疾病,与胰岛素抵抗及其相关的代谢综合征和遗传易感性密切相关。根据NAFLD的发病和常见症候特点,其归属于中医"胁痛""痰症""积聚"等病证范畴,从中医痰湿体质角度出发认识NAFLD,结合辨体质、辨病、辨证,对于深化认识NAFLD的病因病机和临床治疗具有指导意义。

(一)痰湿体质与NAFLD的遗传易感性密切相关

痰湿体质是由于水液内停而痰湿凝聚,以黏滞重浊为主要特征的体质状态,主要表现为体形肥胖,作为一种常见的体质偏颇类型,对某些致病因子易感,有病发某些疾病的倾向性。孟萍等对2000名城乡普通人群进行体质调研表明,痰湿体质是引起非酒精性脂肪性肝病的主要病理体质。

1. 痰湿体质形成的先、后天因素与遗传-环境-代谢应激具有一致性

痰湿体质的形成取决于先天遗传因素,并受后天环境因素影响。《灵枢·寿夭刚柔论》曰:"人之生也,有刚有柔,有强有弱,有长有短,有阴有阳。"《褚氏遗书》曰:"凡子形肖父母者,以其精血尝于父母之身,无所不历。"《医学实在易》中云:"素禀之盛,由于先天……大抵素禀之盛,从无所苦,惟是痰湿颇多。"元代王珪在《泰定养生主论·痰证叙引》中亦指出:"父母俱有痰疾,我禀此疾,则与生俱生也。"凡此,均说明先天禀赋与体质的关系。此外,《杂病源流犀烛》里有"饮啖过度,好食油麦猪脂,以致脾气不利,壅滞为痰;张志聪曰:"形乐志乐则过于安逸矣,过于安乐则神机不转";《吕氏春秋·尽数篇》则有"形不动则精不流,精不流则气郁",说明了不良生活习惯对体质的影响。先天禀赋是痰湿体质形成的内在基础,是维持痰湿体质相对稳定性的内在因素,饮食起居、年龄、疾病和药物与其形成密切相关。中医认为过食膏粱厚味、肥甘之品,或感受湿热疫毒,或忧

思郁结、情志失调,或养尊处优、过度安逸等均可导致 NAFLD 的发生,但其现代的发病机制尚未完全阐明,通常认为是以遗传为基础的多因素共同影响所致,遗传易感性与其发病关系密切。Schwimmer JB 等在一项家庭群集研究中对 NAFLD 的超重儿童进行病理活检,发现他们的家庭成员中,兄弟姐妹的脂肪肝罹患率为 59%,而父母为 78%,表明家族因素是决定个人罹患 NAFLD 的重要决定因素。不同种族的 NAFLD 的易感性差异不能简单地以饮食、社会经济差异来解释,尽管都存在较高的肥胖率,但西班牙裔美国人 NASH 发病率较非洲裔美国人高。此外,具有相同危险因素的患者预后并不相同,尽管存在胰岛素抵抗(IR)危险因素,但是仅小部分人群发展为 NAFLD,其中的少数进展为 NASH 及其并发症。NASH 的家族聚集倾向及在不同种族间发病率的不同,可能反映了遗传易感性和所调查人群体脂分布及其调节基因的差异。遗传因素影响体现在家族、种族对 NAFLD 的易感性上。

2. 痰湿体质的先天禀赋因素具有遗传易感性

这一基础丰富了对非酒精性脂肪性肝病发病机制的遗传学研究内容。

人类白细胞抗原(HLA)系统是目前所知最具遗传多态性、最为复杂、与疾病相关最密切的基因系统。王琦等应用免疫遗传学证实在人类白细胞抗原 HLA-A11 和 HLA-B40 两位点上肥胖痰湿质者与正常人存在遗传差异。基因多态性与疾病的易感性有关,对中医痰湿体质与 HLA-Ⅱ类基因多态性相关性的研究提示,痰湿体质与 HLA 中等位基因 *DRB1*、*DQB1* 的关联较大,与 *DPB1* 关联较小,较之正常者,痰湿体质人群 *DRB1*、*DQB1* 复等位基因表型频率分布有显著差异。参与肥胖和胰岛素抵抗、脂肪酸代谢、炎症细胞因子、肝纤维化的基因都可能与 NAFLD 有关。对 NAFLD 基因多态性的研究,现已发现有多个基因在脂质沉积、NAFLD 发展过程中起作用,一些基因多态性已证明增加了本病的严重程度。瘦素由肥胖基因(*OB*)编码,是一种由脂肪细胞分泌的激素,在调节能量平衡中起着关键作用。邵伟等检测了瘦素基因 5' 非编码区中 C-2549A 和 G19A 两个位点的多态性,结果表明 C-2549A 位点突变基因型在各组中发生率差异无统计学意义,而 G19A 位点突变基因型的发生频率在非酒精性脂肪性肝病组显著高于酒精性脂肪肝病组和正常对照组,提示该位点单核苷酸多态性 SNP 可能与 NAFLD 存在相关性。过氧化物酶体增殖物激活受体 α(PPARα)是配体激活的核转录因子,主要在肝脏表达,被称为脂肪酸感受器,在转录水平调节脂肪酸的代谢,是调节脂质代谢、胰岛素敏感性、炎症反应、细胞生长和分化的重要因子。PPARα 部分或全部转录活性的丧失会导致肝甘油三酯(TG)的积聚,从而产生脂肪肝。在对 *PPARα* 基因 Val227Ala 多态性的研究中发现,79 例 NAFLD 患者和 63 名正常对照人群中 *PPARα* 基因 Val227Ala 的基因型频率和等位基因频率具有显著性差别,并且发现研究人群中血压、空腹血糖、甘油三酯和胆固醇的水平与 *PPARα* 基因 Val227Ala 基因型分布差异无统计学意义,提示该基因型多态性可能参与 NAFLD 的发病。脂联素是由脂肪细胞表达分泌的一种激素,基因定位于人类染色体 3q27,是调节代谢综合征病理过程的中心环节。Musso G 等研究发现,NAFLD 患者脂联素基因多态性 SNPs45TT 和 276GT 较正常人群显著,并与肝脏病变程度相关。TNF-α 及其受体在 IR 中起核心作用,其在体内对脂类和葡萄糖的代谢有重要作用,它在体内的过度表达会诱导 IR。研究表明,*TNF-α* 基因多态性与 IR 关系密切。对 *TNF-α* 基因启动子区第 238、308 位点 G/A 单核苷酸基因多态性的研究表明,在 238 位点 GA 型基因频率较对照组增高,推测中国汉族人 *TNF-α* 基因启动子区第 238 位点 GA 变异与 NAFLD 的发生有关,A 等位基因可能通过增加 TNF-α 表达参与 IR,其结果与 Brand 等报道的 308 位点的突变是德国人肥胖的易感基因性标志的研究结果相反,这可能反映了人种间的遗传差异。

(二) 痰湿体质是 NAFLD 的病理基础

《灵枢·五变》篇中有:"肉不坚,腠理疏,则善病风……五脏皆柔弱者,善病消瘅……粗理而肉不坚者,善病痹。"体质影响机体对某种致病因子的易感性,以及产生疾病的病理性特征的倾向性。痰湿体质作为相对稳定的人体特质决定了对痰湿致病因子的易感性,此即"同气相求"。痰湿之邪,易困遏脾阳,致清气不得正常输布,水湿不得正常运化,膏脂过度蓄积皮下,致形体肥胖。肥胖是 NAFLD 最常见和较为肯定的危险因素,在非酒精性脂肪性肝病患者中,40% ~ 100% 为肥胖患者。此外,2 型糖尿病、代谢综合征与 NAFLD 的发生密切相关,上述疾病在发病过程中有着某些类似的分子机制,其共同发病基础为 IR。在 NAFLD 的发病机制中 IR 作为"一次打击"的基础导致肝实质细胞脂肪变。痰湿体质是胰岛素抵抗和代谢紊乱发生的重要病理基础。IR 阶段时,肝、外周脂肪及肌肉组织对胰岛素作用的生物反应低于最适度水平,外周脂解和肝摄取游离脂肪酸增加,导致肝脏内脂肪的积聚。在脂肪肝患者中,内生之痰湿多责之于肝、脾,肝失疏泄,气机畅达受阻,气机郁结,则津液的输布代谢障碍,导致膏脂痰浊阻于肝络,形成脂肪肝。《血证论》云:"木之性主于疏泄,食气入胃,全赖肝木之气以疏泄之,而水谷乃化",肝失疏泄,木不疏土,致脾失健运,水谷精微不归正化,脂浊痰湿内生,形成脂肪肝。而脾失健运,痰湿内生,又可致土壅木郁,肝气不疏,气血运行不畅,气郁血滞,瘀血内生,终致气、血、膏、痰互结,遂成本病。NAFLD 的辨证分型中以肝郁脾虚、痰湿内阻证型为多见,提示痰湿病理状态是脂肪肝发病过程中的重要中间环节,各致病因素作用于人体后,主要引起肝、脾脏腑功能失调,水液精微代谢紊乱,水湿潴留,聚而成痰。《黄帝内经》云:"中焦之气,蒸津液化其精微……溢于外则皮肉膏肥,余于内则膏肓丰满。"嗜食肥甘,则湿热内蕴,湿热蕴久,可酿生痰浊;饮食无度,使脾胃受损,运化失职,湿聚为痰;好逸恶劳,或久卧久坐,脏腑功能减弱渐衰,使湿邪不化,阴津潴留,亦可变生痰浊。我国是病毒性肝炎高发地区,疫毒外袭入里,困阻中焦,枢机不利,脾胃运化失常,亦可致湿痰内生。体质影响病证的形成,从 NAFLD 证型的变化演进来看,从早期的肝郁脾虚,至中期痰湿内阻、湿热蕴结,再到晚期的湿浊内阻、气滞血瘀、痰瘀互结,这一病理演变过程体现了体内痰湿形成的前期状态和发展,直至痰瘀互结的终末期阶段。

(三)从调整痰湿体质着手防治 NAFLD

体质因素在疾病的发生、发展中起重要作用,针对偏颇体质易患某种疾病的倾向,注重早期预防,调整体质偏颇以预防疾病,未病先防;抓住体质偏颇对疾病发展过程的特异性影响环节,调整偏颇体质以治本,并结合当前证型治标,标本同治,既病防变,痰湿体质状态是做出处方用药的重要证据。针对 NAFLD 患者痰湿体质居多,在预防方面,对辨证体质为痰湿质者的调摄中要体现祛除病因、调畅情志、顾护肝脾、适量运动等原则。既病,则根据致病因子作用下,体内阴阳矛盾的转化和病理产物的寒热转化情况做出具体的辨证论治,确定证型,对症治疗。体质影响证型的形成和变化,痰湿体质 NAFLD 患者,由于痰湿病理因素为发病的关键环节,在辨证分型和疾病进展的各阶段,要注意体现治标,以祛除病理易感因素,在形成痰湿状态的前期肝郁脾虚阶段治以疏肝健脾。《丹溪心法》云:"善治痰者,不治痰而先治气,气顺则一身之津液亦随气而顺矣。"李中梓《医宗必读》云:"治痰不理脾胃,非其治也。"在早期阶段,肝郁脾虚,聚湿成痰,或气滞津停,凝聚成痰,治疗以疏肝气、健脾运,使痰湿在早期形成阶段,通过调整脏腑功能予以祛除,代表方如柴胡疏肝散、参苓白术散等;中期痰湿内阻、湿热蕴结,治以祛湿化痰、清利湿热、健脾疏肝,代表方如温胆汤、龙胆泻肝汤等;晚期湿浊内阻、气滞血瘀、痰瘀互结,治以活血化痰,代表方如膈下逐瘀汤等。同时在辨证遣方用药基础上,酌情选用具有明确治疗脂肪肝药理作用的中药。

(四)结语

痰湿体质是 NAFLD 的易感因素,是 NAFLD 患病人群主要体质类型,临床中结合辨体质、辨病、辨证,对治疗具有指导意义。及早发现、干预体质的偏颇状态,进行病因预防、调理体质以"治未病"。既病,则针对病变阶段和致病中心环节,以及阴阳寒热虚实的转化辨证施治。参考 NAFLD 相关基因多态性的研究和对痰湿体质基因遗传特异性研究,将为证的研究提供思路。

刘海涛,杨钦河,胡四平,等.从痰湿体质探讨非酒精性脂肪性肝病的遗传易感性及防治[J].四川中医,2009,27(12):46-49.

十九、从痰瘀角度探讨脂肪肝"二次打击"学说

脂肪肝是以肝细胞脂肪变性和脂质贮积为特征的临床病理综合征。其发病机制尚未明确，1998 年由 Day CP 等提出阐述脂肪肝的发病机制的"二次打击"学说逐步得到国内外学者的公认。中医学无脂肪肝这一病名，根据其发病特点和临床表现可归属于"胁痛""痞满""痰浊""肝癖"等范畴。中医学对脂肪肝的认识和治疗有许多独到之处，但如何从中医病机学的角度来认识脂肪肝"二次打击"发病学说尚无定论，笔者拟从痰瘀的角度来探讨这一问题，以供大家参考。

（一）病理产物的积聚贯穿于"二次打击"学说始终

脂肪肝是一种遗传-环境-代谢应激相关性疾病，其发病目前尚不能以单一的机制解释，可能为多途径、多层次损伤产生的结果。在阐述脂肪肝的发病机制方面，目前最为接受的是"二次打击"学说：初次打击主要是胰岛素抵抗（IR）和脂质代谢紊乱所导致的肝细胞脂肪变性，引起肝脏脂质贮积，形成单纯性脂肪肝，为进一步的脂质过氧化反应提供了反应基质；二次打击主要为氧化应激、脂质过氧化、炎性细胞因子的释放及线粒体功能异常等因素引起了脂肪性肝炎，炎症反应的持续存在，就会发生炎症—坏死循环，形成脂肪性肝纤维化或肝硬化。"二次打击"学说强调了脂肪肝发病进程中线粒体功能异常、氧化应激、脂质过氧化及细胞防御机制改变的作用及相互关系，其实质就是肝脏内脂质代谢的紊乱导致各种病理产物的积聚和产生的链锁效应，从而引起脂肪肝的发生、发展的过程。因此，笔者认为蓄积的脂质、IR 和氧化应激产物等各种致病因素和（或）代谢产物是引起脂肪肝发生、发展的病理基础，并且贯穿于脂肪肝发病初次打击和二次打击的过程中。

（二）痰瘀交阻是阐述脂肪肝中医病机的关键

纵观古今诸家之论，过食肥甘厚味、嗜酒无度，忧思郁结、情志失调，养尊处优、过度安逸等是导致体内膏脂积蓄形成脂肪肝的主要病因。膏脂乃由水谷精微所化生，其生成及输布均有赖于肝脾正常的气化功能，且尤以脾胃的运化输布功能最为重要。诚如《素问·经脉别论》所说："饮入于胃，游溢精气，上输于脾，脾气散精。"张志聪亦说："中焦之气，蒸津化液，其精微……溢于外则皮肉膏脂，余于内则膏脂丰满。"脾主运化，为气血生

化之源,津液输布之枢纽,脾气充足则散精之职充沛,津液运化正常,膏脂四布、入内、溢外发挥濡养作用。若因饮食所伤,脾失健运则散精之职不畅,水谷精微不归正化,水津输化失常,形成膏脂痰湿。膏脂痰湿转运输布不利,湿痰郁结,瘀毒阻滞,滞留营中而形成高脂血症。脂肪肝之病位在肝,肝主疏泄,可调畅一身之气机,助脾胃运化及调畅全身气、血、津液及情志;肝的疏泄功能异常,气机运行不畅而郁结,导致津液输布代谢发生障碍,膏脂痰浊阻于肝络而形成脂肪肝。

综上所述,中医在认识脂肪肝的发病过程中,肝郁脾虚贯穿其始终,表现为肝失疏泄,气机不畅,或脾不健运,水湿内停,湿热内蕴,痰浊郁结,瘀毒阻滞,最终湿浊痰瘀互结,痹阻肝脏脉络而形成本病。可见肝郁脾虚是发病的内在基础,痰浊瘀毒为主要病理因素,本虚标实为其病机特点。痰浊瘀毒等病理因素的持续存在,在体内可发生痰瘀交阻或痰瘀互生,表现为由痰致瘀或由瘀致痰,使脂肪肝迁延不愈或病情进展,甚则变生他证。正如《诸病源候论·痰饮病诸候》所云"诸痰者,此由血脉壅塞,饮水积聚而不消散,故成痰也",阐释因瘀致痰的病理过程。《丹溪心法》亦言"痰夹瘀血,遂成窠囊",说明痰瘀交阻,胶固不化,深匿伏藏,蕴久化热,蓄积成毒,暗耗肝体。可见,本病的病位在肝脾两脏,发病的关键在于痰浊与瘀血相互胶结为患,痰瘀交阻导致痰浊膏脂沉积肝脏,气滞血瘀阻于肝脉,从而成为本病中医病机的关键。

(三)痰瘀交阻与"二次打击"学说的相关性

1. 痰瘀交阻与肝脏脂质蓄积

在脂肪肝发病的初次打击中,各种因素引起肝脏内脂质代谢发生紊乱,表现为血中低密度脂蛋白、甘油三酯及胆固醇的明显升高,是高脂血症"痰浊"特征的物质基础,是脂质代谢失衡的反应。这些代谢产物持续存在,在体内不能得到及时有效的分解或清除,就会引起大量脂质在肝细胞内发生堆积,形成单纯性脂肪肝。中医学认为脂肪属于膏脂,膏脂源于水谷,属于津液的组成部分,并能化入血中,是人体的营养物质。津血膏脂由水谷化生,水谷的代谢是人体诸脏腑共同协调完成的复杂生理过程。从形态学上观察,脂肪肝在初期阶段表现为肝细胞质内出现中性脂肪滴,并伴有气球样变等;中期阶段表现为肝中含有大量脂滴,肝细胞破裂后,外溢的脂滴可致巨噬细胞和中性粒细胞的浸润而发生炎症反应;而发展至晚期就会出现明显的脂肪性肝硬化特征。由此可见,脂肪肝的发生、发展是沿着脂质蓄积—炎症(坏死)—纤维增生的模式进行,这与中医认为脂肪肝的病机为湿热内蕴—痰浊郁结(瘀毒阻滞)—痰瘀交阻的发展进程是一致的,痰瘀交阻的程度越严重,肝脏内脂质蓄积状态越明显。由此可见,现代医学理论认为脂质在肝脏内蓄积的过程与中医学理论中痰瘀交阻的发病进程存在相似性。

2. 痰瘀交阻与IR

胰岛素是由胰岛 β 细胞分泌的正常生理激素,属于人体的"血气"范畴。在脂肪肝、糖尿病等代谢性疾病发生过程中,胰岛素执行其正常的生物作用效应不足,就会出现 IR。IR 是脂肪肝发病,特别是影响脂肪性肝炎严重程度的重要因素,IR 可使体内脂肪组织分解释放脂肪酸增多,并能抑制脂肪酸氧化,从而使肝内脂肪酸蓄积增多,并促使体内合成更多的低密度脂蛋白。IR 主要通过两个途径导致脂肪在肝细胞内蓄积,即脂质过多症和高胰岛素血症。IR 导致血清中游离脂肪酸增多,而肝细胞对脂肪酸的高摄入导致线粒体氧化超载,加重肝细胞内脂肪酸的贮积,可见脂肪肝发病第一次打击过程中,IR 与脂质代谢紊乱有密切关系。从中医角度来看,出现 IR 的脂肪肝患者多肥胖,这与中医学肥人多痰湿的理论吻合。研究表明,肥胖使血中的游离脂肪酸含量增加是 IR 的主要病因,湿痰内聚与 IR 关系密切,可能是脂肪肝 IR 的中医病机。随着脂肪肝病程的进展,IR 程度的加重,就会出现痰湿郁结,瘀毒阻滞而形成痰瘀互结。由此可认为,IR 指数越高,痰瘀交阻的程度就越严重,IR 与痰瘀交阻实际上存在一种正相关关系。

3. 痰瘀交阻与氧化应激产物

现代医学已揭示在脂肪肝发病的第二次打击过程中,氧化应激、脂质过氧化、炎性细胞因子的释放等因素可导致肝细胞膜的损害,引起肝细胞脂肪变性、坏死、炎症浸润及纤维化等改变。氧化应激状态是活性氧(ROS)及其代谢产物超过机体自我的防御能力,促使氧化物与抗氧化物之间的动态平衡失调的一种状态。ROS 除直接造成肝损伤外,还通过脂质过氧化引起 ROS 与生物膜的磷脂、酶和膜受体的多不饱和脂肪酸的侧链及核酸等大分子物质发生脂质过氧化反应,形成过氧化产物。从中医角度而言,上述代谢产物与湿浊痰瘀密切相关,痰是机体物质代谢失调生成并积累的各种病理性生化物质,瘀则是病理生化物质发生变化或同时伴有细胞形态、结构改变的结果。氧化应激和脂质过氧化产生的产物是湿浊痰瘀形成的物质基础,而肝细胞损伤则是痰浊血瘀形成的病理特征。研究发现,采用化痰祛瘀药物治疗大鼠脂肪肝,能显著提高肝组织中 SOD、GSH 和维生素 E 含量,降低氧自由基代谢产物丙二醛(MDA)的含量而发挥抗脂肪肝作用。因此,痰瘀交阻与现代医学意义上的氧化应激、脂质过氧化等产物存在一致性。

张玉佩,杨钦河,孔怡琳,等. 从痰瘀角度探讨脂肪肝"二次打击"学说[J]. 新中医,2010,42(10):11-12.

二十、岭南外感咳嗽的病因病机和治法探析

外感咳嗽是中医临床中的常见、多发病证，包括了现代医学中急性支气管炎，慢性支气管炎急性发作，上呼吸道感染，急、慢性咽喉炎等以咳嗽为主要症状的疾病。现代医学多采用止咳等对症治疗为主，见咳止咳，常使部分患者久罹难愈，缠绵不已。而中医药对本病的治疗具有悠久的历史、丰富的经验和较好的疗效。历代文献记载治疗外感咳嗽的有效方药不少，但针对岭南外感咳嗽的病因病机和临床特点而拟设的方药不多。在较为系统的临床与实验研究的基础上，笔者根据研究结果并结合古今有关文献，对岭南外感咳嗽的病因病机和主要治法等作一初步的探讨，以期抛砖引玉，求正于同道。

（一）岭南外感咳嗽的主要病因是六淫浊气外袭，以湿为主

外感咳嗽主要是由风、寒、暑、湿、燥、火六淫之邪犯肺所致。风、寒、暑、湿、燥、火六气皆能致咳，但由于四时气候变化的不同，人体所感受的致病外邪亦有区别。外感咳嗽为岭南地区的常见病和多发症，由于岭南独特的地理环境、气候因素和人群体质，临床上外感咳嗽，六淫为患者，常以湿邪为主，痰湿、痰热型最为多见。与传统认识"在外感咳嗽诸证中，不论由于风寒、风热或燥邪多以风为先导"的理论观点不同。岭南地区濒海傍水，雨量充沛，常年气温较高，湿度较大，诚如喻昌在《医门法律·热湿暑三气门》中说："天之热气下，地之湿气上，人在气交之中，受其炎热，无隙可避"。人长期处在湿热的气候环境中脾胃运化功能极易呆滞。这是因为当大气中相对湿度较高时，人既热且闷，若肺虚气化无权，或超过肺的气化生理限度，则吸入肺中湿热之气不能及时从口鼻、皮毛蒸发宣化，既会着而伤肺，又常留而困脾。此外，岭南之人多喜贪凉饮冷，嗜食生猛海腥、犬龟蛇杂等，更致脾胃受伤，运化失常，水津输布失司，则湿邪痰浊易于内生为患，故临床上外感咳嗽常见痰热、痰湿或湿热表现。

笔者的临床研究亦表明，虽然导致岭南外感咳嗽的原因有六淫之分，但湿邪为患之证尤为突出，临床多见痰热、痰湿两大证型，即使见有风寒、风热之证，也常常挟湿或挟痰湿为患。笔者在临床上坚持从湿（痰湿）论治岭南外感咳嗽取得了显著疗效。外感久咳不愈，多见喉痒、咽部淋巴滤泡增生，以及脉濡、脉滑等症，笔者认为此属余邪未尽、痰湿内滞不易祛除所致，以祛痰化湿为主治之法，取得了满意的疗效，说明了湿邪作为病因在岭南外感咳嗽中的重要作用和地位。

由社会环境、自然环境变迁带来了病因系统的元素与结构的变化，笔者认为应给予充分的认识并指导于临床。随着自然变迁、社会的发展，以及人类疾病谱的变化和医学科学的不断进步，中医学的病因学说也必须有所发展。麻晓慧亦明确指出，随着近代工业发展，农业现代化带来的污染、自然植被消失、生态环境破坏等成为新的致病因素。随着社会经济的飞速发展和工业化进程的加快、吸烟人口的增加，环境及空气质量恶化而形成的无形之气、有形之味、燥热之嗅皆能犯肺而致咳喘，这些都是值得重视的问题。近年来，随着空气污染的不断加重，由此导致的呼吸道感染和其他呼吸系统疾病的大量增加已被诸多文献所报道。在临床中也发现不少外感咳嗽患者咳嗽缠绵不愈，或反复发作，与所居住工作环境的空气污染有很大关系。所以，将污染空气的主要物质如粉尘、NO_2、SO_2 等作为一种新的致病因子加以研究，是很有必要的，对此，笔者将其概括为"浊气"。至于对浊气的致病特性，如何运用中医学理论加以阐发，有待今后同道的进一步研究和探讨。

（二）肺失宣肃、痰湿内阻是岭南外感咳嗽的主要病机

六淫浊气外袭人体，以湿邪为主，邪犯肺卫，气机被遏，肺系受损，肺气首先失其清宣之功。初起即见鼻塞、流涕之症，继而则见喷嚏、干咳无痰肺气上逆之表现，也是肺气（正气）驱邪外出之征象，此属病之初期，邪在肺卫肌表，未能深入肺脏，故肃降功能尚属正常，而且湿邪尚未凝聚成痰，故为干咳。但在临床治疗中宣肺止咳的同时仍配以祛湿化痰之品，常能收到很好疗效。寓有治病求本，循证而治之意。随着外邪的进一步深入，肺系进一步损伤，则肺气失宣的同时，又见肃降功能失司，不能宣发水谷精微于全身，不能通调水道于膀胱，水津不布聚而生痰，外湿入里亦凝聚成痰。根据感邪之轻重和肺之宣降功能受影响的不同程度，而见咳嗽少痰或咳嗽多痰之表现，又因为湿邪兼挟寒热性质之不同及患者阳热、脾湿等体质之差异，临床常见咳嗽痰黄、或稠或黏之痰热壅肺证和咳嗽痰白、量多易咯的痰湿阻肺之证。此为外感咳嗽的中期，病情较重，病机复杂，变化较多。由外邪内侵，肺失宣降，水津不布而化生的痰湿，既是病理产物，又成为新的重要致病因素，常常阻滞气机，壅塞气道，加重病情，甚至使疾病迅速恶化。现代医学认为，病毒或细菌等病原微生物在人体抗病能力低下时侵入呼吸道，一般先在上呼吸道如鼻、咽部大量繁殖，首先引起鼻咽部黏膜的充血、水肿，而出现鼻塞、流涕、咽痛等，或见轻咳；当致病因子向下蔓延，累及气管、支气管甚至肺实质时，则多见气管、支气管黏膜充血、水肿、分泌物增加、炎症细胞浸润，甚至引起肺泡充血、水肿等严重的病理改变。此时常有严重的咳嗽，伴黏稠痰或浆液性痰液。若痰液不能及时排出体外，又常会加重感染，影响肺的气体交换而加重病情。因此，及时排出痰液，保持呼吸道通畅，也是现代医学治疗呼吸道疾病的一个重要原则。这与中医学所认识的祛湿化痰，驱邪外出，使气机调畅，则肺之宣发肃降功能逐渐恢复正常，从而咳嗽可止，疾病向愈的观点有非常相似之处。笔者研究

发现,肺失宣降、痰湿阻肺、气机不利是岭南外感咳嗽的主要病机。外感咳嗽经过及时得当的治疗,或正气逐渐强盛,外邪得以祛除,痰湿得以消散,肺之宣肃功能随之逐步恢复,则咳嗽痊愈。若素体正气不足,或感邪较重,或失治误治或起居不慎、饮食不节等均可致邪气留恋,内伏肺系,痰湿滞肺或与余邪互结而见咳嗽日久不愈之证。此为外感咳嗽的后期。由于咳嗽日久,肺气本伤,阴津已亏,加之余邪未尽,痰湿内滞,又肺为娇脏,不耐寒热,故常见虚实兼见,寒热错杂等复杂证候。所以,治疗用药或患者饮食起居稍有不慎即易致咳嗽反复,病难痊愈,日久则成肺胀、喘促之病。对本期的治疗仍以驱邪外出、祛湿化痰、肃降肺气为主,兼顾肺之气阴。

(三)祛湿化痰、宣降肺气是岭南外感咳嗽的主要治法

综上所述,岭南外感咳嗽的病因为六淫浊气外袭,以湿为主,其基本病机是肺气失宣,肃降无权,痰湿内阻,气道不利,主要证候类型有痰热壅肺和痰湿阻肺两种。由于外感咳嗽病位在肺,如何驱邪外出,通利气道,使肺之宣发肃降恢复正常、气机调畅,则成为治疗本病之关键。因此,治咳嗽应以治痰为先,宣疏祛痰是其主要治法。痰液得清,咳嗽未有不愈。《医学正传》云:"夫欲治咳嗽者,当以治痰为先。"胡国俊也指出,"考咳之所生无不由邪之干肺,气道失畅无不由痰之痹阻,故驱邪祛痰辄为止咳宁嗽之第一要务"。已故名老中医沈炎南教授亦强调,治痰是治咳的关键。无痰者化痰,有痰者祛痰,痰除则咳自止。因此,笔者根据外感咳嗽的病因病机制订了祛湿化痰、宣降肺气为岭南外感咳嗽的主要治法。同时,对于咳嗽日久不愈者,常常要兼顾健脾补肺之法方能收到满意疗效。由于外邪类型有六淫之分,性质有寒热之别,故临床对见有卫表证者则配以相应的宣散卫表之邪的方药,还要根据具体病情及病机的侧重、正邪强弱、是否有兼夹证等灵活应用治法方药,不能胶柱鼓瑟。

(四)病案举例

患者,女,29岁,2008年10月17日来诊。患者1月前因外出淋雨感冒继而发热、咳嗽,初起自服"芬必得"后,经广州市某医院"抗病毒联合抗生素"治疗,发热、恶寒症状消失,唯咳嗽不止。来诊见:咳嗽声重,痰黏色白,胸闷脘痞,面白体倦,舌苔黄腻,脉滑偏数。当属咳嗽日久脾肺两伤,痰湿不化郁而生热。方用二陈平胃散合三子养亲汤加减。党参15 g,法半夏15 g,茯苓20 g,陈皮10 g,苍术10 g,厚朴10 g,杏仁10 g,紫苏子6 g,白芥子6 g,莱菔子9 g,桑白皮15 g。其中杏仁、紫苏子、白芥子、莱菔子微炒,击碎,布包入药。每日1剂,水煎,分2次服用。3剂后复诊,咳嗽大减,饮食渐增,自觉气色好转。续与原方增损,1周而愈,嘱其服用香砂六君子丸以善其后。

按语:本例为脾肺素虚外邪侵扰,壅遏肺气引起咳嗽;咳嗽日久反伤及脾肺,造成痰湿恋肺。方中党参、法半夏、茯苓、苍术、厚朴、陈皮既可化已聚之痰,又可健脾和胃以绝生痰之源;紫苏子、白芥子、莱菔子降气化痰,微炒以防其辛散耗气;桑白皮甘寒性降,降气化痰,清泻肺热。诸药共奏健脾益肺,降气化痰,故而取得良好疗效。

胡四平,杨钦河,彭胜权,等.岭南外感咳嗽的病因病机和治法探析[J].
中华中医药杂志,2010,25(9):1437-1439.

二十一、黄连素药性与功效刍议

黄连素,小檗碱的别称,是从黄连、黄柏、三颗针或其他含有小檗碱的植物中提取的一种异喹啉类生物碱,临床上一直作为清热燥湿、泻火解毒、抗感染药物使用,具有价格便宜、抗菌谱较广、疗效确切和毒副作用小等特点。近年来在动物实验研究及临床疗效观察中发现黄连素还有许多新用途,具有降血糖、降血压、调节脂质代谢、改善心功能和抗心律失常等作用,尤其在湿热性病证的治疗中临床效果满意。现结合相关文献及临床应用现状,就黄连素在湿热性病证所表现出来的药性和功效进行探讨,以期为其防治湿热证提供中医理论依据和研究思路。

(一)黄连素药物属性剖析

1. 黄连素与黄连性味、功效相近

黄连是毛茛科多年生草本植物,药用其根,中医认为黄连性味苦寒、无毒,归心、脾、胃、肝、胆、大肠经,具有清热燥湿、泻火解毒的功效,尤以清泄中焦湿热擅长,主治湿热中阻、脘腹痞满等,为治湿泄痢疾之要药,又善清心胃之火和肝热。《本草纲目》曰:"黄连大苦大寒,用之降火燥湿,中病即当止。"《本草正义》亦言:"(黄连)大苦大寒,苦燥湿,寒胜热,能泄降一切有余之湿火。"黄连素作为黄连的主要提取物和有效活性单体成分,在临床上应用广泛。研究发现黄连根茎中含有多种异喹啉类生物碱,其中以黄连素含量为主,可达7%~9%。黄连素在临床上多制备成盐酸小檗碱片剂或胶囊使用,入口极苦,不逊于黄连的苦味。目前黄连素制品多用于湿热泻痢、黄疸、带下、热淋等湿热性疾病,尤其是对由大肠杆菌、金黄色葡萄球菌、痢疾杆菌等引起的湿热蕴结型胃肠道感染性疾病,具有清热燥湿解毒的功效,抗菌效果非常突出。因此,根据中医理论和临床应用现状,笔者认为黄连素与黄连在性味、功效上具有一致性。

2. 黄连素与黄连主治病证基本一致

在古代方药中,黄连已广泛应用于高热、时行热毒、口疮、痈疽、烧烫伤等各种湿热证、热证、寒热错杂的证候和各种血证。早在《神农本草经》上就有关于黄连的记载:"黄连,味苦,寒,主热气目痛,眦伤泣出,明目;肠澼,腹痛下痢;妇人阴中肿痛"。纵观古今各家之论,黄连与黄芩、葛根、甘草等相配伍,即葛根黄芩黄连汤,可用于泻痢身热、下利臭秽之证;黄连与白头翁、黄芩、秦皮等配伍,即白头翁汤,可用于泻痢脓血之证;黄连与白

芍、阿胶等滋阴补血之药配伍,善清心胃之火,主治阴虚火旺、失眠心烦之证;而黄连解毒汤中,以黄连为君药,配合黄芩、黄柏、栀子,通导三焦火热下行,泻火并清泄热毒,药仅四味,方简效宏,用以治疗热毒壅盛三焦之证,历代有较多应用。上述以黄连为主药的古代名方都以防治胃肠道湿热证或与湿热相关的病证为主,目前与黄连素制备成的盐酸小檗碱片剂或胶囊在湿热型胃肠道感染性疾病中的应用范围基本一致,充分体现了黄连素也具有清热燥湿、泻火解毒的功效。现代药理研究证明,黄连具有抗病毒、抗菌、抗炎、调节血压、降低血糖、抗心律失常等作用,而专门针对黄连素的药理实验也发现其在上述疾病中同样发挥作用,其主治病证与黄连基本一致。尤其在胃肠道湿热证中,黄连素对各种致病菌种有很强的抑制作用,可明显抑制白细胞的趋化运动,增强机体的非特异性免疫功能和抑制机体的特异性免疫作用,取得了良好的临床疗效,表明黄连素与黄连在疾病谱的治疗范围方面基本一致,尤其对胃肠道湿热证的防治疗效确切。

(二)黄连素清热燥湿属性与湿热证

湿热证泛指由湿热合邪所致的病证,正如薛生白《湿热病篇》里提到,"太阴内伤,湿邪停聚,客邪再至,内外相引,故病湿热"。从脏腑病位上划分,湿热证包括湿热阻肺、脾胃湿热、肝胆湿热、肠道湿热或下焦湿热等证。现代医学中急性感染性肠炎、糖尿病、高血压、高脂血症、冠状动脉粥样硬化、脂肪肝和心律失常等疾病多具有湿热证型或与湿热痰浊等致病因素有关,尤其以高血压、高血糖、脂代谢异常为主要表现的代谢综合征症候群与湿热证关系甚为密切。在代谢综合征中,糖脂代谢紊乱是其重要发病特征,而糖脂代谢紊乱与湿热痰浊等病理因素息息相关。中医认为膏脂等精华物质乃由水谷精微所化生,膏脂痰浊转运输布不利,湿热郁结,瘀浊阻滞,滞留营中而形成糖脂代谢紊乱为主的代谢综合征症候群。黄连素具有清热燥湿的功效,对上述疾病具有良好的治疗作用。研究发现黄连素对代谢综合征引起的肥胖、高血糖、高血脂、高血压等有较好的疗效,还对湿热内蕴型 2 型糖尿病患者胰岛 β 细胞功能有明显的改善作用,其改善作用与治疗湿热证关系密切。冯大千采用黄连素对 80 例室性期前收缩患者分型治疗后,发现黄连素对有实火的心火亢盛、痰热扰心证和有虚火的心阴虚弱证疗效较好,而对阳气虚弱证疗效较差,分析其原因可能与黄连素清热泻火、苦寒坚阴的作用有关。近年来通过动物实验和临床疗效观察,发现黄连素在非酒精性脂肪性肝病(NAFLD)的应用中,药理作用广泛、疗效确切、使用安全,具有较好的临床应用价值。究其原因,NAFLD 多由过食肥甘厚味、过度安逸引起,患者多为肥胖体质,肥人多痰湿,易引起肝疏泄气机不畅,脾运化水湿不利,导致湿热痰浊蕴结肝胆和脾胃,易形成痰湿中阻或湿热蕴结之证。结合中医理论,笔者认为黄连素的抗脂肪肝作用与其清热燥湿的功效密不可分,清热燥湿是黄连素发挥抗脂肪肝作用的中医理论基础,其进一步的机制需要深入研究和探讨。

(三)展望

传统中药强调药物之间的配伍和组方,讲究君臣佐使和整体辨证观,在临床上注重发挥中药复方多途径、多靶点的协同治疗作用。随着现代科技的发展,中药生物活性成分的研究成为中医药发展的重要突破口,如黄连素、葛根素和丹参酮等开发较为成熟的单体活性成分,在多种疾病的防治研究和临床应用中发挥着积极作用。但目前对于中药单体活性成分的研究多以现代药理学和分子生物学等学科为基础,忽略或淡化了传统中医药理论对中药单体四气五味、性味归经和功效的探讨,因此深入开展以上理论的研究对拓宽中药及其活性成分的应用范围和研究方向具有重要的价值。黄连素作为黄连、黄柏等天然药物提取的主要生物活性成分,其现代药理作用较为明确,但如何以中医理论探讨黄连素与有关疾病证治规律之间的关系,仍缺乏系统的理论支撑。笔者发现黄连素在湿热性疾病的临床应用中疗效满意,结合黄连素药物属性特点、动物实验和临床应用现状,笔者认为黄连素应与黄连一样具有苦寒性味和清热燥湿的功效,其在湿热蕴结型脂肪肝、糖尿病、动脉粥样硬化等疾病的防治研究中具有良好的应用前景。

张玉佩,韩莉,杨钦河,等.黄连素药性与功效刍议[J].中国医药科学,2012,2(21):52-53.

二十二、黄连素药性与脂肪肝证治关系初探

黄连素又称小檗碱,是一种常见的异喹啉类生物碱,主要从黄连和黄柏等传统中药中提取,在临床上具有抗菌、降血糖、降血压、调节血脂和改善心功能等功效,且作用明确,应用广泛。脂肪肝作为一种遗传–环境–代谢应激相关性疾病,根据其中医发病特点和临床表现可归属于"胁痛""痞满""痰浊""肝癖"等范畴。随着人民生活水平的提高和生活方式的改变,脂肪肝的发病率呈逐年上升趋势,对人类健康和社会发展构成严重威胁。因此,如何找到一种疗效确切、副作用小、符合中医证候学治疗特点的靶点药物成为中医药防治本病的重要突破口。近年来研究发现,黄连素在调节肝脏脂质代谢方面效果令人满意,拥有潜在的临床应用前景,但如何以中医理论探讨黄连素与脂肪肝证治规律之间的关系,目前仍缺乏系统的理论支撑。因此,笔者将从黄连素药物属性与脂肪肝证候发病学特点、氧化应激产物相互关系方面进行探讨,以期为黄连素防治脂肪肝提供中医理论依据和研究思路。

(一)黄连素清热燥湿属性刍议

中医认为,黄连、黄柏具有清热燥湿的功效,其中黄连善清中焦湿热,主治湿热中阻、脘腹痞满等,为治湿泄痢疾之要药,又善清心胃之火和肝热。《本草纲目》有言:"黄连大苦大寒,用之降火燥湿,中病即当止。"《本草正义》亦曰:"(黄连)大苦大寒,苦燥湿,寒胜热,能泄降一切有余之湿火。"而黄柏善清泄下焦湿热,为治疗下焦湿热诸证常用药,且有清相火、退虚热之功效,为实热、虚热两清之品。正如《本草经疏》云:"黄檗,主五脏肠胃中结热……专治明虚生内热诸证,功烈甚伟,非常药可比也。"在中医传统复方中,黄连或黄柏是治疗湿热性疾病常用的组方药物,如黄连温胆汤、黄连解毒汤、栀子柏皮汤等古代名方在治疗湿热性疾病方面发挥着清热燥湿、泻火解毒的功效,是临床上治疗湿热型胃肠道感染性疾病的古代经典名方。

黄连素作为黄连、黄柏的主要单体活性成分,根据中医理论和临床应用现状,我们认为黄连素与黄连、黄柏一样具有清热燥湿的功效,主要体现在以下3个方面:一是黄连素是黄连、黄柏的主要单体活性成分。黄连素作为黄连、黄柏主要的提取物,研究发现黄连根茎中含有多种异喹啉类生物碱,其中以黄连素含量为主,最高可达10%,而黄柏中黄连素的含量为1.4%~5.8%,是本药的重要组成成分。黄连、黄柏在临床上所发挥的药理作用与其所含有的黄连素关系密切,正基于此,临床上常用黄连素代替黄连、黄柏治疗一

些胃肠道感染性疾病,取得满意疗效。二是三者疾病谱构成基本一致。现代药理研究证明,黄连、黄柏具有抗病毒、抗菌、抗炎、调节血压、降低血糖、抗心律失常等作用,而黄连素在上述疾病中同样发挥作用,其疾病谱与黄连、黄柏基本一致。三是三者对湿热性疾病治疗优势明显。中医药理论认为,黄连、黄柏在治疗湿热中阻、脘腹呕恶、泄痢腹痛等方面作用突出,多用于湿热泻痢、黄疸、带下、热淋等湿热性疾病,尤其由大肠杆菌、金黄色葡萄球菌、痢疾杆菌等引起的湿热蕴结型胃肠道感染性疾病,其抗菌效果非常突出。目前黄连、黄柏除在中医复方中发挥作用以外,其主要活性成分黄连素已在临床上制备成盐酸小檗碱片剂或胶囊用于一些湿热性疾病,尤其是湿热蕴结型胃肠道感染性疾病的治疗。综上所述,基于中医药理论、现代药理学研究进展及临床应用研究现状,我们认为黄连素具有清热燥湿的功效。

(二)脂肪肝病机特点与证治规律

中医并无脂肪肝病名,根据其发病时的临床表现和证候特点,在古代文献中可以寻找到相关记载。如《素问·阴阳应象大论》中"清气在下,则生飧泄;浊气在上,则生慎胀";《难经》中"肝之积,名曰肥气"。故也称"肥气病",是由于体内肥脂之气过多地蓄积于肝脏而形成本病。《临证指南医案》中"而但湿从内生者必其人膏粱酒醴过度"等阐述,认为脂肪肝病机是由过食肥甘厚味引起痰湿内生而致。纵观古今诸家之论,过食肥甘厚味、忧思郁结和情志失调、养尊处优和过度安逸等是导致体内膏脂积蓄形成脂肪肝的主要病因。中医认为,肝失疏泄,气机不畅,或脾不健运,水湿内停,湿热内蕴,痰浊郁结,瘀毒阻滞,最终湿热痰瘀互结,痹阻肝脏脉络而形成本病。

在脂肪肝形成过程中,湿热痰浊之邪既是致病因素又是病理产物,湿热痰浊之邪具有阴阳双层病理特性。中医理论认为,湿与痰为阴邪,易阻滞气机,损伤阳气;热为阳邪,易耗伤阴液,且壮火食气;如果过食肥甘厚味或安逸过度,则肝疏泄气机不畅,脾运化水湿不利,则湿热痰浊蕴结肝胆和脾胃,易形成痰湿中阻之证。如《血证论》中"木之性主于疏泄,食气入胃,全赖肝木之气以疏泄之,而水谷乃化;设肝之清阳不升,则不能疏泄水谷,湿中满之证,在所不免";《证治准绳》亦言"脾虚不分清浊,停留津液而痰生"。故湿热痰浊等病理因素的持续存在,在体内可发生痰湿交阻或痰瘀互生,久者痰湿或痰瘀胶固不化,深匿伏藏,蓄积成毒,暗耗肝体,使脂肪肝迁延不愈或病情进展,甚则变生他证。可见,本病的病位虽在肝脾两脏,但发病与湿热痰浊相互胶结、密切相关,湿热或痰湿交阻导致痰浊膏脂沉于肝脏,气滞血瘀阻于肝脉,从而成为脂肪肝病机的发病关键。在临床治疗上,采用清热燥湿之法来清除体内湿热痰浊之邪是防治脂肪肝的重要治则,而肝脾两脏失调是引起湿热痰浊之邪蓄积于肝脏的始动因素。因此在脂肪肝的防治上,在予以清热燥湿之药的同时,还应顾护其本,施以疏肝健脾方药,这样才能实现脂肪肝标本兼治的目的。

（三）黄连素与脂肪肝湿热证

湿热蕴结是脂肪肝的主要病机之一，也是临床主要证型之一，在最新制定的中华中医药学会脾胃病分会脂肪肝诊疗标准中，将其分为4个基本证型，即湿浊内停、肝郁脾虚、湿热蕴结和痰瘀互结。其中湿热蕴结证（湿热证）是脂肪肝的主要临床证型之一，表现为湿热痰浊沉于肝脏，气滞血瘀阻于肝脉，引起湿热内蕴、痰瘀交阻；而其他3个证型都与湿、热、痰关系密切，因此湿热蕴结证在脂肪肝中既是独立的证型，又与湿浊内停、肝郁脾虚和痰瘀互结三证密切相关，并贯穿其病机始终。目前，黄连素在一些湿热性疾病的防治中作用明确，刘元乐等运用黄连素治疗34例非酒精性脂肪肝的临床观察表明，该药作用广泛、疗效确切、使用安全。江焱研究发现，黄连素对代谢综合征引起的肥胖、高血糖、高血脂、高血压等有较好的疗效。有学者还发现，黄连素对湿热内蕴型2型糖尿病胰岛β细胞有明显的改善作用，其治疗作用与湿热证关系密切。究其原因，脂肪肝、糖尿病等疾病同属代谢综合征范畴，患者大多较肥胖，肥人多痰湿，主要病机为湿热内蕴、痰湿内停，形成湿热交阻之证，而湿盛之质为本，湿郁化热为标，因此在中医治疗上当以清热燥湿为主，湿去热清则诸症皆除。黄连素为中药黄连的主要提取物，其在代谢综合征的防治中拥有良好的疗效，说明黄连素的治疗作用与其清热燥湿的功效密不可分。在脂肪肝湿热证的中医防治中，黄连是常用组方中药之一，而黄连素作为一种有效的单体活性成分，临床上常用于治疗湿热型胃肠道感染性疾病，尤其是里急后重、湿热中阻之证效果明显，因此结合中医理论和临床研究现状，黄连素防治脂肪肝的药理作用毋庸置疑，尤其在湿热型脂肪肝的临床应用上理论依据充分，使用可靠。

（四）黄连素与氧化应激产物

现代医学已揭示单纯性脂肪肝在向脂肪性肝炎转变的过程中，胰岛素抵抗和脂质代谢紊乱导致肝细胞脂肪变性，引起肝脏脂质蓄积，为脂质过氧化和氧化应激提供反应基质，其实质就是肝脏内脂质代谢的紊乱导致各种病理产物的积聚和产生的连锁效应，从而引起脂肪肝的发生发展。在脂肪肝发病的第二次打击过程中，氧化应激、脂质过氧化、炎性细胞因子的释放等因素可导致肝细胞膜的损害，引起肝细胞脂肪变性、坏死、炎症浸润，以及活性氧（ROS）、丙二醛（MDA）等代谢产物的增多。中医认为脂肪属于膏脂，膏脂源于水谷，属于津液的组成部分，并能化入血中，是人体的营养物质。津血膏脂是由水谷化生，水谷的代谢是人体诸脏腑共同协调完成的复杂生理过程。在脂肪肝发病过程中，肝脾失调、湿热中阻、津血膏脂代谢失常，引起湿热与痰浊相互胶结为患，从而形成脂肪肝。ROS、MDA等氧化代谢产物与湿热痰浊密切相关，湿邪其性黏滞重浊，是体内脏腑功能失调、气机紊乱的病理性产物。痰是机体物质代谢失调生成并积累的各种病理性生化物质,因此湿热痰浊等病理因素与现代医学意义上的氧化应激产物存在一致性。现代研究也发现,黄连素对由自由基引起的脂质过氧化、DNA断裂、蛋白质氧化降解有保护作用,具有很好的抗氧化活性。杨小玉研究结果表明,黄连素可以降低高脂、高热量饮食诱导的胰岛素抵抗大鼠模型血清中MDA等氧化应激产物的含量,改善其内质网应激状态,提高胰岛素抵抗大鼠的胰岛素敏感性。综上所述,在脂肪肝的防治过程中,黄连素清热燥湿属性与脂肪肝湿热蕴结证关系密切,其现代医学理论基础可能与黄连素清除氧化应激产物、发挥抗氧化活性有关。

张玉佩,杨钦河,韩莉,等.黄连素药性与脂肪肝证治关系初探[J].
中国中医基础医学杂志,2014,20(1):115-116,119.

二十三、中医药防治非酒精性脂肪性肝病的遗传学思路探讨

非酒精性脂肪性肝病（NAFLD）是一类无过量饮酒史，以弥漫性肝细胞大泡性脂肪变为主要病理特征的临床病理综合征，其疾病谱包括非酒精性单纯性脂肪肝（NAFL）、非酒精性脂肪性肝炎（NASH）、非酒精性脂肪性肝硬化。NAFLD 现在已经成为全球范围内最普遍的导致肝功能损害的原因，发病率逐年升高，且呈低龄化趋势。

NAFLD 是遗传-环境-代谢应激相关性疾病。大多数 NAFLD 患者属于非酒精性单纯性脂肪肝，但其中的一小部分患者会进展为非酒精性脂肪性肝炎，甚至是非酒精性脂肪性肝硬化、肝细胞癌。由此可以看出人们对 NAFLD 的易感性是有差异的，而造成这种差异的根本在于遗传基础。随着人类基因组学研究的日新月异，广大学者对于 NAFLD 的遗传学研究也取得了一定的进展，对 NAFLD 的发生、发展及转归的本质有了更深入的认识。而这些研究结果尚待通过转化医学理念应用于临床，为广大的 NAFLD 患者带来福利。

（一）NAFLD 遗传学概况

绝大多数疾病的发生、发展与转归都是遗传因素与环境因素相互作用的结果。现有的研究提示，NAFLD 具有遗传易感性，是一种多基因疾病。

人类基因组完整序列的公布及国际人类基因组单体型图计划的完成，为全基因组关联研究（GWAS）提供可能。GWAS 是指在全基因组层面开展多中心、大样本、反复验证的基因与疾病的研究。其通过对大规模群体的 DNA 样本进行包括单核苷酸多态性（SNP）、拷贝数变异在内的全基因组高密度 DNA 多态性的基因分型，从而寻找与复杂疾病相关的遗传因素，全面揭示疾病发生、发展、转归及与治疗相关的遗传基础。

第一篇关于 NAFLD 的 GWAS 文章发表于 2008 年，该研究发现 *PNPLA3* 基因与肝脏中三酰甘油（TAG）的水平密切相关。随后，不断有新的与 NAFLD 相关的基因位点被发现。但是，目前这些位点的生物学功能及致病机制尚不明确，需要进一步的研究证实。

（二）NAFLD 相关基因研究

1. *PNPLA3*

PNPLA3 基因位于第 22 号染色体。目前 *PNPLA3* 是唯一一个通过各种 GAWS 被证实与肝脏中 TAG 累积及临床生化指标密切相关的修饰基因。

发表于 2008 年的第一篇 NAFLD 的 GWAS 文章表明，*PNPLA3* 与肝脏中的 TAG 水平升高显著相关。研究中发现 *PNPLA3* 的一个 SNP（rs738409，编码 Ile148 met）为胞嘧啶转变为鸟嘌呤的非同义突变，导致其编码的 148 位氨基酸——异亮氨酸转为蛋氨酸。

rs738409 的等位基因 G 携带的增加与肝脏中的 TAG 含量的增加呈正相关。而携带 rs738409 等位基因 G 纯合子的人群的肝脏 TAG 含量是非携带者的 2 倍。在西班牙裔美国人中 rs738409 最为常见，而非裔美国人中最少，表明肝脏 TAG 累积的易感性存在一定的种族差异。此研究还在 *PNPLA3* 中发现了另一种减少肝脏 TAG 水平的非同义 SNP（rs6006460，编码 Ser453Ile）。rs6006460 拥有与上述 rs738409 相反的种族分布。

此后发表的多项 GAWS 研究成果中，*PNPLA3* 的 rs738409 位点（编码 Ile148 met）多态性被证实与脂肪性肝炎的严重性及肝纤维化进展有关。*PNPLA3* 不仅参与调节脂肪组织中三酰甘油的水解，*PNPLA3* rs738409［G］等位基因还影响血浆中的丙氨酸转氨酶（ALT）水平。*PNPLA3* 多态性增加了肝脏对于环境压力的敏感性，其对肝脂肪变的影响既不是通过直接改变胰岛素敏感性，也不是通过影响代谢综合征的各种指征，如体质量指数、血脂异常或 2 型糖尿病而造成的。

虽然目前对于 *PNPLA3* 与 NAFLD 关系的研究取得了很多成果，但对于 *PNPLA3* 增加肝脏中 TAG 的累积，影响脂肪性肝炎的严重性及肝纤维化进展的机制尚未阐明，有待进一步研究发现。

2. 葡萄糖激酶调节蛋白

葡萄糖激酶调节蛋白（GCKR）是葡萄糖代谢中一个重要的调控因子。目前发现的 *GCKP* SNP（rs1260326，编码 Pro446Leu）是一个功能性的非同义 SNP。其多态性被认为减弱了 GCKR 抑制葡萄糖激酶对果糖-6-磷酸盐的应答，从而导致肝内葡萄糖激酶活性的增加及肝糖摄取的增加。rs1260326（Pro446Leu）携带者的无限制的肝糖酵解，与葡萄糖和胰岛素水平受到抑制、丙酰 CoA 的生成增加相关。细胞内丙酰 CoA 的增加促使肝脏脂肪的累积。

3. 血管紧张素 Ⅱ 受体 1 基因

血管紧张素 Ⅱ（angiotensin Ⅱ）通过激活 IκB kinase（IKK）来促进肝成纤维细胞的存活。现有研究发现，血管紧张素 Ⅱ 受体 1 基因（*ATGR1*）rs3772662 SNP 与脂肪性肝炎的程度及肝纤维化的阶段有关，且其与 *PNPLA3* 基因存在交互作用。这些发现均与血管紧张素受体拮抗剂(ARB)能减少 NAFLD 相关的肝纤维化的研究结论一致。

NAFLD 是一个复杂的疾病,其发生、发展是多基因调控的结果。除上述基因外,调控氧化应激的 *SOD2*、参与肝脂输出的 *PEMT*、与肝纤维化密切相关的 *KLF6* 等,均是目前 NAFLD 调控基因研究的关注点。以上均需大样本的独立队列研究来确证其与 NAFLD 的关联性,以开展更深入的研究,最终将研究成果应用于临床。

(三)基于转化医学的中医药防治 NAFLD 的遗传学研究思路

基础医学研究与临床医学之间存在着固有的屏障,而两者各自飞速发展更加深了它们之间的屏障。如何将最新的科研技术及实验室研究的成果应用于临床疾病的诊断和治疗从而造福广大患者,一直是人们关注的问题。所以,转化医学应运而生。转化医学强调的是实验室与临床的连接,即从实验室到临床到实验室的双向转化模式(bench to bedside and bedside to bench,B2B),包括基础医学研究的新方法、新发现应用于临床,以及临床工作中发现的新问题提供给基础医学研究者促进基础医学的研究。

NAFLD 的遗传学研究取得了一定的进展,让笔者进一步认识了 NAFLD 的发生、发展机制。但这些研究成果为临床所用还有很长的一段路要走。目前国内关于 NAFLD 的遗传学研究与国外仍有差距,对于中医药防治 NAFLD 的遗传学研究尚未全面开展。转化医学的理念可以为中医药防治 NAFLD 的遗传学研究提供新思路。

1. NAFLD 中医证候的遗传学研究思路

证是机体在疾病发展过程中的某一阶段的病理概括,包括了病位、病因、病性及邪正关系,反映出疾病发展过程中某一阶段的病理变化的本质。辨证论治是中医学的基本特点,而辨证是论治的前提。因此,辨证的正确与否,直接影响疾病的治疗效果。在现代医学飞速发展的大前提下,中医证候的客观化是中医科研者们所关注的一个重要问题。

NAFLD 属于中医学中的"胁痛""癥瘕""肝癖""积聚""痰证"等病证范畴。长期大量的临床观察可以看出,NAFLD 患者的辨证各有不同,总结其特点,NAFLD 的证候主要有湿浊内停证、肝郁脾虚证、湿热蕴结证、痰瘀互结证。临床观察得出的 NAFLD 辨证差异,为进一步的遗传学研究提出了新问题:NAFLD 的不同证候类型是否与基因相关?是否有不同的易感基因导致 NAFLD 的不同证候类型?基于此,笔者通过研究不同的证候类型的基因表达差异及基因多态性与证候类型的相关性来进行证候-基因相关性研究。目前,已知 *PNPLA3*、*GCKR*、*ATGR1* 等基因的多态性与 NAFLD 的发生、发展有关,但这些基因多态性与中医证候的关系尚未明确,需要进一步的研究验证。研究 NAFLD 中医证候的相关基因及其调控网络,建立中医证候的基因表达图谱,将为中医证候的客观化及规范化提供强有力的依据。

2. 中医防治 NAFLD 的遗传学研究思路

中医重视"治未病",即未病先防,既病防变。《素问·四气调神大论》说:"圣人不治已病治未病，不治已乱治未乱……夫病已成而后药之，乱已成而后治之，譬犹渴而穿井，斗而铸锥，不亦晚乎。"现有的研究发现，NAFLD 的发生与发展与基因的多态性息息相关。对有 NAFLD 家族史的健康者或处于 NAFLD 发病早期的患者进行基因检测，尽早实行生活方式干预或中医药治疗等干预措施，可以有效防止 NAFLD 的发生和进展。

遗传决定了每个人对疾病的易感性不同。研究疾病易感性差异的其中一个目标是实现个体化医疗。中医对疾病的治疗强调因时、因地、因人制宜，其本质上就是个体化医疗。基因表达的差异，导致了每个人对药物的反应不同。这些不同不仅表现在同一种药物对有些人有效，但对某些人无效；也表现在同一种药物在不同的人中表现出不同的量效关系。在中医药治疗的临床观察中，也能看出上述特点，如同样剂量的泻下药物，对部分人会产生很强烈的泻下效果，而对部分人泻下效果明显减弱甚至没有泻下效果。上述临床观察得到的问题可以从基因水平上探讨其机制，以期找出其遗传的差异性，从而指导个体化用药。

中医药在临床防治 NAFLD 中的效果是明确的。大量研究表明，中医药能改善肝脏脂肪变性，降低 ALT 水平，改善与 NAFLD 密切相关的脂质代谢紊乱及胰岛素抵抗，延缓甚至逆转 NAFLD 的进展。但其调控机制尚未完全明确。中医药是否通过调控基因而起到防治 NAFLD 的作用？中药与目前研究发现的 NAFLD 相关基因是否有相互作用？从基因层面去阐述中医药防治 NAFLD 的机制至关重要。

中药的归经的起源可追溯到《素问·宣明五气篇》所云："酸入肝，辛入肺，苦入心，咸入肾，甘入脾，是谓五入。"至金元时期，张元素明确提出归经，并将其纳入中药药性理论的一部分。随着归经理论的不断发展，形成了现有的药物作用于脏腑经络，发挥治疗效应的归经理论。入肝经的药物主要有柴胡、生地黄、白芍等。通过现有研究结果筛选对防治 NAFLD 最明确的中药，研究其对 NAFLD 患者基因表达及 SNP 的影响是一个很好的遗传学研究切入点。通过遗传学研究所确认的药物，能更有针对性地应用于临床对 NAFLD 的预防与治疗当中。

GWAS 所发现的 NAFLD 相关基因深化了广大学者对 NAFLD 的发生、发展的认识。但这些研究尚处于起步阶段，对于 NAFLD 基因多态性影响其进展的过程尚未明确。目前中医药防治 NAFLD 的遗传学研究开展得较少。将 NAFLD 遗传学研究技术、方法、成果与中医药相结合，既是挑战，也是机遇。基于转化医学的理念将实验室与临床相结合，应用新技术、新方法，探寻以临床实践为根本的中医药防治 NAFLD 的遗传学基础，将中医实践中观察到的问题进行实验验证，二者相互影响，更能促进实现中医诊治 NAFLD 的客观化、规范化和个体化，提升中医治疗效果。

余瑶，杨钦河，王洪.中医药防治非酒精性脂肪性肝病的遗传学思路探讨[J].河南中医，2014，34(6)：1078-1080.

二十四、中焦湿热证与胃肠道微生态关系刍议

中焦湿热证在温病中属于"湿温"的范畴,其发展演变多以脾胃为病变中心,故又称脾胃湿热证,正如吴鞠通所云:"中焦与脾合者,脾主湿土之质,为受湿之区,故中焦湿证最多"。胃肠道微生态系统是人体内最重要的微生态系统,宿主肠道内存在着大量微生物群,如细菌、病毒、真菌等,与其所寄生的微环境共同构成了一个互相依存、动态统一的平衡体。正常状态下菌群和宿主之间相互交换能量物质,传递信息,对宿主有营养、免疫、刺激生长和生物拮抗等作用。现代研究表明,中医理论中脾胃概念是以现代医学中的胃肠道、胰腺的生理功能为基础,是神经-内分泌-免疫网络中的一个重要环节,而中焦湿热证所表现出来的腹胀、腹痛、腹泻、大便里急后重或便秘等症状也是胃肠道微生态失衡的体现。基于此,我们以中医理论和现代研究为基础,探讨二者之间的关联性,以期为中焦湿热证的病因病机学提供现代理论依据和研究思路。

(一)中焦湿热证病机特点及证治规律

中焦湿热证属于中医学"湿温""痢疾""泄泻""胃脘痛"和"黄疸"等病证范畴。薛生白认为"太阴内伤,湿饮停聚,客邪再至,内外相引,故病湿热";而吴鞠通则认为本病源于"内不能运水谷之湿,外复感时令之湿"。综合来看,本病感邪途径复杂,其发病或由口鼻而入,"直趋中道",脾胃受损,湿饮停聚;或因长期饮食不节,嗜食酒酪肥甘厚味,损伤胃肠,湿热壅聚胃肠而生;或由上焦湿热不解传变而来;或因素体脾胃虚弱,湿热内蕴,复感外邪,内外相引为病。在发病特点上,湿性重浊黏滞,湿热蕴结,胶着不化,病势缠绵难愈。临床上患者常见食欲缺乏,呕吐酸水,痰涎上壅,胸闷恶心,胃脘疼痛,腹部胀痛,厌食油腻,口黏而甜,身重困倦,小便短黄,大便不畅或稀薄,舌苔黄腻,脉濡数或细等。中焦湿热证可分为湿重于热、热重于湿和湿热并重三种不同的发病类型,与足太阴脾经和足阳明胃经关系密切,临床上常用半夏泻心汤、王氏连朴饮和小陷胸汤等随症加减。另外,薛生白提出"病在二经之表者,多兼少阳三焦"。窥其意,为湿热类温病中的半表半里证,即为膜原证。正如薛生白所言:"膜原者,外通肌肉,内近胃腑",又言"膜原为阳明之半表半里",其病机特点为湿热流连于上、中焦之间,湿浊偏盛,湿遏热伏,表现为头痛如劈,身痛如被杖,胸胁胀闷,呕吐痰涎,寒热往来如疟,苔白腻厚浊如积粉、舌质紫绛,脉缓等。中焦湿热证在治疗上遵循"辛开苦降"的治疗原则,施用辛开与苦降之药相互配合,燥湿泄热,通达气机,和胃降逆,恢复脾胃升降平衡的功能。正如吴鞠通所云:"治中

焦如衡,非平不安",同时在辨证中要厘清湿与热孰轻孰重。根据病势的轻重缓急、兼症的异同,辨病论治,随症加减,同时用药宜轻疏灵动,忌守中。

(二)胃肠道微生态系统及其功能

人体微生态系统包括皮肤、口腔、泌尿和胃肠道4个,其中胃肠道微生态系统菌群最为复杂、功能最为重要。研究表明,胃肠道微生态系统内寄居着400~500种胃肠道微生物,包括原籍菌群和外籍菌群,其数量约为10^{14}个,占人体微生物总量的78%,总质量约为1 kg,其体积相当于1个人的肝脏。胃肠道微生物菌群在人体的生长发育、消化吸收、物质代谢和免疫防御等过程中发挥重要作用,有效维持着胃肠道微生态系统的动态平衡,是人体内环境中不可缺少的组成部分。胃肠道微生态系统的生理功能主要有以下4个方面。①营养促进作用:宿主所需的大量B族维生素、维生素K、氨基酸和叶酸等,都可以从正常的肠道菌群中获得,从而保证机体的营养代谢和生长发育。另外,肠道正常菌群还能参与糖类和蛋白质代谢,帮助肠道消化吸收并摄入营养物质。②免疫防御作用:胃肠道内某些微生物能够激活机体吞噬活性,提高机体抗感染能力;同时正常菌群与肠道黏膜之间具有高度适应性,可以促使肠道黏膜分泌IgA,其分泌量是整个人体免疫系统分泌量的417倍,可有效发挥菌群屏障作用。③拮抗作用:对外来或潜在的病原微生物发挥抑制作用即生物拮抗作用,通过自身及其产生的代谢产物排斥致病性微生物,在肠道生态系统中保持肠道菌群的组合优势,并维持肠道功能的平衡,形成一道具有保护作用的生物屏障。④促进肠蠕动:肠道益生菌代谢所产生的有机酸具有直接调节胃肠道腺体分泌和加快肠蠕动的作用,可以有效减轻便秘和促进有害物质的排出。

(三)中焦湿热证与胃肠道微生态系统的关系

1.中焦脾胃运化功能与胃肠道消化功能存在相关性

中医藏象学说认为,脾胃五行属土,属于中焦的范畴,为"气血生化之源"。正如《灵枢·营卫生会》所言:"中焦亦并胃中,出上焦之后,此所受气者,泌糟粕,蒸津液,化其精微,上注于肺脉,乃化而为血,以奉生身。"这体现了"中焦如沤"的特点。中医理论中的中焦概念主要是以脾胃为中心的脏腑,涉及消化吸收、水盐代谢、能量转化、肠道微生态平衡及免疫内分泌等多系统、多器官的综合功能单位。中焦脾胃的生理特点与现代解剖学概念中胃肠道的生理功能存在相似性,而现代医学中的胃肠道生理功能是胃肠道微生态平衡的重要体现;胃肠道微生态的组成、结构多样性和菌群代谢状态是中医理论中脾胃生理功能的重要体现。如果胃肠道微生态系统发生紊乱,胃肠道发生黏膜受损、菌群结构失调和细菌易位等情况,便可导致胃肠道功能失调和失去自稳状态,出现一些胃肠道消化不良的症状,其生理功能和证候特征与中医理论中脾胃运化功能失调存在一致性。

2.中焦湿热证与胃肠道微生态失衡存在共同的发病基础

胃肠道微生态系统中菌群动态平衡与中医理论中的阴阳平衡存在相关性,中医治疗强调的调整阴阳、扶正祛邪理论与现代医学中微生态平衡理论具有相通之处。中焦湿热证(脾胃湿热证)是机体胃肠功能紊乱所表现出的病理性症状、体征的整体概括,其发病表现为腹胀、腹痛、腹泻、里急后重等症状,这与胃肠道微生态失衡引起的胃肠道疾病所表现出来的症状高度一致。究其原因,这可能与人体的肠道失和、菌群失衡有关,同时菌群失衡又反过来影响机体对营养物质的吸收和代谢,降低胃肠道防御能力,削弱肠道的屏障功能,有害菌大量增加,从而加重疾病的进展。大量的实验研究也证明了上述推断。如程明等研究表明,胃黏膜中幽门螺杆菌与乳酸杆菌数量改变及其相互作用所引起的微生态失衡,与慢性胃病脾胃湿热证的发生存在相关性;付肖岩等研究发现,脾胃湿热型慢性腹泻患者肠道需氧菌如肠杆菌、肠球菌和酵母菌等较正常人明显增多,而肠道厌氧菌如双歧杆菌、消化球菌、乳杆菌等较正常人明显降低;陈韵如也发现,脾胃湿热型溃疡性结肠炎患者大便中的双歧杆菌较正常人明显减少,患者肛门灼热症状与大便标本中双歧杆菌含量呈显著负相关。综合分析,中焦湿热证所属的胃肠道相关疾病会出现肠道菌群失衡的情况,表现为益生菌大量减少、有害菌大量增加,说明胃肠道菌群失衡、菌群发生易位可能是中焦湿热证和胃肠道微生态紊乱所属疾病的共同发病基础。

3.清热利湿中药通过调节菌群代谢实现胃肠道微生态的平衡

中焦湿热证具有"湿热"邪气的致病特点,可归于六淫湿热之邪的范畴,清热利湿是治疗中焦湿热证的常用治则。大量研究表明,清热利湿中药可以通过抑制胃肠道的有害菌群、调节菌群结构来发挥治疗作用。江月斐等发现,清热化湿复方治疗脾胃湿热型肠易激综合征的机制,可能是通过调节肠道细菌比例、抑制需氧菌的过度生长、促进厌氧菌的生长而发挥作用。胡屹屹等发现,治疗湿热痢疾和肠炎的白头翁汤具有明显的抗大肠杆菌内毒素作用。在古代方药中,黄连是治疗中焦湿热证的经典中药,与白芍、阿胶等滋阴补血药配伍时可清心胃之火,主治阴虚火旺所致的失眠心烦之症;与黄芩、葛根、甘草等相配伍,即葛根黄芩黄连汤,可用于泻痢身热、下利臭秽之症;而黄连解毒汤通导三焦火热下行,泻火并清泄热毒,药仅四味,方简效宏,常用于治疗热毒壅盛三焦之证。研究发现,黄连素对高脂饮食诱导的肥胖大鼠具有减轻体重、改善糖耐量和调节血脂的作用,其机制可能与黄连素调节肠道菌群结构、减少肠道内毒素含量和改善肠黏膜屏障的功能有关。综合分析,清热利湿中药及其活性成分对胃肠道微生态结构及功能的影响,可能是通过多靶点、多途径的方式调控胃肠道菌群的代谢而发挥作用,这为阐释中焦湿热证的发病本质及与胃肠道微生态之间的关系提供了客观依据。目前中焦湿热证与胃肠道微生态关系的研究尚处于探索阶段,宏基因组学和 16S rRNA 肠道菌群高通量测序技术的迅速发展和广泛应用,为我们深入研究胃肠道微生态系统提供了有利的技术平台,并为阐明胃肠道菌群的结构功能、胃肠道微生态紊乱与中医证型之间的对应关系,探寻其共同的微观物质基础提供了可靠的实验依据。

张玉佩,杨钦河,邓远军,等.中焦湿热证与胃肠道微生态关系刍议[J].

中医杂志,2016,57(24):2094-2096.

二十五、从"肝脾相关"理论探讨中医药防治慢性肝病的思路与方法

慢性肝病是以慢性肝损伤、肝纤维化为主要病理改变的一类疾病的统称,主要有慢性病毒性肝炎、酒精性肝病、非酒精性肝病、肝硬化、肝癌等多种常见病。我国是一个肝病大国,慢性肝病在我国发病率居高不下,且呈低龄化趋势,这给慢性肝病的防治带来了严峻挑战。慢性肝病病程较长,病情复杂反复,如果不及时对其进行有效干预,则会对人们的健康产生严重的威胁。诸多研究发现慢性肝病与肠道微生态系统紊乱息息相关,肠道微生态系统紊乱促进了慢性肝病的发生、发展,增加了患者的病死率,且与肝损伤程度成正比。基于肠道微生态系统紊乱这一机制,西医常采用益生菌等微生物制剂治疗,但其效果不尽如人意。"肠-肝轴"作用机制与中医学"肝脾相关"理论具有异曲同工之妙。基于此,笔者以中医肝脾相关理论和现代"肠-肝轴"学说为基础,探讨慢性肝病的病因病机及治法,以期为防治慢性肝病提出新的思路与方法。

(一)"肝脾相关"理论与"肠-肝轴"学说之间存在异曲同工之妙

早在《黄帝内经》和《难经》中就有关于肝脾相关理论的论述。如《素问·至真要大论》中言:"厥阴之胜,耳鸣头眩,愦愦欲吐,胃膈如寒……胃脘当心而痛,上支两胁……甚则呕吐,膈咽不通"。《难经·第七十七难》亦曰:"见肝之病,则知肝当传之与脾,故先实其脾气"。张仲景提出"见肝之病,知肝传脾,当先实脾""故实脾,则肝自愈,此治肝补脾之要妙也",是对肝脾相关理论的引申及发展。肝为刚脏,属木应春,喜条达而恶抑郁,有赖脾之运化、散精以濡养。脾胃属土,腐熟运化水谷精微,乃气机升降之枢,有赖肝胆之疏泄。二者在生理上相互为用,制中有生;病理上相互传变,相互影响。现代医学中肝脏有解毒、分泌胆汁、代谢、造血储血及调节血量等功能,是中医学"肝主疏泄""肝藏血"功能的具体表现。肠的消化、吸收功能则与"脾主运化""脾主升清"之功能相似。中医学"肝"的概念包括现代解剖意义上的肝脏,而现代医学"肠"的功能则与中医"脾"的功能相近。"肠-肝轴"学说认为,肠道菌群紊乱、肠道屏障受损产生的内毒素及肠道代谢产物能通过某种途径进入肝脏,损伤肝脏功能。这与中医学"肝脾相关"理论具有相似之处。肝脾相关理论是对肝脾两脏生理病理的宏观认识,"肠-肝轴"学说则是从微观生物学对二者之间的关系进行剖析。"肠-肝轴"学说从现代科学理论角度部分阐释了"肝脾相关"理论。

（二）肠道微生态系统紊乱是慢性肝病的重要发病机制之一，肝脾同治是慢性肝病的基本治法

肠道微生态系统作为人体四大微生态系统之一，具有营养、免疫调节、抗癌等功能，对维持人体健康起着至关重要的作用。各种原因导致的肠道微生态紊乱，除了会引起慢性腹泻、便秘、肠炎等肠道疾病外，亦可导致各种慢性肝病的发生。肠道微生态系统紊乱是慢性肝病的重要发病机制之一。临床上各类型慢性肝病患者均存在不同程度的肠道黏膜损伤、菌群结构紊乱及细菌易位等症状。肠道微生态系统紊乱对肝病的影响是双向的，一方面肠道微生态系统紊乱，肠黏膜受损，肠道菌群结构异常及细菌易位，可影响肝脏正常功能的发挥；同时，各种原因导致的肝脏功能的下降，亦可加重肠道微生态系统紊乱程度，如此恶性循环。若不对其加以有效干预，将加速疾病进展或变生他病。

中医脾的生理特点与现代解剖学肠道的生理功能具有一致性，而现代医学中的肠道生理功能是胃肠道微生态平衡的重要体现，肠道微生态平衡是脾主运化的重要生理特征。脾虚证的主要临床表现为腹胀、腹泻、食欲减退等胃肠道功能紊乱所表现出来的病理综合征的概括，这与肠道微生态紊乱引起的胃肠道症状具有相似性。脾虚状态下，脾主运化功能失调，肠道吸收、消化功能紊乱，肠道菌群失衡，益生菌数量减少，致病菌及其代谢产物增加，同时肠道微生态紊乱又进一步加重肠道功能紊乱的程度，如此循环。王静等研究发现脾虚型患儿肠杆菌、肠球菌明显高于健康体检组，乳酸杆菌、双歧杆菌、类杆菌明显低于健康体检组。孟良艳等发现脾虚模型大鼠肠道中拟杆菌属比例增加，而乳杆菌属、普雪沃菌属的比例明显减少。脾虚证相关疾病往往出现益生菌减少、致病菌大量增加、肠道黏膜受损等肠道微生态紊乱相关症状，说明肠道微生态紊乱可能是脾虚的重要病理因素之一。因此，探讨健脾法治疗肠道菌群失衡的相关疾病具有重要意义。

（三）肝郁脾虚是慢性肝病的主要病机，痰、湿、瘀等是其病理产物及致病因素

中医学中并无与各种慢性肝病完全相对应的病名。根据慢性肝病右胁肋疼痛不适、食欲不振、痞满、腹水等临床表现，多将其归属于"痞满""肝癖""积聚""癥瘕""鼓胀""肝积""酒积"等范畴。目前，各医家对慢性肝病的病因病机尚未取得一致的认识。薛欣等总结历代医家经验，指出饮食不节、脾失健运对疾病具有重要意义，其导致的痰湿内生为脂肪肝的病机。徐萍等则认为"正虚"（肝、脾、肾不足）和"邪实"（郁、热、湿、瘀过剩）为肝癌的病机。综合来看，慢性肝病的病因不外乎内伤（饮食不节、情志失调）、外感、疫毒等。

笔者认为,从酒精性肝病、非酒精性肝病及慢性病毒性肝炎发展到肝纤维化、肝硬化、肝癌往往是一个连续的过程,各阶段均有其病机特点,但究其主要病机则为脾虚肝郁,由此产生的湿、痰、瘀则是其发病的关键。大多数早期慢性肝病患者多无明显不适,或多表现为痞满、消化不良等肝郁脾虚症状。若脾虚失运,肝失疏泄,津液输布失常,气机不畅,聚生痰湿,痰湿化热,湿、痰、热等实邪累积肝络日久而为瘀,痰瘀互结于肝,痹阻脉络,发为肝病。本病乃"肝病传脾""脾病及肝"共同作用所致,脾虚不运,致肝失疏泄,肝疏泄失职,又导致脾之运化功能失常,故慢性肝病多为本虚标实、虚实夹杂之证。

(四)疏肝健脾、祛邪通络是慢性肝病的防治大法

脾虚是慢性肝病的主要病机,针对脾虚的病机特点,运用健脾法,使脾气健运,恢复脾之运化功能,改善肠道微生物生存环境,使肠道微生态系统平衡,达到"正气存内,邪不可干"的效果,有利于防治慢性肝病。健脾益气中药具有促进肠道有益菌的增长、调整肠道微生态的作用。肝病"实脾"乃上工之举。

本病病位在肝脾,在健脾的同时,勿忘疏肝。慢性肝病患者多有胁痛、痞满等肝郁症状,疏肝法能很好地缓解患者肝郁症状。同时,慢性肝病时肝气郁结,使得肝脏不能很好地发挥其正常功能。此外,肝郁还会导致脾运化失常,加重肠道微生态系统紊乱状态。疏肝法能达到恢复肝脏功能的同时调整肠道微生态紊乱的双重效果。

祛邪通络法有助调节肠道菌群。这里的邪,指的是由脾虚产生的痰、湿、瘀等实邪。本病病程较长,本虚标实,虚实夹杂,治疗时要标本兼顾,攻补兼施。痰、湿、瘀等是脾虚肝郁的病理产物,同时也是加重脾虚程度的致病因素。祛湿化瘀类中药能调节肠道菌群,使机会致病菌减少,有益菌增加,从而发挥治疗慢性肝病的作用。

综上,探讨及开发"实脾"即改善肠道微生态紊乱状态的治则及方药,有助于提高慢性肝病的临床疗效,丰富慢性肝病的中医病因病机,为中医药防治慢性肝病提供新的思路与方法,但其具体机制尚未明确,值得进一步研究。

何毅芳,杨钦河,张玉佩,等.从肝脾相关理论探讨中医药防治慢性肝病的思路与方法[J].中医学报,2017,32(7):1206-1208.

二十六、从土旺侮木角度探讨湿热蕴结型非酒精性脂肪性肝病病机演变规律

随着人民生活水平的提高,非酒精性脂肪性肝病的发病率逐年升高且发病人群呈年轻化趋势。本病是以弥漫性肝细胞脂肪变为主要特征的临床病理综合征,发病阶段包括单纯性脂肪肝、脂肪性肝炎及其进展的肝纤维化和肝硬化。非酒精性脂肪性肝病在中医学中并无此病名,根据其临床表现属于"肝痞""积聚""胁痛""痰浊""湿阻""肝胀"等范畴,临床上可分为肝郁气滞型、肝郁脾虚型、痰湿内阻型、湿热蕴结型、痰瘀互结型、肝肾亏虚型等。现代医学认为,"肠-肝轴"学说在非酒精性脂肪性肝病的发病机制中占有重要地位,脾胃湿热与肠道菌群失调存在密切关系。基于此,本研究以现代医学"肠-肝轴"学说为指导,结合中医肝脾相关理论,从土旺侮木角度探讨湿热蕴结型非酒精性脂肪性肝病的病机演变规律,以期为本病的临床防治提供借鉴和指导。

(一)脾土——多系统功能综合

中医脾胃属土,脾主运化为气血生化之源;胃主腐熟转化为水谷之海。在西医学中,脾脏为重要的免疫器官,并有滤血、贮血、清除衰老细胞及极端条件下造血的功能。因此,中医的脾不同于西医的脾。《灵枢·营卫生会》云:"人受气于谷,谷入于胃,以传与肺,五脏六腑,皆以受气,其清者为营,浊者为卫。"卫气可以护卫周身,使人体不受到外邪侵犯,该功能近似于现代医学脾脏的免疫功能。因此,中医的脾胃一定程度上囊括了现代医学脾脏的某些功能。

脾失健运则不能升清,运化失司则水谷精微传输失调,以致出现一系列消化功能紊乱的症状,病轻者则可能出现腹胀、纳呆、肠鸣、泄泻等消化不良症状,病久者则可能出现面黄肌瘦、四肢无力等症状。研究表明,当脾脏发生病变时,5-羟色胺的含量将会升高,抑制胃酸和胃蛋白酶的分泌,加速胃肠道蠕动,引起胃肠道消化功能紊乱,因而中医脾虚失运与现代医学脾脏功能失调引起的消化系统疾病相关。除此之外,中医的脾胃主运化腐熟,其主要功能为消化吸收功能。该功能类似于现代医学中胃的消化功能、小肠的吸收功能及大肠的排泄功能,由此表明中医脾胃是以消化系统为主的多系统功能综合体。

（二）湿热——肠道微生物群紊乱

从病因病机来看,嗜食肥甘厚味、情志失调、劳倦内伤、久病体虚、禀赋不足等因素导致脾失健运,水液代谢紊乱,水湿蓄积脾胃,久而化热,湿热蕴结脾胃,形成脾胃湿热证;肠道菌群失调同样可由饮食、年龄等因素导致肠道微生物群数量或种类发生改变,菌群平衡被破坏。从临床表现来看,湿热蕴结脾胃可能会出现纳差、腹胀、便溏、恶心呕吐、身热不扬、汗出热不解等症状;肠道菌群失调症在原发病的基础上会出现腹痛、腹胀、腹泻、恶心呕吐并伴发热、水电解质紊乱等症状,故两者在病因病机及临床表现上均具有一定程度的相似性。付肖岩认为,脾胃湿热证慢性腹泻患者会出现肠道菌群失调。蒋李妍认为,脾胃湿热与肠道菌群失调存在联系,并且肠道菌群失调易加剧单纯性脂肪肝向脂肪性肝炎甚至肝硬化方向进一步发生发展,主要是肠道中菌群多样性会显著降低,一些有益菌(如乳酸杆菌和双歧杆菌等)含量呈显著减少,故我们推测肠道菌群失调与湿热蕴结脾胃相关。

（三）肝脾相关理论——气有余而侮所不胜

脾失健运,肝失疏泄,湿热互结,痰浊内蕴,气滞血瘀,最终导致痰瘀互阻于肝脉,是非酒精性脂肪性肝病的主要发病机制。非酒精性脂肪性肝病发病机制中肝与脾的关系分为以下两种情况:第一种情况为肝木横逆犯脾,导致脾失健运,湿热内结于脾胃,出现胸胁痞闷、嗳气反酸、脘腹胀满、食欲不振等症状;第二种情况则为"土旺侮木",即脾土病变太过,反侮其所不胜的肝木。具体来讲,脾失健运导致水湿阻遏于脾阳,或湿邪日久而化热,导致脾脏病变太过,反侮肝脏,影响肝脏的疏泄功能,出现胸胁胀痛、恶心呕吐、纳呆便溏、黄疸等。正如《素问·五运行大论篇》所言:"气有余,则制己所胜而侮所不胜;其不及,则己所不胜侮而乘之,己所胜轻而侮之。"也就是说,若某一脏器邪气过盛,一方面会传变至其所克制的脏器,从而导致被克制的脏器发生病变;另一方面会传变到原本克其的脏器,使得原本克其的脏器产生疾病。若某一脏器正气不足,一方面易被克其的脏器乘虚而入,导致其失去正常生理功能,机体失常;另一方面会导致其原本所克制的脏器相对过盛,从而制约其功能发挥,发生疾病。

（四）土旺侮木——现代医学"肠-肝轴"

1. 脾病及肝与肠道细菌移位

湿热困阻中焦脾胃导致脾胃运化功能失常,卫气营血化生失源,正如《王旭高临证医案·卷之四妇人门》所言:"脾为营之本,胃为卫之源"。脾胃功能正常则卫气生成充足,若脾胃功能失常,则卫气生化无源,卫气生成不足,则影响其功能的正常发挥。在《灵枢·脉度》中卫气"内溉脏腑，外濡腠理"，因而卫气可以保护机体五脏六腑免受外邪侵袭，正气内存，邪不可干。卫气不足，脏腑防御功能减弱，易致肝正气不足，受脾胃湿热邪气侵袭，即脾胃湿热之邪下犯肝脏，使得肝脏发生湿热病变。脾胃位于中焦，肝脏位于下焦，中焦病邪不解而传至下焦，正如《金匮要略心典》所言："盖脏病惟虚者受之，而实则不受；脏邪惟实则能传，而虚则不传。"在现代医学中，肠道通过肝门静脉与肝脏相联系，肠道黏膜屏障可以阻止肠道内的毒素通过肝门静脉进入肝脏，所以肠道黏膜是肝脏防御系统的一部分。肠道生物学屏障功能减弱，导致肠道内某些细菌过度生长，菌群失调，细菌代谢产物增加，对肠道产生毒性破坏作用，使得肠道黏膜受损、通透性增加、细菌移位，通过肝门静脉进入肝脏，激活 Toll 样受体（TLRs），主要是 TLR4 和 TLR9，触发 c-Jun 氨基末端激酶（JNK）信号通路、p38 丝裂原活化激酶通路和核因子-κB（NF-κB）信号通路，引起炎症反应、氧化应激和脂质积累，最终可能引起脂肪性肝炎甚至肝硬化。肠道菌群通过"肠-肝轴"影响非酒精性脂肪性肝病的发生发展，即"肠-肝轴"为疾病的发生发展提供通道。

2. 肝脾不和与胆汁酸代谢异常

李东垣在《脾胃论》中阐述了脾胃升降运动的规律，即脾主升，胃主降，水谷精微物质有赖于脾胃升降而输布全身。清阳自脾而升，浊阴由胃而降，维持着正常人体生命活动中的新陈代谢。由此可见，人体气机之升降是以脾胃为轴心，借助其他脏腑的机能活动，来保证一切生命活动的正常运行。脾胃位于中焦，沟通上下，是升降传输的枢纽。若中焦脾胃湿热蕴结，则易导致脾胃升降失和，引起全身气机紊乱，气在局部发生阻滞，影响肝的疏泄功能，胆汁排泄异常进一步加剧肝郁气滞，从而导致肝脏的病变。

中医胆汁的生理特点与现代解剖学中胆汁的生理特点具有一致性，均为排泄到小肠以消化食物。现代医学中，肠道内的菌酶使得初级胆汁酸转变为次级胆汁酸。当肠道菌群紊乱时，次级胆汁酸的产生减少，一方面影响胆汁酸对肠道的抗菌作用，从而进一步加剧肠道菌群的失调。另一方面胆汁酸通过法尼酯衍生物 X 受体（FXR）抑制脂肪的生成和甘油三酯的分泌，以及增加富含甘油三酯的脂蛋白从血液的清除，从而降低了血浆甘油三酯的水平。当肠道菌群紊乱、次级胆汁酸产生减少时，脂肪和甘油三酯囤积在肝脏中易引起脂肪肝，因而胆汁酸代谢异常会加速非酒精性脂肪性肝病的进展。总的来说，中医学脾胃-胆汁-肝的关系与现代医学肠道-胆汁酸-肝的关系相对应。

3. 小肠分清失司与短链脂肪酸功能异常

中医之小肠有分清别浊的功能，该功能是脾胃升清降浊功能的延伸和具体体现，如若小肠功能出现异常则无法将食物中的精微物质吸收传化全身，那么小肠与大肠均无法受到濡养，导致功能低下，出现病理现象。在明代李梴的《医学入门》中有"脾与小肠相通，肝与大肠相通"，脾胃湿热下传小肠，小肠的分清功能受影响，大肠失于濡养，则其本来传化糟粕的功能异常。肝脏与大肠相通,大肠排浊障碍,浊气上升,逆传于肝,导致肝的疏泄功能受到影响。正如《医学入门》中说的"肝病宜疏通大肠"。

现代医学中,小肠中产生的短链脂肪酸有营养肠道上皮细胞、促进其生殖分化、维持肠道黏膜完整性的功能。这一功能与中医中小肠的分清功能有一致性。肠道菌群失调导致短链脂肪酸生成不足,肠上皮细胞对短链脂肪酸摄入不足,无法维持肠道黏膜的完整性,导致内毒素进入肝脏。这一致病过程与中医大肠糟粕逆传于肝的过程相类似。由于短链脂肪酸摄入不足,内毒素通过肝门静脉介导机体炎症反应,直接或间接影响非酒精性脂肪性肝病的发生发展。

综上所述,在非酒精性脂肪性肝病的发生发展过程中,过食肥甘厚味,脾胃运化失调,湿热蕴结脾胃,气机升降失调,湿热和浊气逆传于肝,引起肝失疏泄,最终导致湿热蕴结于肝脏并形成脂肪肝。该机制与现代医学中肠道菌群失调所致细菌移位、胆汁酸分泌异常、短链脂肪酸摄入减少,最终引起非酒精性脂肪性肝病向非酒精性脂肪性肝炎甚至肝纤维化的方向发展一致。通过从土旺侮木角度,探讨湿热蕴结脾胃对非酒精性脂肪性肝病发展进程的影响,我们认为疏肝健脾、清热化湿是本病的重要防治原则,未来可结合现代研究方法,深入探讨调节肠道微环境与疏肝健脾、清热化湿治法的关联性,以期为非酒精性脂肪性肝病的临床防治提供指导。

李鑫,程琴,贾雪薇,等.从土旺侮木角度探讨湿热蕴结型非酒精性脂肪性肝病病机演变规律[J].中国中医基础医学杂志,2019,25(4):453-455.

二十七、基于"脾-线粒体"关联理论探讨非酒精性脂肪性肝病脾虚证的证候基础

非酒精性脂肪性肝病(NAFLD)是一种遗传-环境-代谢应激相关性疾病,其疾病谱包括单纯性脂肪肝、脂肪性肝炎(NASH)、NASH 相关肝硬化及肝细胞癌。随着饮食、生活方式的改变,NAFLD 患病率增长迅速且呈低龄化趋势。流行病学调查显示,NAFLD 在全球一般人群的患病率为25%,我国近20年来的 NAFLD 平均患病率约29.6%,已经超过了全球平均患病水平,且青少年的患病率正快速上升。研究表明,肝细胞线粒体功能障碍与 NAFLD 的发生发展密切相关,线粒体功能稳态在维持 NAFLD 肝脏脂质平衡和能量代谢方面发挥重要作用。中医学理论认为,NAFLD 的发病主要在肝,但发病的关键与脾虚不运关系密切。笔者从"脾-线粒体"关联角度探讨 NAFLD 脾虚证的微观物质基础,初步阐释健脾化湿治法防治 NAFLD 的现代科学内涵,对丰富 NAFLD 中医病因病机理论和辨证施治策略具有重要的现实指导意义。

(一)"脾-线粒体"关联理论的渊源

1.中医之脾与线粒体的生理功能特点

中医藏象学说认为脾在五行属土,为"后天之本",属于"中焦"的范畴,通过化生水谷精微以生成气血津液,供养着人体脏腑的各种生理活动,维持身体机能的正常运行。诚如《素问·太阴阳明论》所云:"脾者,土也,治中央,常以四时长四藏,各十八日寄治,不得独主于时也。脾脏者,常著胃土之精也,土者生万物而法天地,故上下至头足,不得主时也。"《脾胃论·脾胃盛衰论》亦云:"百病皆由脾胃衰而生也。"可见,中焦脾胃功能亏虚,则精、气、血、津液化生不足,脏腑、经络、四肢百骸及筋肉皮毛就得不到充分的滋养,故百病由生。线粒体是细胞能量代谢的源头,因而素有"细胞动力工厂"之称,细胞生命活动所需能量的95%来自线粒体,因此线粒体除为细胞提供能量支持以外,还参与细胞分化、信息传递、细胞凋亡等过程,并拥有调控细胞生长和细胞周期的能力。综合来看,中医之脾的生理特点与线粒体的功能都涉及人体的能量代谢调节,共同维持机体正常的生命活动和内环境的相对稳定。

2."脾-线粒体"关联理论的概念内涵

20世纪80年代以来,多位学者相继提出了"脾-线粒体"关联理论的设想,认为中医

理论中的脾可以化生气血,主运化水湿,其生理功能不仅涵盖消化系统,还与内分泌、免疫、神经、运动、循环和生殖等系统关系密切;现代医学概念中的线粒体与中医之脾在功能上极为相似,为人体的原动力及能量调控枢纽,线粒体病变很可能是脾虚的物质形态学基础之一。1991 年,广州中医药大学刘友章教授正式提出了"脾-线粒体"关联假说,认为脾主运化功能不仅与胃肠道的消化功能有关,更与线粒体的生物合成、融合分裂和氧化磷酸化过程密切相关;其在动物研究和临床研究中发现脾虚型患者或大鼠都存在线粒体功能障碍的情况,表现为线粒体数量明显减少,线粒体的结构明显损伤,线粒体的合成、分裂和能量代谢明显滞后等功能障碍;当给予健脾益气药后,脾主运化功能或线粒体合成、分裂及能量代谢功能也随之改善。上述研究结果表明,中医脾的生理功能与线粒体的功能代谢存在诸多相似或契合之处,通过将中医认知的脾建立在客观存在的线粒体上,有利于进一步揭示脾虚不运、湿浊致病的发病机制,为胃肠道疾病、糖脂代谢性疾病和神经系统疾病的精准防治提供科学依据。

(二)基于"脾-线粒体"关联理论探讨 NAFLD 脾虚证的科学内涵

1. 脾虚湿阻是 NAFLD 的关键中医病机

中医学无 NAFLD 这一病名,根据其临床表现和发病特点可归属于"胁痛""肝癖""积聚""癥瘕""痰浊"和"鼓胀"等疾病范畴。纵观古今诸家之论,过食肥甘厚味、忧思郁结、情志失调、养尊处优、过度安逸等是机体膏脂积蓄形成 NAFLD 的主要病因。中医认为脂肪属于膏脂,膏脂乃由水谷精微所化生,属于津液的组成部分,并能化入血中,是人体的营养物质之一,其生成及输布均有赖于肝、脾二脏的正常气化功能,且尤以脾的运化输布功能最为重要。NAFLD 主要病变部位在肝,但与脾关系密切。若因饮食所伤,脾失健运则散精之职失司,水谷精微不归正化,水津输化失常,形成膏脂痰湿,膏脂痰湿转运输布不利可致气血津液运行不畅,痰湿内阻,脉道不畅,滞留营中而形成高脂血症;当大量膏脂循行于肝脏,则肝脏疏泄失常,致痰浊膏脂与气血在肝内瘀滞互结,出现胞脉壅塞而形成 NAFLD。故脾虚湿阻是 NAFLD 的关键病机,并贯穿于 NAFLD 发病始终,其发病特点表现为疾病初期脾虚不运,湿浊内阻,中后期逐渐进展为痰湿郁结,痰瘀交阻。

2. 脾虚湿阻与 NAFLD 线粒体代谢障碍存在契合之处

中医认为脾与胃一样,位居中央,性属至阴,是气机升降之枢纽,即为气血生化之源,又为生痰之源。脾胃运化不利,在体内容易使水谷精微代谢受阻和湿浊痰积内聚。脾主运化的生理功能表现为人体内所需营养物质的运化和能量代谢的过程。若在脾虚的情况下,机体多余的营养物质和能量不能得到向上升清,故出现湿浊痰积滞于体内而产生肥胖,而当湿浊痰积化生膏脂凝积于肝脏时,则会形成脂肪肝,故脾虚湿阻是 NAFLD 的发病关键。作为人体内"动力工厂"的线粒体,主要是脂肪酸、糖和蛋白质三类物质合成、氧化和转运的场所,也是合成三磷酸腺苷(ATP)的主要细胞器,维持着机体正常的生理功能。在 NAFLD 进展过程中,长期高脂饮食能够明显抑制肝细胞线粒体氧化脂肪酸的能力,脂质在肝细胞沉积越严重,其线粒体功能损伤越明显,主要表现为线粒体膜流动性下降,呼吸链功能下降,继而使呼吸链电子传递的终末复合物——细胞色素氧化酶 II (COX-II)下降,从而发生 ATP 合成障碍及大量氧化产物、脂质过氧化产物的升高。研究发现,由于线粒体发生代谢障碍,游离脂肪酸经过膜上转运蛋白运转出线粒体的功能遇阻,会导致脂肪在线粒体周围堆积,并抑制肝脏胰岛素信号通路,引起血糖、血脂紊乱,从而加重 NAFLD 的进展。综上所述,NAFLD 脾虚湿阻病机与线粒体代谢障碍存在诸多契合之处,脾化生气血和运化水湿的功能出现失调,与线粒体发生氧化磷酸化代谢障碍极为相似。

3. 脾虚产生的湿浊痰积与 NAFLD 线粒体代谢产物存在相关性

中医在认识 NAFLD 发病过程中,认为脾虚为本,湿浊痰积为标,脾虚是本病发生的内在基础,湿浊痰积为主要病理因素,本虚标实为其病机特点。中医素有"脾为生痰之源"的观点,认为"肥人多痰湿",临床上肥胖、高脂血症是 NAFLD 较为常见的伴随症状和体征,这与肥胖之人素体脾气亏虚有关。现代研究证实,线粒体代谢障碍及其产生的代谢产物影响着 NAFLD 的发生、发展,当线粒体发生功能障碍时,其产生的氧化应激、脂质过氧化产物,如过多的活性氧(ROS)、丙二醛(MDA)、一氧化氮(NO)等可能是 NAFLD 湿浊痰积形成的病理物质基础。大量研究证实,线粒体呼吸链是 ROS 的主要来源,线粒体代谢障碍会损害肝脏的脂质稳态,引起 ROS 的过量释放,成为线粒体氧化磷酸化过程中不可避免的副产物,这些过多的 ROS 副产物会对线粒体 DNA 产生氧化损伤和突变,导致线粒体膜电位和呼吸链功能下降,ATP 合成障碍,以及 NO 和 MDA 的产生大量增多,使肝脏的脂肪蓄积加重。从中医角度而言,上述线粒体代谢产物与脾虚不运产生的湿浊痰瘀代谢产物密切相关,湿浊痰瘀是机体物质代谢失调生成并积累的各种病理性生化物质,而 NAFLD 引起的肝细胞线粒体功能障碍则是湿浊痰瘀形成的病理特征。综上所述,线粒体可能是中医之脾的微观实质和现代生物学基础,这与"脾-线粒体"关联理论的概念内涵实现了相互印证。

4. 健脾化湿法与 NAFLD 线粒体功能调控存在共性之处

目前 NAFLD 在临床上缺乏理想而有效的治疗药物,基本上以降血脂、保肝药物为主,而中医药防治 NAFLD 疗效确切,具有多靶点、多环节、多途径和多层次的整体调节优势。张锡纯在《医学衷中参西录》中主张"欲治肝者,原当升脾降胃,培养中宫,俾中宫气化敦厚,以听肝木之自理",提示以健脾化湿之法作为治肝的基本治则,同时临床施治时,应在辨证的基础上配以疏肝理气、燥湿化痰、活血化瘀之品治疗。目前该治法在基础研究与临床应用上取得较好的降脂保肝效果。魏继童等采用具有健脾祛湿作用的参苓白术散加减治疗 NAFLD 患者 60 例,总有效率为 95%,表明该方对脾虚湿阻型患者降脂保肝效果尤优。黄进等采用参苓白术散联合辛伐他汀治疗 NAFLD 患者 100 例,其中联合用药组较辛伐他汀单独用药组治疗效果更好,总有效率为 83.0%,对肝酶和血脂都有较明显的改善作用。娄林洁等采用线粒体蛋白质组学测序的方法,观察具有健脾化湿作用的香砂六君丸治疗 NAFLD 大鼠的作用机制,研究结果筛选出 19 个线粒体代谢差异蛋白,提示香砂六君丸防治 NAFLD 的作用机制与其调控线粒体功能代谢有关。本课题组前期研究发现参苓白术散通过调控 NAFLD 大鼠肝脏沉默信息调节因子 1(SIRT1)蛋白,抑制解偶联蛋白 2(UCP2)的表达,可以影响线粒体 ATP 和 ROS 的产生,维持肝细胞线粒体呼吸链的稳定,从而发挥降脂保肝作用。综上分析,健脾化湿法对 NAFLD 有较好的疗效,其机制可能与调控肝细胞线粒体的能量代谢、减少线粒体产生的氧化应激及脂质过氧化产物,以及改善肝脏的脂质蓄积有关。上述研究为临床上采用健脾化湿法防治 NAFLD 脾虚证提供了客观研究支撑,对今后指导临床和开展有关科学研究工作提供了科学依据。

(三)小结

NAFLD 作为全球公共卫生领域重点关注的慢性肝脏疾病之一,其详细发病机制尚未完全阐明。笔者基于"脾-线粒体"关联理论,初步阐释了线粒体功能障碍可能是 NAFLD 脾虚病机的现代科学内涵。但相关研究也存在诸多局限性,如 NAFLD 脾虚病机或证候的生物标志物有待进一步挖掘,脾虚与消化、神经、内分泌、免疫等系统的内在关系有待明确,以及脾虚病机的分子调控网络有待进一步明确。随着基因组学、蛋白质组学、靶向代谢组学、肠道菌群测序等多组学高通量测序技术的成熟和生信数据库的大量应用,该领域的研究必将取得新的突破和进展。未来,中医领域的有志之士必将传承精华,守正创新,积极推进中医理论和现代医学的有机结合,深入研究中医病因病机和证候演变规律的时空调控网络,探寻二者共同的、客观的和微观的物质基础,为推进中医药的现代化发展做出积极的贡献。

孔怡琳,杨钦河,张玉佩.基于"脾-线粒体"关联理论探讨非酒精性脂肪性肝病脾虚证的证候基础[J].福建中医药,2022,53(8):35-37.

二十八、从肝脾论治原发性肝癌的思路的探讨

原发性肝癌简称肝癌,为我国常见的恶性肿瘤之一,已严重危害人类的生命健康安全。目前西医治疗方式主要是抗肿瘤药物的使用、经导管动脉化疗栓塞、射频消融、靶向化疗、肝切除、肝移植等。即便如此,患者的五年生存率依旧不高,且不良反应较大。而运用中医药方法,无论肿瘤早中晚期,在预防、治疗,以及提高患者生存质量、减轻并发症等方面均具有显著的优势。

(一)肝脾相关理论及其内涵

原发性肝癌在临床上多以上腹部疼痛胀满甚则硬块,或者伴有纳差、周身黄疸、身体羸瘦、出血及自觉疲惫不堪等为主要临床表现,虽未有明确病名,但可根据其临床表现归属于中医学中"鼓胀""积聚""黄疸"等疾病范畴。

《黄帝内经》言:"五脏相通,移皆有次。"五脏之间相互制约,共同维持人体的五脏之间的平衡。肝脾相关理论不仅仅是肝脏与脾脏两脏之间的对应关系,更是肝与脾两大藏象系统之间的整体协同关系。肝脾两脏在生理上互相为用,病理上相互联系,临床治疗上侧重肝脾同治。纵观古今文献,肝脾相关理论的内涵主要体现在以下三个方面。

1. 生理上相互为用

在生理上,肝脾同居大腹,其解剖位置相近,肝脾同居中焦,共同完成食物的消化吸收,以及疏运互用、藏统协调;且肝脾两脏经脉相通,肝经与脾经同起于足大趾,在内踝上八寸处相交汇;五行之中肝脾为木与土的关系,木得土而生,土得木而达,土木之间互相为用、互相制约等。《素问·经脉别论》云:"食气入胃,散精于肝。"《黄帝内经》亦有云:"饮入于胃,游溢精气,上输于脾,脾气散精,上归于肺,通调水道,下输膀胱。水精四布,五经并行,合于四时五藏阴阳,揆度以为常也。"无土之处,则无木生,肝气的疏泄有赖于脾胃的滋养,肝脾之间相辅相成,共同维持人体正气的稳态。

2. 病理上相互传变

在病理上,肝和脾的疾病可以相互影响。肝病会影响到脾,而脾病也会影响到肝,即"木不疏土"或"土壅木郁",最终导致肝脾同病。临床上常常观察到在肝脏疾病的发生发展过程中,无论是急、慢性期,都与肝脾两脏有着密切的联系,初起病在肝脾,后期久病及肾,最终发展导致肝脾肾功能失调,从而使肝病的病机及症候表现显得错综复杂,给临

床的治疗带来了一定的困难。

3.治疗上肝脾同治

在临床上肝郁和脾虚常交互出现,治疗时则应相辅相成,要分清肝郁与脾虚孰轻孰重,分清主次,结合肝脾的相关理论,将肝脾结合治疗,或是滋水涵木,抑或补脾治肝。临床如见肝郁久治不解,从脾土调治可有改善。《金匮要略》云:"故实脾,则肝自愈。此治肝补脾之要妙也,肝虚则用此法,实则不再用之。"临床根据证型的不同特点多采用疏肝健脾、调肝和脾、补肝健脾等方法,实则补之、虚则泻之,标本兼顾。

(二) 从肝论治原发性肝癌

主疏泄和主藏血是肝的两大主要生理功能。《格致余论》言:"主疏泄者肝也。"肝主疏泄主要表现在调畅全身气机、促进血行津布、促进脾胃运化、调节男精女血及调畅情志活动等方面。《素问·五常政大论》言:"土疏泄,苍气达"。而肝主藏血主要表现在贮藏血液和调节血量等方面,正如《素问·本神》言:"肝藏血,血舍魂"。当肝发生疾病时,首当其冲将会导致肝的疏泄功能失常。

整体观念是中医学的基本特点之一,根据中医学五脏—形神一体观,人体是一个有机整体,脏腑之间是相互关联、协调合作的,从而共同完成人体的生命活动过程。倘若一脏发生病变,必然会影响到其他脏腑的生理活动。如肝气郁结的病理变化,将影响全身的气机调节,气机的紊乱又会进一步影响血和津液的运行、脾胃的升清降浊、胆汁的排泌及情志活动等。肝郁对于原发性肝癌的病理影响主要体现在以下几个方面。

1.肝气郁结所致的气滞血瘀是引发肝癌的重要原因

气郁为六郁的主导,而肝郁或肝郁脾虚则是肝癌众多病机的先导。《灵枢·百病始生》言:"若内伤于忧怒则气上逆,气上逆则六输不通,温气不行,凝血蕴里而不散,津液涩渗,著而不去,而积皆成矣。"说明情志的失常往往会导致气郁的产生,而气郁又常常是诸郁的先导,气郁可化火,且气为血之帅,气不行则血不畅,日久从而形成血瘀,久而久之气滞血瘀,积于胁下,日积月累而成本病。此外,若气郁日久,肝体受损,脉络受伤可导致肝藏血功能的失常,导致肝血亏虚,血行不畅,亦可导致气滞血瘀。

2.肝郁乘脾产生痰浊、水湿等也是肝癌发病过程中的重要病理因素

《金匮要略》言:"见肝之病,知肝传脾,当先实脾"。根据五行生克关系,木郁即容易克土,肝气的郁结常常会导致脾胃运化功能的失常。而脾胃为后天之本,气血生化之源,脾胃升清降浊功能与肝的疏泄密切相关。《素问·宝命全形论》曰:"土得木而达"。肝气郁结,气机不畅本身就会导致三焦水道不利,津液输布、运行障碍从而酿成痰湿,此时再加上脾胃功能受损,脾不能升清,胃不能降浊,脾胃升清降浊不利,则脾胃运化无权,水谷及津液代谢紊乱,且气化失司,水湿停滞于内,从而形成水湿中阻或痰饮的病理

产物,从而进一步加重痰湿,或为水肿,长此以往便形成了肝郁脾虚的病理表现。

综上所述,血瘀、痰浊、水湿等病理因素互相影响、互为因果、相互融合,逐渐形成了肝癌的致病产物——癌毒。临床上发现原发性肝癌患者,初期多病在气,久则累及营血,后期的临床表现常常是以痰浊、水饮、瘀血等标实病机为主。究其根本,肝气郁结是"罪魁祸首",更是原发性肝癌疾病发生发展的重要推手。

(三)从脾论治原发性肝癌

脾居中焦,位于膈膜之下。主运化、主统血及主升是脾的三大主要生理功能。《临证指南医案》中说:"脾宜升则健,胃宜降则和"。如长期的饮食不节、劳倦过度,或者过食肥甘厚腻、嗜酒无度等都会损伤脾胃,或忧思日久、情志失常,木郁乘土,临床上可表现为不欲食或纳少、自觉腹部胀满不适、肢体倦怠等脾气虚的表现,正如《素问·阴阳应象大论》言:"清气在下,则生飧泄;浊气在上,则生䐜胀"。长此以往形成了脾气虚甚至脾阳虚的病理变化。临床上脾虚对于原发性肝癌的病理影响主要体现在以下几个方面。

1. 正气亏虚是原发性肝癌发生的根本原因

《素问》言:"正气存内,邪不可干;邪之所凑,其气必虚。"肝癌病性是本虚标实,正气的不足,是疾病发生的根本因素,而在肝癌疾病中,脾虚(脾气虚或脾阳虚)是其发病的根本所在。《医宗必读》言:"积之成者,正气不足,而后邪气踞之。"首先,脾虚的存在给了邪气居留的机会;其次,脾位居中焦,为气机升降之枢纽,脾失健运则水液运化吸收障碍,湿聚成痰,水饮停留,正如朱丹溪在《丹溪心法·痰》中言:"百病多由痰作祟"。再者,脾胃的虚弱打破了五行之间原本的制化平衡,土壅木郁会导致脾气进一步的虚弱。李东垣在《脾胃论·脾胃盛衰论》中提出,"百病皆由脾胃衰而生"。临床上肝癌患者多有慢性肝病病史,病情迁延,正虚邪恋,因虚致实,最终虚实夹杂。高婵婵等提出肝癌的病机关键为脾虚肝损导致的"土虚木枯",认为肝癌的本虚为"土虚木枯,涉及肾水"。总结各大医家的观点,无不归结为"本虚"两字。

2. 肝癌疾病过程中的黄疸、腹水、发热等症状是脾虚的结果

《金匮要略·黄疸病》言:"黄家所得,从湿得之"。外邪湿邪最容易伤脾,内有脾虚,脾虚生湿,内外合邪,痰湿中阻,加上肝失疏泄引起的胆汁不循常道溢于肌肤而发生黄疸。《素问·至真要大论》言:"诸湿肿满,皆属于脾"。肝郁乘脾,肝脾同病,久病及肾,而肾为先天之本,脾胃为后天之本,后天之本不能充养先天之本,最终导致肝脾肾三脏俱损,气血水停,聚于腹中而发为腹水。李东垣在《脾胃论》中言:"脾胃虚则火邪乘之而生大热"。脾胃气血生化不足,则阴火内生,可致内伤发热,且病变后期脾虚湿困日久也容易郁而化热,湿热与毒瘀互相结合,耗伤阴血,最终可能导致正衰邪实。

3. 湿热型体质的人易感疫毒且疫毒易留滞在体内

临床观察发现,原发性肝癌患者大部分都有慢性肝炎的病史,体内感染了或多或少

的肝炎病毒,即中医中所言的疫毒。但这些疫毒并非人人都会感染,且即使感染了以后有的人也能很快地将其从体内祛除,但也有的人终身与其共存,归根结底是因为这些易感者的体质非常适宜这些疫毒的生存与繁殖。临床发现这些容易感染且不易祛除肝炎病毒的体质多为湿热型体质。不论是肝郁或是脾虚的发展,最终在患者体内形成了湿热疫毒的内环境,导致病邪疫毒不易从体内祛除,这也是为什么慢性肝炎特别是慢性乙型肝炎后期迁延不愈的重要原因。

纵观古今各家之论,脾胃虚衰不仅是肝癌发生发展的关键因素,更是肝癌发展变化过程中的常见现象。肝癌的发生发展是一个正邪斗争的过程,一旦正气虚弱,正不敌邪,正气逐渐衰落,必然导致疾病的发展或病情的加重。

(四)肝脾同治治疗原发性肝癌

1.肝郁脾虚是肝癌的基本证型之一

临床上,对于原发性肝癌的患者,肝郁和脾虚并无确定的界限,常常都有相对应的临床表现,中医各家大多归纳为肝郁脾虚证。且通过众多的文献研究及临床统计发现,肝郁脾虚是肝癌众多分型中最常见的分型之一。王济等通过实验研究发现肝郁脾虚模型大鼠肝脏的局部组织结构发生改变,增加肿瘤区域血供,为肿瘤的生长提供有利的环境,从而诱发大鼠产生肝癌,并且可通过降低机体免疫功能促进化学诱发肝癌的发生发展。原发性肝癌病变初起多在气分,临床上最先出现的往往是肝郁脾虚的相关症状,且无论是肝郁或者是脾虚,最终都必然会有肝郁脾虚的阶段。

2.疏肝健脾治法贯穿于肝癌治疗的始终

本虚标实是原发性肝癌的关键病性,而肝郁脾虚、湿热瘀毒是原发性肝癌病机的关键。因此,治疗应以疏肝健脾、清热祛湿解毒为主,若病变后期久病及肾,肝肾阴血不足时还应注意滋阴祛邪。且肝为刚脏、将军之官,体阴而用阳,治疗时应当注意调肝体而助肝用。临床治疗上疏肝气难免用到理气药物,而理气药物多性燥,燥便伤阴,故理气药物使用时应注意用量。山广志认为在肝癌的治疗过程中应少攻伐、多调补,正是此理。李佩文认为养血在肝癌的治疗中具有重要的地位,病证同治、兼证用药,以及要重视水红花子、八月札、绿萼梅、鳖甲、凌霄花等引经药的运用。

肝癌初起多病在气分,多表现为肝郁脾虚的症状表现,临床上表现为上腹部的胀满疼痛、食欲不振、面色萎黄暗淡,自觉疲惫不堪,舌红苔薄白或黄腻,脉弦细等。肝脾同病,治疗时自然应肝脾同治。治法当以疏肝健脾、理气祛瘀。在临床治疗上,陈泽涛多使用柴胡疏肝散加减治疗原发性肝癌肝郁脾虚证;谢洁芸等通过临床统计研究发现疏肝健脾软坚方结合西医治疗对肝癌患者有良好效果;李民杰医生通过临床应用及观察发现疏肝健脾化积汤在改善中晚期肝郁脾虚证原发性肝癌患者生存治疗以及肝郁脾虚症候方面有积极意义。临床上遍观各大医家治疗肝郁脾虚型原发性肝癌,虽用方各异,但总以疏肝理气、健脾化痰为大法的基础上再加上各自的经验用药,常常取得不错的疗效。

病变中期,若出现湿热蕴毒等表现,可对证使用茵陈蒿汤等加减治疗;若有血瘀毒结的表现,可对证使用膈下逐瘀汤等加减治疗;随着病情的发展,后期若出现肝肾阴亏、热毒瘀滞等表现,可对证使用清热地黄汤加减等治疗。临床各期,症候证型虽有各异,但各个证型之间并非孤立单一的,而是相互联系、相互渗透的,治疗时应各型互参,结合患者实际情况选择最佳的治疗方案。

《素问·阴阳应象大论》言:"天气通于肺,地气通于嗌,风气通于肝,雷气通于心,谷气通于脾,雨气通于肾。六经为川,肠胃为海,九窍为水注之气。"说明了中医在治疗疾病时天人合一的思想。五行之中肝属木,肺为金,金克木,肺又与大肠相表里,同属于金。故在临床治疗肝病时,非常关键的一点是需要保证大便的通畅。否则大肠传导失司,浊气不去,金伐木,将加重肝病的发展,或出现肝性脑病。

(五)总结

中医流派虽然众多,历代医家对原发性肝癌也有不同的见解和治法,但根据对肝脾在患者生理及病理作用上的认识,一致认为肝脾不和特别是肝郁脾虚与原发性肝癌的发生发展有着密切的联系。中医肝脾相关理论对于治疗原发性肝癌肝郁脾虚证具有重要的指导意义,治疗时应重视脾胃及正气的顾护、肝血的调养,佐以疏肝健脾、调和肝脾等治法,证症兼治、肝脾同治、气血同治、标本兼顾、攻补兼施,以期达到相应的治疗目的。对于肝癌其他证型的机理探究及治疗则有待进一步的探讨和研究。

宋庆良,张玉佩,杨钦河.从肝脾论治原发性肝癌思路探讨[J].亚太传统医药,2023,19(6):210-213.

二十九、基于胆汁酸－肠道菌群对话机制探讨
非酒精性脂肪性肝病肝郁
脾虚的病机特点

非酒精性脂肪性肝病(NAFLD)是一种常见的慢性肝病,主要特点是肝脏内脂肪的异常积聚和慢性炎症反应,通常与肥胖、代谢综合征和不良生活方式等因素相关。该疾病可能导致严重的并发症,如肝纤维化、肝硬化和肝癌等。现有资料显示,全球 NAFLD 的患病率约为 25%,在发达国家中尤为普遍。在亚洲、欧洲、北美和拉丁美洲等国家和地区,NAFLD 也呈现出不同程度的流行,其患病率与肥胖和代谢综合征的流行趋势密切相关。我国是 NAFLD 的高发国家之一,成年人 NAFLD 的患病率超过 20%,且呈年轻化、逐年上升的趋势。

近年来,有关 NAFLD 的研究引起广泛关注,其中肠道菌群与胆汁酸的对话机制成为研究的热点之一。胆汁酸代谢与肠道菌群关系失衡在 NAFLD 的发病机制中扮演着至关重要的角色。两者之间错综复杂的相互作用既影响了胆汁酸的代谢过程,也对肠道菌群的稳定性和功能产生影响。当胆汁酸代谢失衡时,肠道菌群受到影响,可能导致有害菌群的增加,有益菌群的减少,进而损害肠道内环境的平衡状态。这种失衡状态可能在 NAFLD 的发展中起到了催化作用,加剧了肝脏的炎症反应和脂质沉积。因此,深入研究 NAFLD 的发病机制,特别是肠道菌群与胆汁酸的相互关系,为预防和治疗 NAFLD 提供更为全面和精准的方法。

中医药在防治 NAFLD 方面呈现出独特的优势。中医界对于 NAFLD 的关键病机尚未达成一致认识,对于制定有针对性的治疗方案构成了一定的障碍。为了解决这一问题,我们深入研究中医经典文献,结合临床研究,并汲取现代医学和分子生物学的研究成果,提出 NAFLD 的关键病理过程可能与中医理论中的肝郁脾虚存在相互关联。本文从胆汁酸代谢与肠道菌群关系失衡的角度初步探讨了 NAFLD 发病过程中肝郁脾虚的病理过程和病机特点,旨在为中医药防治 NAFLD 提供新的思路和方法。

(一)胆汁酸代谢与肠道菌群在 NAFLD 中的作用

1.胆汁酸代谢异常与 NAFLD

胆汁酸是由肝脏合成并分泌到肠道中的重要物质,在维持正常生理状态中发挥着至

关重要的作用,其代谢异常与 NAFLD 发病之间的关系备受关注。正常情况下,胆汁酸在胆汁酸循环中完成其生物循环,被肝脏合成后分泌到肠道,再由肠道吸收并重新摄取回肝脏,形成闭合循环。然而,在 NAFLD 患者中,胆汁酸的代谢过程出现异常,导致胆汁酸循环紊乱。研究表明,在 NAFLD 患者中,胆汁酸合成、摄取和转运等多个环节存在异常。首先,肝脏合成胆汁酸的能力下降,导致胆汁酸的分泌减少。与此同时,肠道对胆汁酸的吸收增加,使更多的胆汁酸重新进入循环。这种异常的胆汁酸代谢导致胆汁酸在肝脏和肠道之间的平衡被破坏,进而影响了脂肪酸合成和氧化等代谢过程,进一步加重 NAFLD 的病程进展。值得注意的是,胆汁酸的代谢异常不仅仅是在肝脏内部发生的问题,还可能与外部环境、肠道菌群等因素相互作用。因此,应深入地探讨这些因素之间的复杂关系,更全面、深入地理解胆汁酸代谢异常对 NAFLD 发展的影响。

2. 肠道菌群失调与 NAFLD

近年来,越来越多的研究开始重视肠道菌群在消化系统疾病中的作用,肠道菌群在 NAFLD 的发病和进展中的作用也逐渐受到广泛关注。研究表明,肠道菌群在 NAFLD 的发病机制中扮演着关键角色,其失调不仅是导致 NAFLD 的一个因素,更是该病进展的关键推手。一些特定的肠道细菌在脂肪的代谢和吸收过程中发挥调控作用。当肠道菌群失调时,这种调控可能会受到干扰,导致体内能量平衡紊乱,进而促使脂肪在肝脏中的异常积聚。此外,肠道菌群失调也可能引发炎症反应,进一步加速 NAFLD 的发展。炎症反应与肝脏脂质代谢的紊乱相互交织,共同为 NAFLD 的病理过程埋下隐患。

研究发现,NAFLD 患者与健康人群相比较,在肠道菌群组成方面存在显著差异。在 NAFLD 患者中,常见的肠道菌群异常包括菌群多样性的减少、有益菌数量的降低及致病菌数量的增加。这种菌群失调可能导致肠道黏膜屏障功能受损,增加肠道内的内毒素、内源性酒精和其他有害物质的转位,进而引发肝脏炎症反应和脂质蓄积。此外,肠道菌群失调还与 NAFLD 相关的代谢紊乱和慢性低度炎症有关。异常的菌群代谢产物,如短链脂肪酸和胆汁酸,可能通过调控能量代谢、脂肪合成和胆固醇代谢等途径,对 NAFLD 的发展起重要作用。肠道菌群在 NAFLD 发病机制中的多层次作用,为今后深入研究提供了新的方向。未来的研究应当更加全面地考虑肠道菌群与其他因素之间的相互作用,以全面了解其在 NAFLD 发展中的精细调控机制,寻找预防和治疗 NAFLD 更为精准的靶点。

3. 胆汁酸代谢与肠道菌群关系失衡与 NAFLD 密切相关

肠道菌群与胆汁酸代谢存在密切的相互作用关系。一方面,肠道菌群能够通过代谢活性产物改变胆汁酸的结构来影响胆汁酸代谢。如某些菌株能够产生酶类,促使胆汁酸发生结构改变。另一方面,胆汁酸的存在可以调节肠道菌群的结构和功能。胆汁酸具备抗菌特性,可抑制有害菌的增殖,同时还能够调节有益菌的生长。肠道菌群可以影响胆汁酸的合成、转化和排泄过程,而胆汁酸则可以调节肠道菌群的组成和功能。在正常情况下,这种双向调控的平衡关系维持着肠道菌群和胆汁酸代谢的稳定。当肠道菌群与胆汁酸代谢之间的平衡遭到破坏时,可能引发肠道菌群失调和胆汁酸代谢紊乱,从而对NAFLD的发生和进展产生影响。然而,在NAFLD患者中,胆汁酸与肠道菌群之间的关系失衡可能加重了疾病的发展。研究表明,肠道菌群失调可能导致胆汁酸代谢异常,如降低胆汁酸的合成和转化能力,影响胆汁酸的排泄和循环,最终导致胆汁酸在肝脏中的异常积累。这些异常胆汁酸的积累可能是引发NAFLD的关键因素之一,异常胆汁酸可能诱导肝脂质沉积、诱发炎症反应并引起细胞损伤,最终导致NAFLD的发生和进展。

(二)肝郁脾虚为 NAFLD 发病的关键病机

肝郁脾虚被视为NAFLD发病的关键病机之一。在中医理论中,肝主疏泄,脾主运化。情志不畅可导致肝气郁结,进而影响脾胃的正常功能。《素问·灵兰秘典论》云:"肝者,将军之官,谋虑出焉;胆者,中正之官,决断出焉。"说明情志的波动可引起肝气郁结,使肝失调节功能,疏泄功能受阻。肝郁则气机不畅,血液循行受阻,影响脾胃的正常运化功能。脾胃是消化吸收的关键脏腑,脾主运化水谷精微,胃主受纳水谷。肝气郁结导致气机郁滞,可影响脾胃的运化功能。脾失健运,运化水谷和水液的能力减弱,导致湿邪停留于体内,湿邪积聚可阻碍肝脏的疏泄功能,形成恶性循环。

近期研究进一步佐证了肝郁脾虚在NAFLD发病中的关键作用。研究发现,情绪紧张和抑郁等心理因素与NAFLD的发生和发展密切相关,这与中医理论中情志与脏腑功能的紧密联系相一致。情绪不稳可导致肝气郁结,进而加重NAFLD的病情。中医治疗以调理肝郁脾虚为主要策略,通过平抑情志,调节脾胃生理功能,缓解湿邪内停的病机。特别是在NAFLD的治疗中,采用疏肝解郁的策略,可促进气机畅通,进而改善肝功能指标、血脂代谢和脂肪堆积情况。因此,肝郁脾虚被视为NAFLD发病机制中的关键环节。除此之外,还应当注重中医治疗策略的个体化,为NAFLD患者提供更为精准和有效的中医治疗方案。

(三)胆汁酸代谢与肠道菌群关系失衡与中医学肝郁脾虚密切相关

1.肠道菌群紊乱是脾虚的生物学基础

中医认为,脾主运化,与人体消化、吸收和营养转化密切相关。肠道菌群是肠道内大量微生物的总称,其组成和功能对人体的消化、免疫和代谢过程具有重要影响。首先,肠道菌群的失调与脾虚关联密切,表现为脾虚证患者的肠道菌群多样性显著降低,揭示脾虚可能是导致肠道菌群失衡的原因之一,为进一步理解脾虚如何影响肠道功能提供了重要线索。其次,双歧杆菌的减少在脾虚证患者中引起关注。双歧杆菌是一种益生菌,具有促进消化和维护肠道健康的重要功能。双歧杆菌数量明显降低可能使脾虚患者的肠道菌群中失去一种重要的调节元素,从而加剧脾虚证患者的肠道问题。研究表明,脾虚证患者的肠道黏膜屏障功能受损,导致肠道炎症反应增加,免疫调节相关基因表达异常。说明脾虚对肠道黏膜的直接影响,揭示肠道炎症在脾虚病理机制中的重要性。此外,脾虚与代谢紊乱的密切关系也得到了研究的支持。脾虚患者存在肠道菌群代谢功能异常,特别是与糖、脂质和胆固醇代谢相关的菌群。这种异常可能通过影响能量代谢和脂质积聚等途径,使脾虚的发展变得更为复杂。

现代研究进一步支持了肠道菌群紊乱与脾虚之间的关系。肠道菌群多样性减少、有益菌数量减少、肠道炎症和免疫调节异常,以及代谢紊乱等变化可能是脾虚发生的生物学基础,是脾失健运的具体体现。这一理论不仅为中医对于脾虚证的深入研究提供了理论支持,更为未来基于肠道微生态调控的脾虚治疗策略奠定了基础。在面对复杂多变的病机时,深入理解脾虚与肠道菌群之间的相互关系,有望为个体化治疗提供更为精准的方向。

2. 胆汁酸分泌异常为肝郁的微观体现

胆汁酸是肝脏合成并释放到肠道的一类化合物,在促进脂肪的消化和吸收过程中扮演着重要的角色。胆汁酸的正常分泌与肝胆功能的协调密切相关。《类经·脏象类》中指出"胆附于肝,相为表里,肝气虽强,非胆不断,肝胆相济,勇敢乃成",说明肝胆功能的协调是胆汁的正常分泌与排泄的基础,强调肝胆相互依存、协调运行的重要性。肝主疏泄,胆主传化,因而胆汁的正常分泌和排泄依赖于肝胆的默契配合。当肝胆功能失调时,胆汁酸的分泌也随之受到影响。

胆汁酸的合成过程主要依赖关键酶的活性调控,其中胆固醇 7α-羟化酶(CYP7A1)和胆固醇 27-羟化酶(CYP27A1)在这一过程中扮演着关键的角色。研究发现,在肝郁状态下,这些关键酶的表达可能发生变化,导致胆汁酸的合成异常。这一发现进一步证实肝郁与胆汁酸代谢之间的紧密联系。肝郁可能引发胆汁酸循环调节的紊乱,其中包括肠道对胆汁酸的过度吸收及肝脏内胆汁酸的异常重新吸收等。这种紊乱导致胆汁酸在体内的累积和代谢过程的混乱,成为肝郁状态下的一个突出特征。值得关注的是,胆汁酸分泌异常并非孤立存在,而是与肝气郁结的病理过程相互影响。胆汁酸分泌异常不仅仅导致胆汁成分的改变,同时影响脂肪的消化和代谢过程。这一影响进而加剧了脂肪在肝脏中的异常堆积,成为诱发 NAFLD 等疾病的一个关键环节。因此,肝郁状态下的胆汁酸合成和分泌的异常不仅是肝郁的微观体现,更是在脂肪代谢过程中的重要环节,直接参与了 NAFLD 等相关疾病的发生和发展。

3. 胆汁酸代谢与肠道菌群的关系失衡与肝郁脾虚的病机契合

肠道菌群与胆汁酸之间的复杂相互作用为揭示 NAFLD 肝郁脾虚病机提供了新的理

论支持。研究表明,肝郁状态可能诱发肠道菌群的失调,表现为菌群组成的改变和有益菌数量的减少。这种肠道菌群的紊乱不仅直接影响了营养吸收和消化功能,同时也对胆汁酸的代谢和循环调节产生了负面影响,加剧了胆汁酸分泌异常的发生。进一步研究发现,肠道菌群在胆汁酸代谢中扮演着关键角色,通过分解胆汁酸、改变其结构,并参与代谢产物的转化,形成了一个复杂而微妙的平衡。与此同时,胆汁酸的存在也对肠道菌群的组成和功能产生影响,通过抑制有害菌的生长、促进有益菌的繁殖,调节肠道菌群的平衡和稳定。这种相互作用不仅对肠道内环境的稳态和正常生理功能的维持至关重要,还直接影响了人体的整体健康。肝郁脾虚病机的形成与肠道菌群失调和胆汁酸代谢异常的相互作用密切相关。在 NAFLD 的发病过程中,这两者相互作用共同促进了肝郁脾虚的形成和发展。胆汁酸代谢与肠道菌群的关系失衡正好契合了肝郁脾虚的特征,形成了一个相互促进的恶性循环。肠道菌群紊乱可能导致对胆汁酸的异常代谢,进而影响脂质和能量代谢,最终导致 NAFLD 的发生。因此,胆汁酸代谢与肠道菌群的关系失衡被认为是肝郁脾虚病机的重要表现,可能是 NAFLD 发生和发展的重要环节。深入挖掘肠道菌群与胆汁酸之间的关系,以更全面、深入地理解肝郁脾虚的发病机制,为更有效地干预和治疗 NAFLD 提供科学依据。

(四)小结

胆汁酸代谢与肠道菌群的关系失衡在 NAFLD 发病过程中扮演着至关重要的角色。胆汁酸代谢异常和肠道菌群失调相互影响,导致胆汁酸循环紊乱和炎症反应加剧,进而加重了 NAFLD 的发展。肠道菌群紊乱和胆汁酸代谢异常是 NAFLD 的重要发病机制之一,通过调节肠道菌群和胆汁酸代谢,可以改善肝脏功能,减轻肝脏脂肪变性。然而,肠道菌群与胆汁酸代谢关系失衡在 NAFLD 中的具体机制和调控网络尚未完全阐明,深入研究这两者之间的相互作用,有助于揭示 NAFLD 治疗的新靶点。

在未来的研究中,可探索肠道菌群调节剂、胆汁酸代谢调节剂、中医中药等治疗手段,调节肝郁脾虚的病机,从而恢复肠道菌群和胆汁酸代谢的平衡关系。结合现代科学技术,如代谢组学、转录组学和蛋白质组学等,深入探讨"胆汁酸代谢与肠道菌群关系失衡"在 NAFLD 发病机制中的调控过程,有助于揭示更多病理机制细节。深入探讨"胆汁酸代谢与肠道菌群关系失衡"与肝郁脾虚的关联,将有助于增进中医对 NAFLD 发病机制的认识,并为该疾病的防治提供新的思路和方法。

李秀秀,张玉佩,许春玲,等.基于胆汁酸–肠道菌群对话机制探讨非酒精性脂肪性肝病肝郁脾虚病机特点[J].陕西中医,2024,45(6):798-802.

第二章　传承精要

一、杨钦河教授学术思想与临证经验精粹撷录

名老中医作为中医经典传承的杰出代表、中医发展的领军人物,其医道、医理、医德承载着中医的独特与智慧,是现代医家学习中医的重要渠道,忽略名老中医经验传承的中医药发展是无根之木,难以实现中医药事业稳步可持续的发展。杨钦河教授作为全国名老中医指导专家、广东省名中医,从事肝胆疾病诊治四十余载,其学术经验、治学态度却至今未经系统地归总,笔者作为杨教授的学生有义务将杨教授的医理、医术等学术经验传承,医德、医风等治学态度发扬,以供莘莘学子参考学习,亦可丰富名老中医传承的内涵。

(一)医理

1. 以典为尊,圆机活法

(1)熟读经典,详察五苓散条文

杨教授素爱研习《黄帝内经》《伤寒杂病论》《金匮要略》《温病条辨》等经典古籍,自觉学术理论当以《黄帝内经》为宗,理法方药当遵循仲景之法,方可使机理有据可依,治法有迹可循,临床诊疗有理有据,不错漏一毫;信奉"以史明理,以古阅今"的理念,认为只有经典理论了然于心,才能深知其后真谛,固本才可培今。力求能够总览群书,勤求古训,博采众长,谙熟古今医学之理。杨教授尤爱习读《伤寒杂病论》及《金匮要略》,对其中条文亦有一二见解。曾提及五苓散条文,出于《伤寒杂病论》太阳病脉证并治、阳明病脉证并治、霍乱病脉证并治、可发汗病脉证并治、发汗后病脉证并治及发汗吐下后病脉证并治等13处,《金匮要略》痰饮咳嗽病脉证并治、消渴小便不利淋病脉证并治等3处,其主症多数学者以"小便不利"解读,然老师则侧重"渴不欲饮"此点。虽《素问·经脉别论》中提出"饮入于胃,游溢精气,上输于脾,脾气散精,上输于肺;通调水道,下输膀胱。水精四布,五经并行,合于四时五脏阴阳,揆度以为常也",小便不利及口渴均由水液代谢欠畅,机体津液不足所致,然口渴较小便不利更具微观性、隐匿性、先行性,如若临床患者自诉口渴,表明患者的津液已然亏损,此时运用五苓散治疗效果较出现小便不利症状后使用更佳,老师称此为"察病于微时,治病于初起"。

(2)因人、因时、因势辨证察微

以经典为纲,然更需重视临床,圆机活法,以应万变之疾;不类经而类方,沿袭方以证从,证随方列之法,可随证求方、依证选方、因症加减、药随症变,方能立足整体,辨证论

治,反复斟酌,具体而微,不致错诊误诊。杨教授临床诊病,从不按部就班、拘泥经典,主张因人、因时、因势诊病。诚如《医学衷中参西录·张序》强调:"时代变迁,人之禀赋各异,故药之凉热,方之配合,均宜酌古准今,权轻重、峻缓之不同,察天时、人事之迭变,为之变通改正而后可。"

1)因人:明代李中梓在《医宗必读·富贵贫贱治病有别论》中形象指出:"大抵富贵之人多劳心,贫贱之人多劳力;富者膏粱自奉……茅茨陋巷者膝理密而外邪难干。"患者个人体质、经历、社会环境不同,致使虽罹患同病,临床表现及病证转归多有不同,故应遵循详问病史、同病异治理念,因人施治,切不可以经验论或删繁就简;杨教授以疗效为尊,因临床多以乙型肝炎、肝硬化腹水等慢性病为主,其病性缠绵、合病而发,故常贯以"阶段就诊,以月为期"的理念动态式诊察病情,既可实时掌握病情发展,适时变通治法方药,又可顾及患者远途赴诊难免疲累。

2)因时:尤重时令性。中国素重节气之说,而中医当无例外,诊疗治病均应顺应节气时令。时令当依从季节性,若应至未至、至多不过,则时令之邪致患;观其时令,因地、因人而视,方可化时邪而致诸病。广东地处华南,多湿热,以春季时令为甚,春季肝性升发,秋季性燥,肝阴易伤,故春秋时令应常以滋阴祛湿为主;夏多火邪,易耗气伤津,冬令寒邪,阻阳生发,则应注重顾护阳气、津液,扶阳则气足,养阳以助祛湿。老年群体诊病,适逢大、小寒时令,因"寒主收引,寒性凝滞",故而血压较常偏高,教授临床嘱待诊患者先行测血压,诊疗时结合血压偏高特性酌情诊病,不可以血压标准千篇一律断病,诊后平时仍需关注自身血压情况。

3)因势:势,合为地势,亦为情势。教授的病患多处岭南地区,岭南地处湿热,当地民众喜食肥甘厚味,易滋湿生痰,困遏脾胃,脾胃运化水湿功能受损,湿邪由生,因而患者临症表现多脾虚湿盛,故而治法多贯以祛湿,却不可一味化湿浊。现今社会压力较大,肝郁则困脾,肝旺则乘脾,故而病机多为肝郁脾虚或肝旺脾虚。肝病多为慢性病证,具有缠绵反复、病程周期长、预后性较差等特点,因而患者多情志及经济负担较重。基于此点,杨教授临床诊病询问语气亲和、内容闲适,且切身考虑患者困难,力所能及帮助患者减轻经济负担,为患者提供必要的方便。有位罹患肝癌的年轻患者,杨教授同情其遭遇及其父母的辛劳,故发动学生帮助其父母解决相关网络筹款申请事宜,以减轻相应经济压力;每每复诊,教授反复嘱年轻患者放松心情、安心治病,毕竟情志舒畅,肝性条达,疏泄功能正常,才可取得意外之效。诊病当以心,治病首治情。

2. 衷中参西,多元融合

(1)衷中医四诊,参西医指标以断病

几千年的中医文化深蕴浩瀚,经久不衰的独特理论体系惠及至今,中医的理论是现今诊疗的标尺,无规矩不成方圆,万变当不离其宗,如若脱离各种理论或是理论有所偏颇,虽偶有成效,却总难历久。诚如《脉经·序》中所述:"仲景明与辨证,注重脉证合参,若有其他疑难,就查考订正,求得应验。"中医特色的辨证论治体系亦是环环相扣、严丝合缝,错漏任一环节就可致失治误治。中医因其安全有效、可靠性强、依从性佳等特点,在早期预防、疑难重症治疗,以及疾病的预后调理等方面具有无可取代的优势,然常见诸病收效一斑,又因其疗程长、过程复杂、未有客观系统规则常遭诟病。西医的客观标准化指标、精密仪器设备、高效化学药物确能妥善规避中医暴露出的问题;而中药亦能中和西药化学作用突出、不良反应明显等弊端,中医能够突破单一化西医技术的瓶颈性,拓宽西医治疗疑难杂症的渠道,赢得治愈疾病的高效可行性。因而现今中医应与西医相辅相成,衷中参西。张锡纯早于《衷中参西录》中即明确表明"中医之理多包括西医之理,特古籍语言含混,有待后人阐发耳"的中西医理论本就融汇一体观点。中西医结合是中西方文化的碰撞,亦是古今理念的交融,促使现代医学诊疗更具多元化、全面化、有效化,竭力发展现代医学,亦能丰富中医经典内涵,促使中医发展源远流长。

杨教授临床诊病强调多元融合,不拘泥于单法,亦遵循"以西法断病,以中医治病"的理念,竭力发展现代医学。杨教授运用望闻问切四诊合参、整体审查、辨证论治的独特中医理论体系诊病,同时参考西医的诊断指标及诊断结果,以中医望、闻二诊视其表象,以问、切二诊窥其内理,以西医影像学及指标检查明其想法,切实做到西为中用、中西医结合的客观标准化诊断。即使偶有患者不解其中缘由,认为中医无实用性,就诊时言语冷漠,老师仍会耐心地指导患者伸舌置腕,望其舌面、切其脉象、问其病史。闲暇谈及此,老师常笑说:"一时的坚持,看似无用,实则在固中医之根,多一分坚持则中医多一分信心。"《伤寒论》序云:"怪当今居世之士,曾不留神医药,精究方术……"因而中医学者切忌学术不端、中医西化、背离初衷、本末倒置。

(2)糅合中医针药,慎服西药

治疗上,杨教授亦认为应以中药复方为主,佐以中成药及针灸按摩等共同治疗,相辅相成,以助疗效。除开具相应中药处方外,还常佐以扶正化瘀片、鳖甲煎丸等活血化瘀类或逍遥散、参苓白术散等疏肝健脾类中成药配合治疗。中成药是以中药时方验方为基准,糅合药物,加以提纯,制成丸剂、散剂,临床配伍使用,具有便利诊疗的优点,患者也常表示收效甚佳。教授指出"针药本为一家",对于有特殊肩颈及下肢疾患的患者,临床还建议其配合中医针灸及按摩推拿等辅助手法治疗。但杨教授却不建议患者过多服用西药、中西药混杂服用,或者行长期大量西药治疗无效后再行以中医治疗等做法。因西药多性烈,治病势猛却劫气伤津,而中国人体质偏弱,故应该予以药性偏平和的中药,若长期服用多种类西药,则势必中药疗效较差,增负劳心,恐事倍功半,身体机能也会因此过度负荷,虚不受补。老师指出,中医治病本于中医理论体系,参考现代医学标准,古为今用、西为中用,切实做到不泥古、不崇今,方可收效甚佳,切记"西医治人之病,中医医病之人"的道理,不可本末倒置,中医西化,过度依赖医疗设备而丢失中医特色的紧密的辨证论治体系。

3. 着眼肝脾,通补兼施

（1）肝脾"和则共荣,失则互损",从脾治肝,肝脾同调

肝于五行曰木,脾于五行曰土,土木相互制化,肝脾方可相须为用、各司其职。肝主疏泄有助脾运化之司,脾主运化,为水谷精微之源,可养肝体、滋肝阴、平肝阳。张锡纯《医学衷中参西录》载:"盖肝之系下连气海,兼有相火寄生其中……为其寄生相火也,可借火生土,脾胃之饮食更赖之熟腐。故曰肝与脾相助为理之脏也。"肝脾息息相关。肝脾二经互相络属,沟通机体内外营卫气血运行,肝脏受邪便可循经入脾,故而肝脾生克制化、相须为用。杨教授认为肝脾总体关系属"和则共荣,失则互损"。肝脾同属中焦,脾主运化,肝主疏泄,相辅相成,共司气血津液化生输布之职。《医宗金鉴》曰:"肝为木气,全赖土以滋培,水以灌溉。"《血证论》所言:"木之性主于疏泄,食气入胃,全赖肝木之气以疏泄之,而水谷乃化。"木赖土培,土得木疏,肝木有赖脾主气血津液之滋养,方可调达行升发之性;脾阳有赖肝气升发之助,方可司升清之职,气机相调、营血互养、生机互助,则肝脾共荣。

《素问·玉机真脏论》言:"五脏受之于其生,传之于其所胜……肝受气于心,传之于脾……"《灵枢·病传》曰:"病先发于肝,三日而之脾,五日而之胃。"表明木土制化,失衡则互损,肝发病先责之于脾,木盛乘土,肝旺伤脾,诚如金代李杲《脾胃论卷上·脾胃盛衰论》所指"肝木旺,则挟火势,无所畏惧而妄行也,故脾胃先受之",肝阳亢盛,疏泄失常,则横逆乘脾,此证临床多见胁痛口苦,兼见腹胀脘痞、乏力纳差、便溏懒言等脾胃症状;脾损肝亦伤,脾土亏虚,土壅木郁,则木失调达,肝失疏泄,脾损及肝。张景岳提出"以饮食劳倦而致胁痛者,此脾胃之所传也""肝邪之见,本由脾胃之虚,使脾胃不虚,则肝木虽强,必无乘脾之患"等观念恰证此点。因而临床治肝病多肝脾同调,意为已病防变,未病先安未受邪之地。

鼓胀疾患肝脾同病贯穿始终,杨教授认为鼓胀初起病位在肝,病机首当责为肝气失于条达,气机失于调畅,郁结中生,久而郁热,肝病日久及脾,故而肝失疏泄、脾失转输,气滞血瘀热结阻滞,气血运行欠畅,终致脏腑失和,阴阳失衡,因而常遵循"健脾疏肝,顾护脾胃,以资先天"的治疗理念。脾虚不旺,肝木盛极易乘脾,肝气旺极易犯胃,治疗时亦倡导"从脾治肝",达到肝脾同调,土木相生,阴阳平和之象,防止肝病犯脾或者胃气不和。

（2）疏肝柔肝,健脾实脾,寓通于补

肝为刚脏,体阴用阳,喜条达而恶抑郁,故老师治肝多疏肝柔肝并济。疏肝则可如《四圣心源》所云:"土性濡湿,疏之以木气,则土不过湿。"条达肝脏,瘀滞得消,脾土得燥、柔以滋养肝阴,肝阳得减,刚柔并济,所谓"补肝体,强肝用"。脾为至阴之脏,司运化之职,易生湿化湿,治脾当健脾实脾相合。张锡纯《医学衷中参西录》中指出:"欲治肝者,原当升降脾胃,培养中宫,俾使中宫气化敦厚,以听肝木自理。"《金匮要略·心典》云:"肝应木而胜脾土,以是知肝病而传脾也。实脾者,助令气王,使不受邪。所谓治未病

也。"实脾可使脾气充盈,水谷得化,肝木条达,肝气得泄,肝体得养,肝病自愈。鼓胀先期,痰、湿、瘀、毒积于腹中,宜健脾祛邪并行,祛邪为主,健脾以助邪去,寓补于通,祛邪不伤正,补养不致邪恋;鼓胀后期多累及肝脾肾,多虚多瘀,耗气伤津,虚多瘀少,故多采取通补、行补方法,治疗上多以柔肝、补脾为主,有赖养肝阴、补脾气;治病过程中注重通补兼施,调和气血,调补肝脾,治疗当以气血调和,脏腑相安,阴平阳秘为最终标准。《素问·生气通天论》论道:"味过于酸,肝气以津,脾气乃绝。"故而老师临床用药时药味多遵循孙思邈的"省酸增甘,以养脾气"的理念,以甘为主可缓肝急、补脾气、防酸敛邪之用,肝脾通补,运化得畅,土木相安;然酸甘药味配伍得当,亦可滋养肝阴,柔润肝体,以制肝阳,取酸甘化阴之意。

4. 保养元气,顾护津液

(1)"未病培元,已病保元,病后复元"以保养元气

元气论源于古哲学,元气广义上指代宇宙万物之本源,如《素问·五常政大论篇》中"气始而生化,气散而有形,气布而蕃育,气终而象变,其致一也",认为元气无象无形,可化生万物。《难经·十四难》中"譬如人之有尺,树之有根,枝叶虽枯槁,根本将自生。脉有根本,人有元气,故知不死",明确指出元气为人之根本,是维持生命活动的主要物质。狭义的元气,指代原气,即《难经·八难》云:"诸十二经脉者,皆系于生气之原。所谓生气之原者,谓十二经之根本也,谓肾间动气也。此五脏六腑之本,十二经脉之根,呼吸之门,三焦之原,一名守邪之神"。一身之气的源头,五脏六腑之本原,呼吸出入之所在。《景岳全书·命门余义》曰:"命门为元气之根,为水火之宅。五脏之阴气,非此不能滋。五脏之阳气,非此不能发。"详指元气植根于命门,源于先天之气,司脏腑气血生化,元气盛衰决定了生命的始终。老师认为"元气为体之根,元气足则体轻神清,元气伤则神疲体倦",元气足则正气盛,御邪之力强,外邪不可干,百病不由生。而徐大椿的《医学源流论》云:"故诊病决死生者,不视病之轻重,而视元气之存亡,则百不失一矣",甚至认为元气盛衰决定着生死存亡,足见元气保养的重要性。

元气禀受于先天之精,然李东垣《脾胃论》阐明"脾胃是元气化生的源泉;脾胃是气机升降的枢纽;脾胃乃伤,百病由生。仓廪足则气血充,仓廪败则气血弱"。元气与脾胃亦息息相关,与气血津液相互为用,元气可化生有形气血津液,气血津液可充养元气,脾胃失运则津液亏虚、气血乏源、精神失养,元气失于调补,健脾助运则气机通畅、血脉得养、元气充实。做法上,杨教授提倡未病培元、已病保元、病后复元的保养理念,主张"宜轻宜缓,忌思忌劳",嘱患者生活上应注意轻言细语、缓行慢步、适宜劳作、饮食得宜、呼吸清气,脾胃得养,元气生化得源,耗散适度;忌多言多思多劳,耗伤元气之为。

(2)安脾胃以存津液,津液足则小便利

津液,源于胃津,泄为水津,循环机体,荣润滋养脏腑经络,维持人体水液平衡。《素问·五藏别论篇第十一》云:"胃者,水谷之海……藏于胃,以养五藏气。"表明胃可腐熟水

谷化为胃津,滋养脏腑——胃津上承于口,苔润不燥;胃津中荣于胃,纳可眠佳,古言"胃不和则卧不安"。而脾胃因经脉络属,脏腑毗邻,且脾司运化之职,故而脾可为胃行其津液。诚如《素问·太阴阳明论篇》云:"脾与胃以膜相连耳,而能为之行其津液何也? 岐伯曰:足太阴者三阴也,其脉贯胃属脾络嗌,故太阴为之行气于三阴。阳明者表也,五脏六腑之海也,亦为之行气于三阳。藏府各因其经而受气于阳明,故为胃行其津液"。而《素问·经脉别论篇第二十一》云:"饮入于胃,游溢精气,上输于脾,脾气散精……水精四布,五经并行"。通过对津液输布过程的描述,明确脾可承胃津,滋养全身脏腑经络,而后化为水津,水津外输皮肤肌腠,汗液得宜;下输肾及膀胱,小便得利,则阴平阳秘,机体平和,疾病无生。临床鼓胀患者,苦于气血水结所致腹胀,小便不利则上壅下塞,故而小便利否便可即可断定病情的预后,如《伤寒论》言:"小便不利者,亡津液故也。勿治之,得小便利,必自愈"。杨教授亦认为"元气为生命之根,津液为疾病之门",元气的盛衰预示生命存亡,津液为治病之要旨,津液存否直接影响疾病的发展及预后好恶,正如陈修远《医学三字经》指出"长沙论,叹高坚;存津液,是真诠"。存津液当先实脾胃,脾胃为先天之本,脾胃安则津液足,脾胃司职则津液输布常。药食亦可经由脾胃而达其所,故而老师临床遇鼓胀患者用药开方,常利尿之余佐以醒脾开运之品,一则脾胃强则气血足、脏腑调,正气充和,百病不侵;二则气机畅达,脾胃升降则药食可达其所,以奏其效。元气得养,津液得护,则气津相合,脏腑相安,气机畅达,气血冲和,人体阴阳平和,神清面荣,此为防病治病之基准。

5.身心兼顾,有无相合

(1)情志为里患,身心须同治

形神本为一体,立足整体,形神相和,阴阳互安;形神不和,则易生变。情绪之变化乃脏腑之征象。脏腑之气实可化七情,如《素问·阴阳应象大论》说"人有五脏化五气,以生喜怒悲忧恐";脏腑之气虚则致神乱,如《灵枢·本神》说"肝气虚则恐,实则怒,心气虚则悲,实则笑不休"。情绪之变则脏腑不和,气机不畅,气化不行,瘀血痰浊由生。诚如《素问·举痛论》言:"余知百病生于气也。怒则气上,喜则气缓,悲则气消,恐则气下,惊则气乱,思则气结。"七情皆可致病。古之鼓胀顽疾少而今渐多,现时代更迭,男性社会压力大,心情焦灼,女性身兼数职,劳神费力,耗伤精血,肝阴失养,肝阳偏亢,炼津成瘀;气化失常,气机不畅,阻滞血行,致痰湿血瘀积聚,故常累受此病。且顽疾病程迁延缠绵,病情反复难愈,此常无责于疾病本身、师者医术,而因究之行为准则,植根于心志情绪,然疾病外达表为征象,内植心为里患,表之征象易除,而里之心患难消。

(2)有形方疗痛楚,无形方慰心绪

杨教授认为治病总则应"治身为主,辅以疗心,身心同治,百邪不侵",诚如《灵枢·百病始生篇》曰:"内伤于忧怒,则气上逆,气上逆则六腑不通,温气不行,凝血蕴里而不散,津液涩渗,著而不去,而积皆成也"。忧怒郁结本属七情,却为无形,一经生成则脏腑失和、气机失调、血运失理,外之征象易祛,而内之郁结难消,故而病生情绪的治理甚至时常较之治病本身却更有益处,身心本为一体,互为阴阳,动静得序。临床常以有形、无形结合开方——运用中医特色方药缓解症状,语言艺术疏解郁结,有形之方疗身体病痛,无形之方慰心绪万千。然有形之效,源于方药,本于无形之思,因而临床诊病的同时,杨教授从不低头不语、埋案诊疗,而常会以宽慰的、舒心的言语与患者交谈,以适当手法诊疗,以轻柔动作轻抚情绪,偶时闲聊二三经历,或以他人治愈经历劝解,或以自身经历分享;复诊时亦是详悉其病况,不错漏任一细节,把握其病情,予患者以尊重,委患者以尊告,获得患者信任及打消其疑虑,心中郁结得解,药性便可畅达其所,效用确能倍增。心境平和,阴阳同调,普通医方却也能收获最佳疗效。有形之方得效,或是其医术精湛、医理通识的体现;然无形之方,却呈现着医者的治学态度、医德好恶。时常医者一语,胜于旁人千言,亦可开解心底郁结,得普方不可达之效。

(二)医术

1. 审症求因,辨证论治

(1)四诊尤重望、问、切三诊,八纲首辨虚实缓急

《灵枢·本藏》言:"视其外应,以知其内脏,则知所病矣。"证候乃脏象之表呈,疾病之外观。故临床诊疗审症当入微,溯其本因、辨其虚实、探其病位、究其内理,然后辨证施治、依证选方,方可环环相扣、有理有据。用药当基于"以证类药,以方类证"之思,切实观症,审证开方,反复斟酌。老师认为病患为"一时一候",临床诊病当适时审症求因,探其机理,审证辨证紧扣四诊合参、整体审查之法。四诊尤重望、问、切三诊。望诊首视其外候,肝病患者临床常见面部赤络蛛丝、掌面赤红片状肝掌及胸前蜘蛛痣,鼓胀患者可视见腹大而体瘦等特殊征象,老师指出此为血瘀湿浊之邪呈象于外,察体则见不常之态。然重舌诊,舌为心之苗窍、脾之外候、肝肾经脉之络属,脏腑之变则示之舌面,舌尖属上脘,主心肺;舌中属中脘,主脾胃;舌根属下脘,主肾;舌边则主肝胆。观舌应先望舌尖,再察舌中,续看舌边,终以舌根,先舌质后舌苔。血脉充盈化舌象,胃气蒸化呈苔象。故观舌苔色泽可断寒热表里,望其质地可知气血津液盈亏、脏腑虚实。门诊舌色多见淡红、暗红,内伤杂病见淡红舌为阴阳相对平和、气血相对充盈表现,提示病情尚浅,病位偏表或疾病渐复;舌色较正常略加深,呈鲜红色则为红舌,因热迫血行,舌体血脉充盈,或因阴液亏虚,虚火上炎,迫血上行所致,主实热或阴虚,若舌缘边红,多见肝胆有热;若舌色略带暗红则为绛舌,多为热盛深入营血,耗伤阴液,血运瘀滞或虚火旺盛,舌体脉络充盈所致,主里热炽盛、阴虚火旺证。舌形以裂纹、齿痕舌为主:裂纹指示邪热亢盛、阴液亏耗、血虚不润及脾虚湿侵,齿痕舌多主脾虚、水湿内盛。苔质薄厚反映邪正盛衰及邪气深浅,润燥推测津液盈亏之象,腐腻表明湿浊之有无深浅,舌苔有无及厚薄转化是病情发展

之重要征象。苔色以淡白、黄苔为主:苔白湿润主寒证、湿证,苔白干燥主虚证、邪热炽盛;苔黄深浅提示热之轻重,润燥提示津液盈亏,若舌淡胖嫩、苔黄滑润,多见阳虚水湿不化者,肝经郁热则舌边苔黄。

支持问诊求因析症,却不喜任一病贯彻十问,倡导因病发问、因情发问。对于鼓胀患者杨老常问其大小便情况、腹胀与否、疼痛与否及部位所在、口是否干苦、眼干与否、有无便血或呕血、胃纳可否等对症情况。小便利否及腹胀情况判断其鼓胀病程及脏腑利损情况,口眼情况判断其肝经是否有热,胃纳可否判断其是否肝病及脾,脾损程度。《难经·一难》指出"脉为血府,百体贯通。寸口动脉,大会朝宗"及"右寸肺胸,左寸心膻。右关脾胃,左肝隔胆。三部三焦,两尺两肾。左小膀胱,右大肠认",寸口脉象是气血汇集之处,反映着脏腑功能及气血盛衰之况;《伤寒论》亦言"观其脉证,知犯何逆,随证治之",故脉象之重,需常切脉以断证。切脉位沉浮明病位表里、脉象缓数辨病性虚实寒热、脉体松紧长短辨脉象弦涩濡滑,知津血盈损。因寒热之邪、痰饮内停、疼痛等致肝脏疏泄失职,气机不畅,脉失柔和之性而为弦脉,左关主肝,右关主脾。弦脉在关则提示肝木乘脾土,脾胃受阻;弦脉在尺提示腹部疼痛。临床弦脉象常相兼并现,腹水疾患主见弦数脉、弦细脉及弦沉细弱脉。肝经郁热,热迫血行,脉来弦数;肝郁脾虚,气血运化不畅,脉失濡养,则脉弦细;鼓胀后期,肝脾气虚,气化不行,湿浊由生,阻滞气血,则脉沉细弱。然需以"男左大顺,女右大宜。男尺恒虚,女尺恒实""春弦夏洪,秋毛冬沉"等规律因人因时、差异诊脉,不可见脉非平则断病。

望、闻、问、切四诊诊病各具优势,需四诊合参,整体结合审症,审症之余,当辨其病性、察其病位,综合考量,辨证论治。鼓胀多由疫毒、气滞、血瘀、水结累及肝脾肾等脏腑,致肝失疏泄、脾失健运、肾失蒸化温煦所致,故而老师临床辨证常立足整体观念,以八纲及气血津液辨证思维为宗,主以虚实缓急量证,首辨虚实。诚如张景岳云:"虚实之治,反如冰炭,若无用之,必致害矣。"临床诊病当分清疾病阶段,"虚虚实实,真真假假,当辨之真切",不可主次不分、轻重不别,致失治误治。如湿热之邪阻滞气血运行,故罹患湿热的患者,多有气血虚征象,临床可见身倦乏力、头晕、少气懒言等症状,与气虚表现相似,但此为实邪而非虚病,治疗应注重理气祛湿,不可妄用补气之品,然则甘温之品酿湿生痰,湿邪愈重而病情反重。肝病后期气分热及血分,临床可见心烦、自觉发热等症状,与阴虚的骨蒸潮热表现相似,治疗应以清血分热为主,切记不可妄用滋阴之品。临床见小便不利患者,病机可为气滞瘀毒等病理产物积聚,阻滞气机,肝脾肾功能失职,膀胱气化不行所致实证;亦可因失治误治,汗下过度,耗气伤津,肝脾肾等脏腑已然亏虚,气血津液生化乏源,蒸化失常,膀胱空虚所致虚证,如吴昆认为"小便不利亦有因汗,下之后内亡津液而致者"。因此当首辨其病机虚实,不可一味用攻逐之法强利小便,如若肝病虚实不辨可致失治误治,病情迁延难愈。

（2）论缓急而治，治气为主，通补兼施

鼓胀起于肝失疏泄，继之气滞血瘀，而后肝脾肾俱损，隧道壅滞，气、血、水聚结，病性为本虚标实，疾病呈动态发展，标本随之起伏，虚实随之改变，故治疗当把握虚实、权衡标本、分清缓急。遵循急则治其标、缓则固其本的原则。早期实邪阻滞，正气未虚，肝失疏泄，湿热困扰肝络，临床多见腹满胀急或腹软、身目俱黄或不黄、右胁隐痛不适、胸闷纳呆、口苦烦热、渴不欲饮、小便赤涩等症状，多以清热利水解毒为重；早期轻症亦见腹胀不甚、小便常，故多忽视，此时加以利水效果最佳；中期见腹大胀急、按之不陷而硬、右胁部刺痛、疼痛固定不移、时有牙龈出血或见肌肤甲错、精神不振，为气滞血瘀水结，肝郁脾虚证，多以化瘀利水为主，兼补肝脾治之；后期则见腹胀如鼓，按之坚满或软、胃纳不佳、恶心呕吐、小便短少、面色萎黄或晄白、胃寒肢冷、腰膝酸软、神倦便溏等脾肾阳虚之症或胁下隐痛、潮热心烦、形体消瘦、唇干口燥、鼻衄牙宣等肝肾阴虚之症，治法当缓行水湿，主温肾健脾、滋肾育阴以助化瘀利水。

鼓胀顽疾为多邪致病，虚实夹杂，病情多变，需辨证施治，多法并行、攻补兼施，方可治实疗虚，多邪得消。此病本于外因、七情所致气机阻滞，气血津液运行失常，瘀血、湿浊及毒邪等病理产物内生，邪多相伴致病，故从不用行气、化瘀、祛湿攻邪单法利水，而常行气化瘀、行气化湿或清热利湿解毒多法并用，其中行气、补气之法贯彻疾病始终，正如张景岳提出"治病必先治气"。时代更迭，预示着竞争激烈、人际多变，随之而至的精神压力及思虑情愫首伤肝脏，诚如清代叶天士提出"肝为起病之源，胃为传病之所"。肝属木，其性升发，喜条达而恶抑郁，肝郁则失于疏泄，气机升降失常，血循不畅，导致痰瘀互结，滞于经脉或脏腑。明方隅于《医林绳墨》中载言："气也，常则安，逆则祸，变则病，生痰动风，升降无穷燔灼中外，血液稽留，为积为聚。"因而临床肝病患者常苦于肝区胀闷不适及腰颈腿多疼痛不适，行气之品可调畅气机，则气血得通、湿热得清、痰瘀得消，补养之品可达其所，奏其效，不致补而无效，反增其邪。气行则血散，疾病后期或素体尚虚常兼见气血虚弱，故行气化滞之余，当防耗气伤阴。明代医家王肯堂在《医镜》有云："鼓胀起于脾虚气损，治之当以大补之剂培其本，少加顺气以通其滞。"临床治肝病当需舒畅气机、调补气血，亦应注重顾护正气及阴液，正所谓"正气存内，邪不可干"。

肝病易传他脏，肝旺乘脾，脾虚则精微失于运化，湿浊阻滞；肝气犯胃，胃伤则水谷失于受纳，久则痰浊内生，阻滞气血，故应"见肝之病，知肝传脾，当先实脾"，注意补益后天脾胃，使气血有源，正气见充，可助正复邪祛。治法上，疏肝健脾益气，从脾治肝，肝脾同调，用药多以党参、白术、黄芪、茯苓、山药等补养脾胃正气，配伍陈皮、麦芽、鸡内金、山楂、砂仁等运脾行气之品，共奏补脾健脾之效。肝藏血，肾藏精，乙癸同源，水木相生，肝之余血可化肾精濡养肾阴，肾水充沛亦可滋养肝木。朱丹溪在《格致余论·相火论》又指出"相火见于人者，寄于肝肾二部，肝属木而肾属水也"。相火寄于肝肾，有助肝肾气化，相火亦有赖肝阴肾阴滋养，肝肾阴虚则相火亢盛，故见肝之病，当思传肾，临床鼓胀后期应滋养肾阴,柔润肝体以补肝肾之阴,肝肾同治以图治本。临床用药常以生地、北沙参、麦冬等养阴而不滋腻之品补养肝肾。用药开方当注意辛以疏肝,补用酸,酸以补肝之体,助用焦苦,益以甘味之品调之,甘以缓肝疏肝。参照叶天士提出的治肝三法:"辛以理用,酸以治体,甘以缓急;虚则亦可巧用泻法,通则顺,顺则补而受用,泻其浊瘀,郁塞得通,脏方得其所补"。疏肝、柔肝治法联用以助气行不致耗血、血养不妨气滞。然需谨记鼓胀疾患虚多实少,一味用逐水、峻水之法,起先利水消胀效果甚好,可暂缓痛楚,但长期使用利水效果不佳,腹胀反甚,故而治鼓胀当攻补兼施,攻实力度视情况而定急、缓;临床治水"治阳易,治阴难",滋补阴液不利于水湿消散,利湿行水有碍于滋补阴液,因此治阴水当注意权衡利弊、恰当用药,做到滋肾养阴不碍水湿利化,利水化瘀不伤阴液。

2. 活用经方,妙择药味

(1)喜用柴胡类及五苓散经方

经方为诸方之基、万方之首,具备组方严谨、用药精良、方证药一体等优势。因其重方证,能够以药测证、以方测证,临床用方往往但见其证方即可行,药物随证治而加减,故而能够古为今用,经久流传。教授遣方用药遵仲景之法,倡导以证类方、以证类药,喜用经方合方,又撷取百家之所长,重视时方,灵活组方,创新亘古。慢性肝病本因外邪七情累受气机,气机郁结,邪实脏虚,病性虚实夹杂、虚多实少,临床症状多见口苦。口苦一症因肝失疏泄,胆腑郁结,肝胆失和,胆汁外溢或肝气协胆汁上逆所致,故而老师临床断其病位于肝,其证性虚,则常以柴胡一味入药为引,正如李时珍言及"劳有五劳,病在五脏。如果劳在肝、胆、心及心包有热,或少阳经寒热往来者,柴胡为手、足厥阴少阳必用之药"。柴胡为治肝之本药,可疏肝郁、补肝气、清湿热、解虚热,以祛除湿热、调达气机、平降肝胆;用药以柴胡为引,开方常喜沿用仲景柴胡疏肝散、补中益气汤、四逆散等柴胡类方为标尺。柴胡疏肝散源自《景岳全书·古方八阵》,书云:"若外邪未解而兼气逆胁痛者,宜柴胡疏肝散主之……柴胡疏肝散,治胁肋疼痛,寒热往来"。亦有认为其出自《医学统旨》中"治怒火伤肝,左胁作痛,血菀于上"。方中以柴胡为君,疏肝解郁;香附理气疏肝,川芎行气活血而止痛,助君药缓解肝经之郁滞,且增行气止痛之功,共为臣药;陈皮理气行滞;佐以白芍、甘草养血柔肝、缓急止痛;甘草调和诸药,亦为使药之用,诸药合用,共奏疏肝行气、活血止痛之功。老师认为白芍、甘草为其中之精髓,《本草备药》云:"补血,泻肝,涩敛阴""泻肝火,酸敛肝,肝以敛为泻,以散为补"。《药类法象》称白芍为"补中焦之药,得炙甘草为辅,治腹中痛之圣药也",故临床可治胁痛等多处疼痛,为治肝之良药,以此方为基准对肝纤维化、脂肪肝及肝硬化均有良好疗效。四逆散源自《伤寒论》,书云:"少阴病,四逆,其人或咳,或悸,或小便不利,或腹中痛,或泄利下重者,四逆散主之。"方中柴胡既可疏解肝郁,又可升清阳,使郁热外透,用为君药;芍药养血敛阴,以柴胡相配,一升一敛,使郁热透解而不伤阴,为臣药;佐以枳实行气散结,以增强舒畅气机之效;炙甘草和中缓急,又能调和诸药为使,本方为疏肝解郁、调和肝脾的祖方。老师临床运用,不拘泥于四逆、胸胁苦满等症状,认为只要为柴胡体质或柴胡所主肝胆经循行部位病证均可使用,常用于治疗肝炎、胃炎、腹痛、腹泻等多病。

鼓胀临床常苦于不同程度的腹胀、小便不利等症状,故以经方五苓散加减利水。五苓散见于《伤寒论》《金匮要略》,书云:"脉浮,小便不利,微热消渴者,宜利小便、发汗,五苓散主之。"方中茯苓、猪苓、泽泻、桂枝、白术均可利水渗湿;桂枝通阳化气、外散表邪,内助膀胱气化;茯苓、白术健脾燥湿、行气利水,诸药合用共奏行气利水,温阳解表之功。临床老师用五苓散多合方使用或行药物加减,五苓散合用小柴胡汤可治疗气滞水停型鼓胀;五苓散合真武汤可治疗脾肾阳虚型鼓胀;五苓散合猪苓汤可治疗结石。湿热较甚,加茵陈;气血虚,加黄芪、党参、沙参;阴虚,加女贞子、当归、麦冬等。补中益气汤源自《脾胃论》,由黄芪、炙甘草、人参、当归、陈皮、升麻、柴胡、白术组成,方中黄芪可补气固表,庇护腠理,不令自汗,人参可大补元气,炙甘草泻心火而除烦,补脾胃而生气,此三味合用,补养脾气,治气虚发热,可奏"甘温除烦"之效;佐以白术健脾、当归和血、陈皮理气,则气血调和,且可防甘药之滞;柴胡、升麻等气味清薄之品,可升腾胃气以助脾气,诸药合用可补中益气,升阳举陷。老师临床使用常与柴胡疏肝散、四逆散合方而用,且去其升麻、人参,以防敛邪,水湿不化。

(2)合用时方,创制柴胡类变方

鼓胀疾病多虚多瘀,常需合用时方、临证变方、随证选方,故治疗常以柴胡类变方、时方合方而用。柴平汤首载于《内经拾遗方论》,用于治疗夏季暑虐所致胃脘不和证,由《伤寒论》之小柴胡汤及《太平惠民和剂局方》之平胃散合方而成。其方中小柴胡汤疏解肝气又可调补肝脾,重在调和;与燥湿运脾、行气和胃之平胃散相合,一攻一补,升降得当,相辅相成,共奏疏肝健脾、行气和胃之功。杨老释其方义道:柴胡、黄芩为君,柴胡苦、平,可疏肝利胆;黄芩苦、寒,可清胆腑郁热;苍术为臣,可燥湿健脾、行气运脾;佐以半夏、厚朴、陈皮、党参,半夏、厚朴可燥湿化痰、消痞散结,陈皮燥湿行气,兼以健脾,党参性甘温,可健脾补气、扶助正气;炙甘草和中健脾,调和药性,诸药合用,行气燥湿、疏肝健脾之力强,可缓鼓胀胃脘胀满之症状,亦可从脾胃治肝,治疗肝郁乘脾或肝胃不和型慢性肝病。临床若见胁肋疼痛,可加郁金、佛手、枳壳;兼见食积,则加山楂、神曲;见气虚,则加白术等。

腹水多由湿瘀毒互结所致,早期湿热蕴结、瘀毒困阻,故而老师认为治鼓胀当把握时机祛邪解毒,邪去则气机畅达,水湿得利,腹水即消。自拟柴胡解毒汤,以柴胡、黄芩为君药,有利湿退黄、行气升阳之效;郁金、茵陈、白芍为臣药,可清热退黄、疏肝健脾;溪黄草为岭南道地药材,可清热利湿、疏肝行气;木香、姜半夏为佐,有行气止痛、消痞止呕之效;土茯苓行解毒利湿、健脾行气之用;甘草为使药,有补气健脾、调和方中其他药物烈性之效,全方奏清热利湿、活血行气、疏肝利胆健脾之功,临床多用于治疗湿热型慢性乙肝肝硬化腹水、乙肝肝纤维化。若血瘀甚,则加丹参、茜草;阴伤,则加麦冬、沙参;水湿甚,加茯苓、白术类药。柴苓汤源自宋代《仁斋直指方》,由《伤寒论》中五苓散合小柴胡汤而成,小柴胡汤可和解少阳、扶正祛邪,五苓散可利水消肿、温阳化气,二方合用可和解表里、疏肝健脾、行气利水、通达三焦,临床治疗气滞水停型肝硬化腹水效果甚好,亦常用于治疗失眠、眩晕等病证。

(3)擅择良药,配伍药对

经方组方缜密,用药精良,药物各有其性却能相辅相成,协同治病。杨教授临床组方用药遵循"以证开药,以药类证"的原则,对症选药,因效组方,以单药、药对为基准,多药合而为方,认为同药增其效、异药全其治,味多则数效共施,可抗鼓胀顽疾,单用一药恐难奏效。致力临床多年,用药莫不久思之,慎用之,故而亦悟出一二用药之准则及喜用之良药。鼓胀先期,邪实正未虚,当以祛邪为主,故当施以枳壳、陈皮、木香、佛手、柴胡等疏肝行气之品;茯苓、白术、泽泻、厚朴、砂仁、薏苡仁等健脾补气行气利湿之品;茵陈、郁金、枳实、车前子等清热行气之品;丹参、当归、赤芍、益母草等补血活血之品;白花蛇舌草、半枝莲、山慈菇之品祛邪以利水。然鼓胀多虚多瘀,故而选用祛邪之品多药性平和、药味轻微,且应适当配伍补气助阳、补血养阴扶正之品,防攻邪伤正、滋养敛邪;鼓胀中后期,气血亏虚,阴液耗损,肝脾肾皆虚,正虚而邪减,应注意选用补益气血之品——桂枝、白术、茯苓、党参、黄芪、山药、丹参、当归、鸡血藤、甘草等,肝肾同调、阴阳互滋——鳖甲、龟甲、熟地黄、白芍、沙参、玉竹、女贞子等清补之品,稍佐行气化瘀之药。然补养之品宜清补不宜滋腻,宜缓补不宜急补,用药选品遵循"治肝治气,气血同调,顾护脾肾,缓攻清补"的总则。

《素问·举痛论》言:"百病皆生于气。"人身之气,运行不息,升降有度,全赖肝之疏泄调达,一有怫郁,则脏腑功能失调,气机升降失度,出入失节,百病由生。故治气之品贯穿病程始终,老师临床用药可佐见疏肝行气、健脾益气等行气补之对药:枳壳、郁金合用——枳壳辛、苦、微寒,入脾胃经,为枳实之壳者,以行气散满,快膈开胃,降逆消痰为长。郁金辛苦性寒,入心、肝、胆经,具凉血破瘀、行气解郁、清心利胆之能,有血中气药之名,可行气散瘀止痛、凉血清热、祛湿退黄,二药相伍,属相使为用,一气一血,气血并治,以理气为先,共奏疏肝理气、清热行瘀之效。对药辛散活血,无气滞血瘀之气虚血虚证及阴虚失血证、孕妇慎用。三棱、莪术合用——三棱,辛、苦、性平,入肝、脾经,以破血行气、消癥止痛见长,现代药理研究显示其可抑制癌细胞生长。莪术,味归经同三棱,性较之有温凉之别,功用相似。但三棱偏血分,破瘀力强,莪术偏气分,消积化滞力佳。二药相须为用,气血并治,活血化瘀、行气止痛、消癥散积,临床主治肝脾肿大及癌肿。可见《脾胃论》三棱消积丸、《证治准绳》莪术丸、《太平圣惠方》三棱丸等。炒枳实炒枳壳合用——二药属同一药物不同形态,共用则属相须为用。元·王好古《汤液本草》云:"枳壳主高,枳实主下;高者主气,下者主血。故壳主胸膈皮毛之病,实主心腹脾胃之病。大同小异。"明·李时珍《本草纲目》中则云:"枳实、枳壳气味功用俱同,上世亦无分别。魏晋以来,始分实、壳之用,洁古张氏、东垣李氏又分治高治下之说。大抵其功皆能利气,气下则痰喘止,气上则痞胀消,气通则刺痛止,气利则后重除。"二药配伍,共襄理气,胸腹并治,宽胸消痞,破积除满。柴胡、白芍合用——柴胡辛散,疏肝解郁,调畅气机,使阳气升发;白芍酸收,使阴血归经。二药配伍,一散一收,一气一血,疏肝中兼敛肝,升阳之中兼敛阴,补肝体而各肝用,使肝气得疏,肝血得补,疏柔相济,动静结合,以发挥肝藏血、主疏泄之功能。正符合肝体阴用阳之旨,刚柔相济之性,适用于情志不畅,肝气郁结所致情绪抑郁或急躁易怒,胸胁苦满等症。二药合用见于《和剂局方》的逍遥散、《景岳全书》的柴胡疏肝散及《伤寒论》的四逆散等方中,为临床经典药对。

治肝首应治体,肝体阴而用阳,滋养肝阴,柔润肝体,可防相火亢盛,故而治肝体本于养肝阴。肝阴宜养,法在柔润,取药宜甘。阴主内,性静、喜柔。"柔"者缓也柔能制刚;"润"可生津,津液足则血可化;"甘"能补能守,其性和缓,能缓肝之急,助肝之用,益肝之体,选药轻灵,甘润而不滋腻,常用药有当归、白芍、枸杞、女贞子、北沙参、石斛等。常用药对:赤芍、白芍——白芍,味苦酸,性微寒,入肝经,可养血敛阴、柔肝止痛,与赤芍相合,一活血、一补血,行补兼施,一补肝、一泻肝,补泻一体,清热凉血,养血敛阴,散瘀止痛,相反相成。临床使用治疗阴伤有瘀、低热口干、目赤而痛、胸胁疼痛。赤芍多炒制以增效。

肝藏血,肾藏精,精血互生,肝血有赖肾精滋养,肾精有赖肝血化生;乙癸同源,盛则同盛,衰则同衰,肾阴不足可致肝阳上亢;肝火妄动,又可下劫肾水,致肾阴不足,因此肝肾同治,补肝阴而滋肾阴。常用药对:鳖甲、龟板——龟板咸、甘平,入心、肝、肾经,善于滋阴潜阳、补肾填精。与鳖甲配伍,属相须为用。鳖之背甲,龟之腹甲,阴中之阴阳也,冲任相通也,二药相配,咸平相济,阴阳相合,督任并举以增强滋阴清热、育阴息风之力,可见于吴氏《温病条辨》之三甲复脉汤。菟丝子、麦冬——麦冬能清心养阴止渴,菟丝能补肾填精,二者相使为用,一阴一阳,奏清心养阴,补肾益精,交通心肾之效,治疗阴虚精少、心肾不交、精少血燥所致心悸怔忡、口干、目赤头晕、五心烦热等症,运用方药可见严氏《济生续方》中的心肾丸、《中医临证备要》的二至百至丸等。女贞子、续断——女贞子、续断均入肝、肾经,为补益肝肾常用之品。然女贞子甘苦性凉,补而不腻,能滋肾水益肝阴,偏补真阴;续断苦泄辛行,甘以补益,既能补肝肾,又能通经活络,偏补肾阳,补而善走。二药配对,相辅相佐,阴阳兼顾,共奏补肝益肾、通经活络之功。枸杞子、菊花——枸杞子甘平质润,有滋补强壮作用,能补肾生精,养肝明目,为平补肝肾之品;菊花甘苦性凉,本为疏风解表之药,然有清肝明目之功,亦为眼科要药。二药配对,枸杞子补益肝肾以治本,菊花清肝平肝以治标,肝肾同治,一补一清,标本兼治。共奏补肾益肝、疏风明目之功。适用于肝肾不足、视物昏花、头晕、腰膝酸痛等症。熟地黄、泽泻——熟地黄味甘微温,滋润纯净,能滋肾阴,补精髓,偏于守;泽泻甘淡性寒,既能清利下焦湿热,又能清泻肾经之火,偏于通利。二药配伍,一补一泻,一开一阖,补多泻少,既能消除小便失调、相火亢盛之症,又能防熟地黄之呆滞,共奏补肾滋阴、利水渗湿之效。然熟地黄用量不宜过量,其性黏腻,易致脘腹胀满。除却使用传统中药外,杨教授亦喜以岭南道地药材入药:溪黄草清热利湿、凉血散瘀,保肝之效甚佳;鸡骨草性凉味甘,能清热解毒、疏肝活血止痛,主治黄疸胁痛、胃脘胀痛、跌打损伤等症,临床对降低谷丙转氨酶、谷草转氨酶及改善肝区疼痛有较好的疗效,适用人群广泛,故常用于慢性肝病肝损伤后的保护或治疗。也植根疗效,善纳新知,紧跟前沿,应用黄芪、山药破壁片等新法炮制药物。黄芪、山药等药,经现代技术行破壁之力后,再行煎煮,则健脾益气、调补肝肾之药效较前更甚。

(4)临床用药三注意

一则,注意攻伐适度。急症腹水若逐利水湿攻伐无度,虽使腹水消除暂缓其胀,但徒伤正气,所以逐利不可过剂及久用。当腹水退十之六七,腹压减轻即改用缓下利水之品,以扶正之药固本培元为主,或甘渗培土运中,或治转下焦以补肝肾,以助气化水湿,隧道通调,取缓则治其本之意。

二则,选药用药除基于疾病特性外,应注重时令性。《神农本草经》上记载:"四时用药要先顺应时令,不能杀伐天地间的祥和之气,故药物的升、降、浮、沉要顺应其气。"临床用药需临证加减,选择上亦需注重时令:"春季主升,味薄者,升而生",宜加辛温之药,如薄荷、荆芥以顺应上升之气;"夏季主浮,气厚者浮而长",宜加辛热之药,如香薷、生姜、参、白术,以顺应夏季浮动之气;"秋季主收,气薄者降而收",宜加酸温之药,如芍药、乌梅,以顺应秋季下降之气;"冬季主藏,味厚者沉而藏",宜加苦寒之药,如黄芩、知母,以顺应冬季沉郁之气。

三则,当注意慎用酒制、温燥性药,忌用肝毒性药物。肝脏顺应春升发之气,相火寓于内,易于上行升散,阴液易伤,而酒制及温燥性药物,均有伤阴耗气之弊,恐增升阳之性,故而临床用药多慎用酒萸肉、酒当归、酒川芎等酒制药物及淫羊藿、鹿茸、附子等温燥性药物。肝本为解毒之脏,为药物入脏之门户,故而易受损伤,临床用药应慎用或禁用抗生素、抗结核药、镇静安定类药物及水杨酸类解热止痛等易造成肝肾损伤的西药及斑蝥、乌头、附子、苍耳子等有肝毒性的中药,并强调不宜过度服用护肝药物。俗话说:过犹不及。临床忌见病套药,盲目利水,缺少巩固,药后复发等不当用药之行;疗效"以平为期",亦嘱患者服药阶段不可过于执着于外象表现,不然恐生郁结,影响疗效。

3. 中病即止,以平为期

(1)祛邪利水,中病即止

"中病即止",源自《伤寒论》提出的"凡服汤发汗,中病便止,不必尽剂""凡用吐汤,中病即止,不必尽剂"及"凡可下者,用汤胜散,中病便止,不必尽剂"等理论,其主要针对急证或虚实夹杂病证,倡导"衰其大半而止",急症多以利、下、吐等攻邪之法,然攻邪之法必伤正,正伤则易复生邪气,故而急症除则行缓治。重症腹水患者,首应利尿以治缓急,然水湿得利、腹胀稍缓,则应施行气、活血化瘀等缓利腹水之法,兼以补气、养血、滋阴、温阳之品扶正以助邪去。药味选择上应以甘淡、微苦、微辛等药味和缓,平、微温、微寒等药性平和为主,补养之品多选用清补之品,配伍需得当,攻邪扶正相合,切记不可久用多用辛温芳香类药物,性烈势猛药物当格外关注其使用剂量。临床开方不可过剂,把握疾病转归,谨记中病即止,以防耗伤正气。

（2）调和药物、机体阴阳,以平为期

治病谨记中病即止,疗效强调以平为期。诚如《素问·至真要大论篇》曰:"谨察阴阳所在而调之,以平为期,正者正治,反者反治"。虽有"脏在里为阴,腑于表为阳"之说,然脏腑本身即有其阴阳,阴阳调和,则脏腑自安,各司其职;阴阳失和,则脏腑不自安,影响他脏。肝藏血,血养肝体故肝体为阴;然肝性调达,主其疏泄,故其用为阳,若血藏于肝,肝体受血所养则柔,可制肝阳,肝主疏泄,肝脏调和;不然则肝阳亢盛,损耗肝阴,肝脏藏血及疏泄失职,肝病由生,他脏亦受累致病,故调补肝气助肝阳的同时,应注意补养肝血、滋养肝阴,此为察脏腑之阴阳,调和气血以治阴阳失衡。患者罹患慢性肝病多以失眠为主诉,老师指出"肝阴亏虚,阳不入阴"为其主要病因病机,肝阳旺则相火盛,故而阴不敛阳,临床诊疗理应以滋阴为主,辅以补阳,调摄阴阳,阴中求阳,阳中求阴。张氏提出了"善补阳者,必于阴中求阳,则阳得阴助而生化无穷;善补阴者,必于阳中求阴,阴得阳升而泉源不竭",此为察病机之阴阳,取"阴阳互用"之法以治病。

杨教授临床治疗阴虚型腹水时,用药不局限于柔肝养血之品,而喜加入一味桂枝,助阳化气,阳中求阴,阴血得生。诚如曹炳章所言:"凡润肝养血之药,一得桂枝,则化阴滞而阴和"。诊治阳虚的病,亦会配合牡蛎、鳖甲等滋阴潜阳药物,用药区别阴阳,阴阳同用,则全方药性平和,阴阳同治;西药治疗慢性肝病多长期服用激素、免疫抑制剂等,促使人体内阴阳失调,故而出现神经、代谢及免疫等方面的功能紊乱,而教授指出中药却能调变阴阳而不损机体之平衡,故倡导患者一般服用中药时少用或停用激素类药物。此为视药性之阴阳,组平和之药方以治之。察病位、病机之阴阳,审药物阴阳之性用之,则机体阴阳得序、脏腑相安,临床可见为面色由黄白青黑等病色转见"面色荣润,红黄隐隐"常见面色,舌象由苔黄厚腻、舌质暗红等病态转见"淡红舌,薄白苔"生理舌象,脉象由"弦细数"等病理脉转为"脉来和缓、流利"平脉。但"以平为期"的具体衡量标准还应因人而异,不可执着于同一标准,应追求"自体平和"——只要较前症状相比改善,且患者感觉气血充和、身体健康无明显不适即为平和,切记过犹不及。老师指出疾病后期及病瘥后,均应注重调和机体阴阳,注意日常饮食及行为调摄,宜食"本味之药食",行"时令之作息",慎过饥过饱、熬夜、饮酒及过劳,倡导适宜运动、适度保健,遵循自然之规律。

4. 药食同源,知行相合

古书曾有记载,"药物可以驱邪,五谷为给养,五果为辅助,五畜为增益,五菜为补充",故药食本为同源,气味相合而服用,能达到补精益气的效果。老师临床常嘱患者煎煮中药时酌情放入生姜、大枣、薏苡仁、小麦、香菇等健脾、益气、和胃、化湿、敛神食材。平时应多食山药、动物肝脏等补肝养血、益气明目;波菜、鸭肉等滋阴养血食材,亦可用玉米须煮水服用,有祛湿邪、缓利水肿的功效。还依据经验悟出一二食疗方:酸枣仁、莲子、芡实、生姜、五指毛桃熬粥,可借助酸枣仁、莲子、芡实益气、养心肝阴血,配伍岭南特色五指毛桃益气健脾利湿,防水气凌心,以宁心安神治疗气血虚弱型失眠;以酸枣仁、小米、小麦、百合、粳米煮粥,取益气敛阴,阴中求阳之效,可改善阳不入阴所致夜间多梦型失眠。食味选择上,老师嘱患者紧守"四胜"原则——"热胜凉,少胜多,熟胜生,淡胜盐"。

饮食药味多有注重,然更需讲究药食煎煮,饮食、运动行为调摄,方可知行合一,药食各尽其效。杨教授常建议患者自行炮制及煎煮中药,学习正确的煎煮及服用方法、简易的炮制手法,药物之性可尽数析出,方药之效可尽数达所,药气可由官窍透入脏腑,先安脏腑。炮制药品多为简单炒制或碾碎手法为主,炒制药物可增强其止血效果,种子类药物先行打碎再行煎煮,可有效析出药性;煎煮中药注意依据药性的不同,随之调整火候,文武火交替。芳香类药物,要用武火急煎,煮沸一到二次;质地厚重、不容易煮出汁的根茎类药物,则要用文火久煎;一剂药物需煎两次,两次药汁去渣混合,平分多次于饭后服用,亦悉心告诫患者服药中需忌食生冷、油腻、腥膻、刺激性食物,鼓胀患者需忌食盐、碱过多,牢记茯苓忌醋、天门冬忌鲤鱼、薄荷忌鳖肉、白术忌蒜桃李等药食禁忌。服药之余,当注意药行合一,药后半小时左右,以手掌左右来回搓揉肝区或者全腹部以助气血运行,药效可达其所,有助疾病预后;以手指指腹按揉足三里、太冲、三阴交等穴位,可舒缓肝经,沉降肝气,畅达情志;滋养肝阴,以柔肝体;助阳化气,以资阴血。

饮食行为提倡细嚼慢咽,节制食量,以七八分饱为宜,可有助脾胃滋养、调理,助脾运化,以养后天。诚如清代石成金代《长生秘诀》言:"饮食细嚼慢咽有益于人者三,盖细嚼则食之精华能养五脏,一也;脾胃易于消化,二也;不致吞食噎咳,三也",以及《黄帝内经》中"饮食自倍,脾胃乃伤"所言。"用则利,无用则废",晨起或傍晚适宜行太极拳、八段锦及气功等动作舒缓、流畅、缓慢运动,有利宗气充、顺肝性、血行畅,气足则运畅,亦有助于情志的调摄;肝胆互为表里,常相依为病,日常闲暇时两手掌呈半握拳式敲击胆经、轻拍腰部及颈部,有助于血液循肝胆经的运行,杨教授还亲身示范动作及要领,患者也欣然采纳并勤加练习;嘱肝病患者夜间卧时,可取右侧半卧位,有利于夜间血流回肝,滋养肝体,以助眠卧;服药的同时,要切记忌怒、熬夜及烟酒、房劳等伤肝之行。老师向来和颜悦色,仅有患者不遵医嘱,甚至罔顾自己健康仍行熬夜、抽烟、喝酒等行为时,才会痛心疾首、出言斥责。

(三)医道

唐代王勃《黄帝八十一难经·序》中有"授黄公之术,洞明医道",表明医学之道谓之术。而医者之道应谓之德,指济世救民之仁心,谨慎负责之品质,毕生钻研之精神。杨教授业医执教,勤恳好学,不断精进自身医术及医理,虽在临床及科研多有建树,而其所具备的医德、医风更是值得后辈尊敬与学习。

1. 兢兢业业,致力临床

惠及一方,惠及众人。杨教授不辞辛劳,于广州黄埔中医院(现广州市黄埔区中医院)、华侨医医院中医科(现暨南大学附属第一医院中医科)乃至顺德大良医院(现暨南大学附属大良医院)等多地门诊坐诊,凭借自身的医术惠及更多的患者,为医学事业奉献一己绵薄之力;常有慕名而来的远途患者,杨教授念其苦于病痛、求医情切,对于加号的请求,一有即允。尤记有次临床跟诊,当日老师诊疗日程很满,坐诊一直从早上持续到了下午,当诊疗到最后一位患者时,已经临近下午下班,此时又来了一位神情恍惚的老年患者,自诉从很远的地方赴诊,却没能预约上号,老师二话不说同意加号,可是这位患者神识似不太清晰,老师悉心指导他具体加号流程,并让学生陪同帮助,并在诊室耐心等待,诊疗结束,老师又反复叮嘱患者取药流程、注意事项,直至患者离开。

杨教授平时诊疗期间除却偶尔因腰疼、口干,站起来捶捶自己的腰、喝几口水外,一直从上午 8 时坐诊到下午 2 时左右;线下出诊之余,杨老还在"肖瘤医生"平台开展线上诊疗,为的是方便外地或者工作繁忙患者"医有所询、病得所治"。线下开会及吃饭期间老师都时常在回复患者的信息或进行线上诊疗。杨老常说:"即便累一点,但只要外地的不方便现场就诊的患者可以得到适宜的诊疗,那便是值得的。"老师基本没有什么个人的休闲时间,兢兢业业,致力临床,满满的出诊日程及诊疗医案书写的便是杨老的仁心。作为学生,我时常自省,也感慨:能以彼拙劣之资,拜于名师麾下,习其经验之识,承其仁义之德,何其可幸。

2. 切身诊病,酌情治病

杨教授对复诊患者的病情了然于心,对待首诊患者,更是切身根据患者的情况,悉心询问、耐心倾听;由于肝病多为慢性疾病,长期的诊疗对于患者的身心均造成了不同程度的损伤,因而杨教授无论身体多么困乏,诊病时都常以积极乐观的状态、诙谐幽默的语言与之交谈,并且诊疗之余还会对其进行心理疏导——有助于良好医患关系的培养,而良好的医患关系,能增加患者对治疗的依从性、影响患者的心理精神状态,引起一系列的生物反应,从而提高治疗效果及改善疾病预后情况;老师除自身待患如亲、抱楚为痛,亦常言传身教,警诫学生研习医术医理,更应贯彻"大医精诚"思想,重视自身人文情怀熏陶,学医当广博学识、德艺双馨。作为学生我时常会想,也许患者的一声感谢、一丝改变、一展笑颜便是老师不辞辛劳的初衷,也是造就如今老师医术的溯源。

无论是患者亲属关于自身或是患者本人的询问,杨老亦会事无巨细地告知,时常会详细书写相关注意事项及饮食运动建议交予患者。杨老常言:"患者皆是'中医学子',惠及一人,惠及一家,不仅要依病治病,更要患者将中医的思想理念深谙于心中。"中医治病当治本,本,既是指从根源上治疗疾病,亦是指要使患者及其家属思维本质性转变——从心底里接纳中医、学习中医,这样才能一本万利;开药时常会酌情考虑患者的便利及经济情况,如若患者的经济能力较差,杨教授即使已经开具处方,仍会不厌其烦地进行剂量及药味的改变;除此之外,杨教授倡导中药自煎,但中药材繁重,患者若家住较远或者年老体弱不便携带,杨教授会告知药房进行配送,免去患者远途提重的困扰。总而言之,杨教授临床诊病治病可谓方方面面,精心细致考量,无不周全患者,待患如亲,仁心备至。

3.博识多思,精通医研

老师除却临床门诊诊疗外,业余常研读经典,承先贤之理法;广询医理,融汇新知,创当代之新知,并不断反思及精进自身的学术理念及诊疗技术。临床跟诊期间,老师常会提问学生,某次提问到岭南道地药材鸡骨草的功效时,跟诊学生莫不面面相觑,然老师会心一笑,告知学生其所治疾病及其现代药理机制,并嘱学生要博闻多思。作为学生除为自身不才汗颜,亦感慨于老师广博的学识。老师还时常表示如有时间亦想与我们一同做实验探究中药复方药理。杨教授积极参与各类肝病相关学术论坛及"2018年度国家科技部重点研发计划""2019年度国家自然科学基金"及"2020年度国家自然科学基金优青项目"等多项科研项目的探究、评定工作,了解肝病学术前沿资讯,立行术业、医研一体,因而在慢性肝病的临床医术及科研研究上均多有造诣,曾公开发表学术论文达200余篇及参与编著专著22部之多。老师仍常感光阴易逝,深责自身所学寥寥,哀精力不充、身体多病,盼我等能趁春光正好、身体康健,奋力拼搏、多学多思,不负韶华。

(谢激倩　张玉佩)

二、杨钦河教授学术思想与《伤寒论》临床应用经验总结

（一）杨钦河教授学术思想总结

1.寒温并用

杨师认为寒温为临床的常见一对矛盾对立两方,却又统一存在于方药之中,正所谓没有完全意义上的寒证,也没有完全意义上的温热证。我们临床之中常常遇到这样场面:患者口腔疼痛、糜烂、口干、口苦、口臭,大便干结,但舌淡苔白腻脉细。患者近期表现一派热象,但平素大便溏,纳差,易感冒。如何应对? 在这种情况下,往往使用寒热兼调的方如半夏泻心汤等;或在使用一派寒凉药物同时,兼服用小柴胡颗粒。小柴胡颗粒中有清热药物黄芩、柴胡,不会助热,更有党参、生姜、大枣、炙甘草顾护中焦脾胃的药物,这也是经方、时方的结合典范。

病案:谭某,男,41 岁。畏寒、反复流涕、喷嚏 2 年。于 2019 年 11 月 2 日就诊。刻症见:疲倦感,后背发凉,易醒,口臭,无腰酸腰痛,纳二便正常,舌淡苔黄腻脉结;乃先天禀赋不足,肺脾虚弱,肺卫不固,脾气不足,脾阳不足,畏寒、流涕、喷嚏、后背发凉,胃中湿热故纳可,苔黄腻。诊断:虚劳肺脾两虚。胃中湿热,当以健脾、温肺、清胃为大法,方以玉屏风散合半夏泻心汤加减如下。

黄芪 15 g,白术 10 g,防风 10 g,姜半夏 10 g,黄芩 10 g,干姜 5 g,党参 10 g,黄连 5 g,大枣 10 g,炙甘草 5 g;水煎服,日 1 剂,共 7 剂。二诊精神好转,畏寒明显减轻,后背发凉感消失,口臭明显减轻,纳二便正常,舌淡苔薄黄脉结;效不更方,继续服用上方 7 剂。三诊,畏寒、口臭消失,舌淡苔薄淡黄脉结;上方减去黄连,继续巩固治疗。

内科多数疾病,病因病机复杂,往往单一的方剂不能解决或兼顾,需要合方治疗,如寒热并用、温补兼施等,合方治病也是伤寒论最常用、最早用的方法,也是中医辨证论治的典范所在。

玉屏风散见于《医方类聚》"腠理不密,易于感冒"。功用益气固表止汗。主治表虚自汗。汗出恶风,面色㿠白,舌淡苔薄白,脉浮虚。亦治虚人腠理不固,易感风邪。本方主治卫气虚弱,不能固表之证。卫虚腠理不密,则易为风邪所袭,故时自恶风而易于感冒;表虚失固,营阴不能内守,津液外泄,则常自汗;面色㿠白,舌淡苔薄白,脉浮虚皆为气

虚之象。治宜益气实卫,固表止汗。方中黄芪甘温,内可大补脾肺之气,外可固表止汗,为君药。白术健脾益气,助黄芪以加强益气固表之力,为臣药。两药合用,使气旺表实,则汗不外泄,外邪亦难内侵。佐以防风走表而散风御邪,黄芪得防风,则固表而不留邪;防风得黄芪,则祛风而不伤正。对于表虚自汗,或体虚易于感冒者,用之有益气固表,扶正祛邪之功。方名玉屏风者,言其功用有似御风屏障,而又珍贵如玉之意。本方配伍特点是以补气固表药为主,配合小量祛风解表之品,使补中寓散。本方与桂枝汤均可用治表虚自汗,然本方证之自汗,乃卫气虚弱,腠理不固所致;桂枝汤证之自汗,因外感风寒,营卫不和而致。故本方功专益气固表止汗,兼以祛风;而桂枝汤则以解肌发表,调和营卫取效。使用注意:若属外感自汗或阴虚盗汗,则不宜使用。

半夏泻心汤其功用为寒热平调,消痞散结。主治寒热错杂之痞证。脾胃居中焦,为阴阳升降之枢纽,今中气虚弱,寒热错杂;脾为阴脏,其气主升,胃为阳腑,其气主降,中气既伤,本方证病机较为复杂,既有寒热错杂,又有虚实相兼,以致中焦失和,升降失常。治当调其寒热,益气和胃。方中以辛温之姜半夏为君,散结除痞,又善降逆止呕。臣以干姜之辛热以温中散寒;黄芩、黄连之苦寒以泄热开痞。以上四味相伍,具有寒热平调,辛开苦降之用。然寒热错杂,又缘于中虚失运,故方中又以人参、大枣甘温益气,以补脾虚,为佐药。使以炙甘草补脾和中而调诸药。综合全方,寒热互用以和其阴阳,苦辛并进以调其升降,补泻兼施以顾其虚实,是为本方的配伍特点。寒去热清,升降复常,则痞满可除、呕利自愈。使用注意:本方主治虚实互见之证,若因气滞或食积所致的心下痞满,不宜使用。

2.注重三因制宜,但阳虚岭南也多见

三因制宜是指根据不同季节、地域、个体差异辨证选方用药,优秀医生不仅有丰富的医学知识,还要有思变的洞察力。杨老师经常教导我们,要活学活用,不能呆板死板。湿热是岭南地区气候特点,人处其中,稍有不慎,必有所感,湿热证多见,然脾主运化水液,故恶湿喜燥;湿热侵犯人,湿热久居,必然耗气,加之喜冷饮凉茶,其人多有阳虚,湿胜则伤阳,故岭南湿热证多兼阳虚,清热利湿必兼补阳气,方得显著疗效。

病案:许某,男,45岁,腰痛1月余。于2020年3月3日就诊。1个月前劳累后出现腰部酸痛不适,腰背部酸痛、酸困,活动后明显,纳眠正常,小便黄,大便黏滞,口苦,舌暗苔黄腻脉弦。查体:腰大肌压痛,僵硬感。中医诊断:腰痛风湿热瘀痹阻。西医诊断:腰肌劳损。治法:清热除湿、补肾壮阳。

处方:淡竹叶10 g,锁阳20 g,黄柏10 g,土茯苓30 g,豆蔻(后下)5 g,苍术10 g,茵陈15 g,薏苡仁30 g,车前子(包煎)20 g,陈皮12 g,麸炒枳实10 g,法半夏10 g,焯苦杏仁10 g,淫羊藿15 g,盐巴戟天20 g,黄连10 g。

用法:口服,共7剂。

复诊:3月10日,腰痛稍有改善,大便黏滞,纳眠可,小便调。舌质红,苔黄腻,脉濡。

症状有所改善,守前方加黄连5g、蒲公英20g、芦根20g,清热燥湿、清热解毒。7剂,水煎,内服。3月17日复诊,症状继续减轻,舌质红改善,苔黄腻改善,脉濡。患者湿热减轻,症状改善,守前方,加白术15g,以燥湿健脾。7剂,口服。3月22日复诊,腰痛继续减轻,大便成形,舌质淡红,苔白腻,脉和。症状改善,守前方,加枸杞子20g以滋阴补肾。7剂,口服。

心得体会:年轻人腰痛以腰肌劳损、腰椎间盘突出等为主要原因,腰部感受外邪,或因劳伤,或由肾虚而引起气血运行失调,脉络绌急,腰府失养所致的以腰部一侧或两侧疼痛为主要症状的一类病证。《黄帝内经》分别叙述了腰痛的性质、部位与范围,并提出病因以虚、寒、湿为主。《金匮要略》已开始对腰痛进行辨证论治,肾虚腰痛用肾气丸、寒湿腰痛用干姜苓术汤治疗,两方一直为后世所重视。恰恰对湿热阻络的因素没有具体论述,说明古人湿热病少见,这与当时气候地理条件有关。然对于岭南之地,湿热是重要的致病因素。在岭南地区,腰痛湿热证型常见,是由于岭南地区气候湿热"湿热下注"或因外感或饮食不节,皆可致湿热内蕴,湿性趋下,挟热而流注于下而发病。然湿热郁久必然出现阳虚之侯,此证型的阳痿患者,予以清利湿热、补肾壮阳之法,疗效显著。临床常用四妙散加蒲公英、芦根、黄连、茵陈等,补肾壮阳药物多选用锁阳、淫羊藿、盐巴戟天、枸杞等。

3.临床辨证注重查咽喉

咽喉与经脉联系:咽喉是经脉循行交会之处,在十二经脉中,除手厥阴心包经和足太阳膀胱经间接通于咽喉外,其余经脉直接通达。如手太阴肺经,入肺脏,循经喉中。手阳明大肠经,挟口入下齿中。足阳明胃经,从上齿中出,挟口环唇,循下颌角前,沿咽喉入缺盆。足太阴脾经,循经咽喉连于舌根。手少阴心经,挟食道上循咽喉,连于眼。手太阳小肠经,其支从缺盆循颈经咽喉上颊。足少阴肾经,从肺上循喉咙,挟舌根。手少阳三焦经,从肩走颈经咽喉至颊。足少阳胆经,从颊车,下走颈经咽喉至缺盆。足厥阴肝经,循经喉咙,上入颃颡,环行于唇内。此外,任脉、冲脉循喉咙,终于口唇。

重要意义及辨证分析:咽喉红色淡、疼痛,提示脏腑功能虚弱,体质为本虚,临床治疗以顾护本虚为主;咽喉鲜红、刺痛,提示实热熏灼咽喉,临床治疗以清热解毒、利咽消肿为主;扁桃体肿大、咽喉暗红提示久病,瘀血阻络夹郁热,虚实夹杂,临床治疗以活血化瘀、清解郁热为主。

4.动静结合,内练脏腑,外练筋骨

杨师在遣方用药的同时,非常注重"练"、非常强调"练",但凡来就诊患者,杨师在处方后都嘱咐患者要多练,并且因人、因病、因时各有不同。

内练脏腑(气):比如消化系统疾病患者,嘱患者闭眼,意念在腹部或肝区,双手掌重叠,按压腹部,力量由小到大,逆时针旋转搓,最后停留在病患处,意念中有股热气流在局

部聚集,如此反复10分钟,每日至少2次,动静结合,内练脏腑之气。

外练筋骨:加强体育锻炼,中青年人建议每天跑步,全身适量汗出即达到效果,大汗出则更耗气伤阳,不仅不利于疾病的痊愈,而且消耗正气,抗邪能力下降加重病情。脾胃为后天之本,脾主四肢肌肉,通过四肢肌肉锻炼才能使得中焦脾胃健运,升降相因;脾胃强则四肢肌肉隆盛,卫外之力增强,驱邪之力倍增,不发病或少发病,即使发病也会病情轻而易愈。

5. 强调修身养心

《素问·灵兰秘典论》记载:"心者,君主之官也,神明出焉。"《素问·调经论》说:"心藏神。"神明或神是人的精神世界及思维活动的外在综合反映,情志是其中的一部分但不是全部,情志是人体对于内外界环境变化产生的应答,依赖于五脏精气的盛衰及气血运行的通畅。《素问·阴阳应象大论》说:"人有五脏化五气,以生喜怒悲恐忧"。人有喜、怒、忧、思、悲、恐、惊的情志变化,称为"七情";而五行系统分五志,木-肝-怒,火-心-喜,土-脾-思,金-肺-悲,水-肾-恐,七情与五志所导致的疾病统称为情志病。若社会外界环境的变化过于强烈,超过人体生理、心理的适应和承受能力,致使气血运行紊乱或脏腑精气的损伤,从而诱发情志病的发生,产生怒伤肝、喜伤心、思伤脾、悲伤肺、恐伤肾的表现。情志病不仅可以影响心神,直接损伤相应脏腑,还能够影响气机的运行、影响疾病的预后,临床表现最多的为焦虑、失眠、无限放大的躯体症状。然与之不对称的是现代医学检测未发现较大或严重生理指标的异常,即躯体自我感觉症状严重程度远远大于实验室检测结果。

本病与精神心理状态密切相关,除了服药,要切中病情,提高疗效,必须配合心理疏导法,将精神疗法作为治疗疾病的重要方法。《黄帝内经》详尽地描述了情志致病的机制及发病原因。《内经·灵枢·师传》:"人之情,莫不恶死而乐生,告之以其败,语之以其善,导之以其所便,开之以其所苦,虽有无道之人,恶有不听者乎。"以"告、语、导、开"四字详细而又不同侧重地与患者进行沟通,实为开创心理咨询疗法之先河。杨师对首次来诊患者,当见到患者情绪低落、悲伤欲哭、倾诉不止的时候,第一句话是"我认为不是什么大问题,吃药后肯定会有效,但要按我说的做",如此犹如即刻注射一支强心振奋剂给患者,使患者精神大振,信心倍增,并不断说"谢谢,谢谢杨教授",离开诊室时已经满面笑容,如失千斤重担,立竿见影。还有另外一个同样重要且很关键的疗法就是与患者独处倾听法,有心理疾病如焦虑、抑郁等情感障碍的患者性格多内向,阴性体质人,不善于表达或不愿意表达内心苦楚,或找不到他(她)认为合适的人去倾诉内心的苦闷,郁郁寡欢,恶性循环,久而久之,病情愈发严重。遇到这种患者就是要倾听患者所言之苦,让其发泄出来。常常可见就诊谈话的过程中患者会时而哭泣、流泪,其实这已经表明病情有好转之势,我们已经捉住其病根,需要我们假以时日调理开导。正如《素问·移精变气论》曰:"闭户塞牖,系之病者,数问其情,以从其意,得神者昌,失神者亡。"

所以临床中除需要正确引导患者采取合适的诊疗方案外,更要告知患者注意调整情绪,在配合治疗同时放松心情。《医方考·情志门》曰:"情志过极,非药可愈,须以情胜"。临证需从以下几方面考虑:第一,鼓励患者建立战胜疾病的信心,正确了解自身的病情轻重、发展的方向及疾病转归预后;第二,鼓励患者保持积极向上的心态,尽量减少生活中不良情绪对自己的影响,配合医生的治疗方案,提高依从性;第三,选择一种"糊涂"的生活状态,凡事勿过于压抑自己的情绪,适当选择正确方式释放自己的不良情绪,或者通过有益的社交活动转移自己对疾病的注意力;第四,保持与医者的交流沟通,以便医者及时调整治疗方案。

6. 注重内外兼治

(1)治疗上呼吸道疾病

咽喉之病,成因虽多,无论实热或虚火,总因热毒内蕴,或因气滞痰凝、血瘀等相因所致。热毒、痰瘀相引,搏结不散,壅滞咽喉,故令咽喉诸症种种而发。因为病在局部,位居其上,凝结之邪,用内服之法,可调节阴阳,但力道不足,用外治之法,能使药物之性直入病所,则奏效尤捷。正如《临证指南医案》所说:"凡病属经络脏腑者,皆煎丸之能治,属形体九窍,则属有形之病,实有邪气凝结之处,药入胃中,不过气到耳,安能去凝结之邪,不过居其半耳。若欲速效,必用外治之法,可以应手而愈。"可见外治法是治疗咽喉疾病(扁桃体炎、咽炎、喉炎)很有效的方法。《伤寒论》312条:"少阴病,咽中伤,生疮,不能言语,声不出者,苦酒汤主之。上二味,内半夏,著苦酒中,以鸡子壳,置刀环中,安火上,令三沸,去滓,少少含咽之,不差,更作三剂。"313条:"少阴病,咽中痛,半夏散及汤主之。半夏散及汤方:半夏(洗)、桂枝(去皮)、甘草(炙),以上各等分。若不能散服者,以水一升,煎七沸,内散两方寸匕,更煎三沸,下火令小冷,少少咽之。"此两条文从此开创了治疗咽喉疾病使药物局部发挥作用的简洁而有效的含咽法。如咽喉疼痛、声音嘶哑等,杨师最擅长使用一方两用的含咽法:即嘱患者服药时,含住汤药在咽喉部停留尽可能长时间,然后缓慢吞下,使得药物先在局部发挥作用,胃肠吸收再次治疗,使局部及全身用药相结合,疗效倍增。含服法使药物起效快,给患者信心,吞咽后药物经吸收发挥作用弥补含服药物药效短暂之弊端,使疗效跟得上,达到药疗持久的作用。

(2)治疗痹症

《素问·痹论》曰:"风寒湿三气杂至,合而为痹。"痹症是指人体机表、经络因感受风、寒、湿、热等引起的以肢体关节及肌肉酸痛、麻木、重着、屈伸不利,甚或关节肿大、灼热等为主症的一类病证。临床上有渐进性或反复发作性的特点。主要病机是气血痹阻不通,筋脉关节失于濡养。主要肢体的痹症,包括现代医学的风湿热(风湿性关节炎)、类风湿关节炎、骨性关节炎、痛风等。杨师认为痹症主要分为湿热内蕴、虚寒型、阳虚痰瘀痹症三型,关节筋脉气血经络通行之路径,今道路不畅通,气血运行受阻,而随气血运行直达病所的药物发挥的疗效自然大打折扣,所以杨师强调口服药物的同时根据辨证使用清热消肿止痛,或温阳通络,或温通兼活血化瘀祛痰的外敷药物和局部搓法相互配合,内外兼治,里外夹攻,全身调理与靶向治疗相结合,疗效显著。虚寒或寒湿痹痛外用药物善用制川乌、制草乌,煎药用纱布外敷,平素日3~5次关节局部的搓法,均匀用力使得局部发红、发热为度。

7. 注重食养

《素问·五常政大论》曰:"大毒治病,十去其六;常毒治病,十去其七;小毒治病,十去其八;无毒治病,十去其九。谷肉果菜,食养尽之。无使过之,伤其正也。不尽,行复如法。"《素问·六元正纪大论》:"大积大聚,其可犯也,衰其大半而止,过者死。"在治病过程中药物只是一方面,治病三分治疗,七分养护,所以杨师特别注重饮食调理,药食同源,还强调饮食的多样性、颜色的多彩化、食物寒热的均衡性。

饮食多样性,指多种食物搭配,粗粮细粮合理搭配,讲究自然合理。饮食应该保证足够的植物性食物,如水果、蔬菜、豆类和全谷物、非热带植物油、坚果,低脂乳制品,家禽和鱼类,以及限制食用红肉、糖果和含糖饮料。不要过于追求进补、大补。当时之人无论年轻老幼,常常问这样的问题:"我可不可以吃鲍鱼、海参、花胶、西洋参、红参,或能不能煲党参、当归、大枣之类的汤?"这一方面体现时人已经重视养生调理,而另一方面更体现对养生调理的偏见,只知道吃好的、蛋白质及氨基酸含量很高的食物就是养生了,这就忽略食物的多样性、营养的均衡性。临床上因只吃鲍鱼、鱼翅而导致严重营养不良的例子已经屡见不鲜了。

中医学认为五脏主色各有不同,《灵枢·五色》中"以五色命脏,青为肝,赤为心,白为肺,黄为脾,黑为肾。肝合筋,心合脉,肺合皮,脾合肉,肾合骨也""青色入肝,红色入心,白色入肺,黄色入脾,黑色入肾",并且有"五色浅淡可补五脏,深浓可泻五脏"之说。保证食物颜色的多彩化,建议每餐尽可能大米、小米、糙米、黑米、薏苡仁、红米、黄豆适量搭配,兼顾心肝脾肺肾五脏之气,既多彩又美味,营养均衡全面。《素问·藏气法时论》曰:"毒药攻邪,五谷为养,五果为助,五畜为益,五菜为充,气味合而服之,以补精益气。此五者,有辛酸甘苦咸,各有所利,或散,或收,或缓,或急,或坚,或软,四时五藏,病随五味所宜也。"

8. 守正创新,中西医有机结合

守住中医的底线基础理论,在现代医学为主流的社会里,如何把握中西医融合互用的切入点,是很重要也是体现中医师智慧的地方。杨师在辨证治疗虚损性疾病时,常结合现代医学的四测(体温、血压、脉搏、呼吸频率)来指导用药治疗,如患者头痛、头重脚轻感、疲倦乏力,测血压偏低,脉搏偏慢,体温正常偏低,提示气虚存在,是血管鼓动力不足,脑部及全身供血供氧不足所致,即为"不荣则痛"。血压偏低,提示"虚"存在,血管鼓动力不足,这是作为现代中医师应该将现代医疗设备检测技术有机结合到中医诊疗过程中的一个典范。

病案:李某,女,39岁,头晕1月余,于2019年9月18日来诊。头晕,天旋地转感,恶心呕吐,不能站立,至广州某三甲医院就诊,行头颅CT检查未见异常。诊断:椎基底动脉供血不足。经治疗后天旋地转感、恶心呕吐消失,仍头晕、头昏沉,活动时诱发或加重,乏力,日轻暮重,心烦不宁,口干口苦,纳差,眠差多梦,小便正常,大便溏,舌暗淡苔薄黄脉弦细。查体:BP 97/65 mmHg,神经系统查体未见异常。乃气虚血瘀兼胆胃内蕴痰热。方如下:陈皮10 g,姜半夏10 g,茯苓15 g,枳实10 g,天麻12 g,川芎10 g,丹参20 g,葛根40 g,白芍30 g,甘草10 g,姜厚朴10 g,牡丹皮10 g,栀子10 g,淡竹叶10 g,木瓜15 g,黄芪60 g。水煎服,日1剂,共7剂。二诊,头晕、乏力明显减轻,心烦消失,少许口干。上方黄芪增至60 g,继续服用7剂,头晕症除。

用大量的黄芪补气,临床较少用甚至不敢用,杨师根据血压数值,结合临床症状辨证虚证,使用黄芪60 g、葛根40 g左右。

(二)杨钦河教授临证经验发挥与应用

1.内外兼治,将院内制剂药氧鼻吸入应用,是药物剂型的创新使用

跟师过程中在杨教授指导下经过大量临床实践体会,充分发掘和发挥中医经典理论和方药,进行"使用院内制剂药氧鼻吸入合疏利三焦法治疗慢性肺心病失代偿期"临床研究,具体如下。

(1)中药经鼻吸入法

是根据《素问·金匮真言论》中"肺开窍于鼻"、《温病条辨》"治上焦如羽,非轻不举"理论与原则,与《金匮要略》中"湿家,病身疼,发热,面黄而喘,头痛,鼻塞而烦,其脉大,自能饮食,腹中和无病,病在头中寒湿,故鼻塞,内药鼻中则愈"及用"薤捣汁,灌鼻中"治"卒死",以及《千金要方》治一切肺痿、咳嗽脓血及唾血不止者,用"三炼酥,适寒温灌鼻中"之法,采用将疏风清热解毒、外用具有辛散芳香醒神功效的院内制剂鱼腥草清热利咽合剂(粤 Z20071520)结合氧气鼻吸入治疗的富有中医特色又具有简、便、廉、验的外治法。药氧鼻吸入疗法对本病具有以下优点:①氧流量小,温和,方便,患者依从性好,利于临床推广;②直接作用于呼吸道黏膜,更适于呼吸系统疾病的治疗;③可避免药物对胃肠道的刺激及胃酸和消化酶对药物的破坏;④避免了肝的首过效应,剂量小、生物利用度高;⑤药物可刺激鼻内神经,使其产生反射性调节,影响脑部和内脏功能,从而对肺部和全身起到治疗作用。将内外疗法有机结合,既突出了中医理论及经方的优势,又体现了中医外治法对本病的治疗价值,是一个既有临床实用价值,又可开拓该病救治思路的课题。

(2)从三焦、痰饮瘀论肺胀

三焦为六腑之一,关于三焦部位,历代医家认识不一,争论不休。然对其功能的认识

却基本一致。①通行元气。首见于《难经》。如三十一难说:"三焦者,水谷之道路,气之所终始也。"②运行水谷。《素问·五藏别论》称三焦为传化之府,其具有传化水谷的功能。《素问·六节藏象论》说:"三焦……仓廪之本,营之居也,名曰器,能化糟粕,转味而入出者也。"指出三焦具有对水谷的精微变化为营气,以及传化糟粕的作用。③运行水液。《素问·灵兰秘典论》曰:"三焦者,决渎之官,水道出焉。"《灵枢·本输》曰:"三焦者,中渎之腑,水道出焉,属膀胱,是孤之腑也。"因此,三焦水道的通利与否,不仅影响水液运行的迟速,而且也必然影响有关脏腑对水液的输布与排泄功能。如果三焦水道不利,则脾、肺、肾等脏腑调节水液的功能将难以实现,引起水液代谢的失常,水液输布与排泄障碍,产生痰饮、水肿等病变。正如《类经·藏象类》所说:"上焦不治,则水泛高原;中焦不治,则水留中脘;下焦不治,则水乱二便。"由此可见疏利三焦则可畅通全身水道、气机,三焦不畅百病生,疏利三焦治百病。

我们把《灵枢·营卫生会》篇中"上焦如雾,中焦如沤,下焦如渎"引申为三焦为水火气机升降出入的场所来作为理论依据。肺心病多由于初期外邪袭肺,肺失宣降,风痰伏肺,日久子盗母气,由子及母,肺脾两虚,痰浊瘀留着,导致上焦闭塞,表现咳、痰、喘、痰量多,呈黏脓性;中焦不化,表现为纳差、乏力;久病入络,口唇发绀,下焦不利,出现小便不畅,大便秘结,面色黧黑,水肿。失代偿期多有外因影响,出现上述症状加重或兼表证而以痰、热、瘀、虚为其特点,以肺肾两虚,痰热瘀肺证多见,故以宣上焦、畅中焦、利下焦,即疏利三焦为其治疗大法。

(3)运用经方合方化裁治疗慢性肺源性心脏病

将《伤寒杂病论》中的小柴胡汤、木防己汤、葶苈子大枣泻肺汤加桃仁化裁为口服汤剂疏利汤治疗肺心病。

小柴胡汤见于《伤寒杂病论》:"伤寒五六日,中风,往来寒热,胸胁苦满,默默不欲饮食,心烦喜呕,或胸中烦而不呕,或渴,或腹中痛,或心下痞硬,或心下悸、小便不利,或不渴、身有微热,或咳者,小柴胡汤主之。"具有和解少阳、和胃降逆、扶正祛邪的功效。方剂组成用法:柴胡半斤,黄芩三两,人参三两,半夏半升(洗)、甘草(炙)、生姜各三两(切),大枣十二枚(擘)。上七味,以水一斗二升,煮取六升,去滓,再煎取三升。温服一升,日三服。若胸中烦而不呕者,去半夏、人参,加栝楼实一枚;若渴,去半夏,加人参合前成四两半,栝楼根四两。若腹中痛者,去黄芩,加芍药三两;若胁下痞硬,去大枣,加牡蛎四两;若心下悸,小便不利者,去黄芩,加茯苓四两;若不渴,外有微热者,去人参,加桂枝三两,温覆微汗愈;若咳者,去人参、大枣、生姜,加五味子半升,干姜二两。《伤寒论》230条曰:"阳明病,胁下硬满,不大便而呕,舌上白胎者,可与小柴胡汤。上焦得通,津液得下,胃气因和,身濈然汗出而解也。"此少阳阳明病,解少阳为主,以柴胡开启上焦气机,上焦气机开通,三焦气机得通而上下阴阳和合,气血液体等生命物质得气化则愈。

木防己汤见于《金匮要略》:"膈间支饮,其人喘满,心下痞坚,面色黧黑,其脉沉紧,得之数十日,医吐下之不愈,木防己汤主之。"本证病机为饮邪内结胸膈、心下,阻滞气机;久可有郁热化瘀,重者反复难愈。慢性肺心病失代偿期患者表现的咳嗽、咯痰、气促、肢肿、口唇发绀与木防己汤中描述的症状极为相似,其痰浊、血瘀、邪热相互搏结的病机与木防己汤饮邪内结、郁热化瘀的机制高度吻合,因此,以本方治疗肺肾两虚、痰热瘀肺证切中病机、丝丝入扣。

葶苈大枣泻肺汤亦载于《金匮要略》。书中记载有"肺痈,喘不得卧,葶苈大枣泻肺汤主之",也见于痰饮咳嗽篇"支饮不得息,葶苈大枣泻肺汤主之"。原文中"喘不得卧"正与慢性肺心病失代偿期患者的症状相符,水饮内停的病机与本病相似。方中葶苈子始载于《神农本草经》,入肺与膀胱经,具有下气行水、泻肺祛痰之功。配以大枣甘温安中而缓,防止正气耗伤,同时有扶正祛邪之意。两药合用可达泻肺行水、下气祛痰而不伤正之功。

将小柴胡汤、木防己汤与葶苈大枣泻肺汤合用,加味化裁为疏利汤以疏利三焦。方中柴胡性味苦平微寒,疏肝解郁,疏风清热,邪得从外宣;黄芩苦寒,清上焦痰热,邪得从内彻。柴胡配合黄芩则疏和之用,开通上焦郁滞;防己辛苦寒,苦以降泄,可利水消饮;桂枝辛温,通阳化气,活血通络,一苦一辛,并行水而散结。人参价贵,以党参易人参健脾化饮,石膏清热平喘。葶苈子下气行水、泻肺祛痰,姜半夏降逆化痰,性温又可防寒凉之药凝滞气机,炙甘草、大枣甘温安中。慢性肺心病患者常有大便秘结,故依据大肠与肺相表里之理论,加入桃仁活血化瘀、润肠通便,兼能加强止咳平喘。现代研究表明,中医的活血化瘀药具有明显的抑制血小板聚集、降低血黏度的功效,可缓解慢性阻塞性肺疾病患者因血液流变学改变而引发的呼吸困难;活血化瘀药还可以改善慢性阻塞性肺疾病患者心肺功能,扩张肺血管,改善重要脏器的血供;增强患者的抗缺氧能力,减轻因缺血缺氧对机体的损伤。诸药合用,共奏疏达气机,宣上焦、畅中焦、利下焦之效。

2. 读经典、重临床思维:从"和法"论桂枝麻黄各半汤学习及心得

《伤寒论》原文 23 条:"太阳病,得之八九日,如疟状,发热恶寒,热多寒少,其人不呕,清便欲自可,一日二三度发。脉微缓者,为欲愈也;脉微而恶寒者,此阴阳俱虚,不可更发汗、更下、更吐也;面反有热色者,未欲解也,以其不能得小汗出,身必痒,宜桂枝麻黄各半汤。"桂枝麻黄各半汤,各三分一,桂枝一两十六铢,芍药、生姜、麻黄、炙甘草各一两,大枣四枚,杏仁二十四个。

太阳中风、伤寒在《伤寒论》中有桂枝汤及麻黄汤两种截然不同的治疗,辨证以有无汗出为依据,《伤寒论》明确讲到,桂枝汤证若用麻黄汤则出现变证或坏病。任何问题都要辨证去看,23 条明确表现轻证,患者面色有"热色",即红色、泛红,患者可能会发热,即使发热也不会很高。同时,患者皮肤瘙痒,什么原因呢?"以其不能得小汗出",故痒。这句话包含三个症状,即面色发红、无汗出、瘙痒。"未欲解也"说明表邪尚未得到解除,宜汗之。患者患病初期,可能是太阳伤寒症,然日久恶寒已不明显,而汗出亦不畅,既非伤

寒,亦非中风,是介于伤寒与中风之间的病证。桂枝汤和麻黄汤各取三分之一组成桂枝麻黄各半汤,为发汗轻剂,表郁轻证。次方把两种截然不同的疗法有机融合在一起,"和法"治病的疗法体现得淋漓尽致。临床运用如下。

病案:患者洪某,女性,69岁,发病节气为寒露,症见颜面及全身皮肤散见红色风团,瘙痒病史半年。曾至我院门诊及广州皮肤病研究所等就诊,诊断为荨麻疹。口服中药及糖皮质激素、氯苯那敏等治疗,因效果不佳,故来诊。刻诊:患者神清,精神疲倦,颜面及全身皮肤散见红色风团,瘙痒(18:00—次日06:00出现),下肢皮肤瘀斑、心悸、头胀不适、少汗、恶风、无胸痛、左肩背放射痛、濒死感、气促等,无晕厥、肢体抽搐,无恶寒、发热、呕吐等,口干、眠差,纳二便基本正常。查体:BP 92/62 mmHg,神清,精神疲倦,颜面及全身皮肤散见红色风团,瘙痒,下肢皮肤瘀斑,口唇无发绀,颈静脉无怒张,双肺呼吸音粗,未闻明显干湿啰音。心界不大,心率98次/分,律齐,各瓣膜听诊区未闻明显病理性杂音。双手远端指关节畸形,双下肢无水肿。舌淡暗,苔干淡黄微腻,脉弦数。中医以"驱邪"为原则,以疏风解表、调和营卫为法,方以桂枝麻黄各半汤如下:桂枝10 g,白芍10 g,赤芍10 g,姜半夏10 g,葛根20 g,麻黄3 g,紫草5 g,苦杏仁10 g,炙甘草5 g。方中桂枝、白芍调和营卫,麻黄、杏仁解表解郁,姜半夏化痰降逆,葛根疏风解肌,紫草凉血活血透疹,炙甘草调和诸药,上方以水600 mL煎至200 mL,分早晚2次温服,日1剂。

二诊:服药后微微汗出,下肢风团明显减少,继续服用上方,风团消失。

3. 从人体健康的中医标准理解"治未病"

《灵枢·本藏》中黄帝问于岐伯曰:"人之血气精神者,所以奉生而周于性命者也;经脉者,所以行血气而营阴阳、濡筋骨,利关节者也;卫气者,所以温分肉,充皮肤,肥腠理,司开阖者也;志意者,所以御精神,收魂魄,适寒温,和喜怒者也。是故血和则经脉流行,营复阴阳,筋骨劲强,关节清利矣;卫气和则分肉解利,皮肤调柔,腠理致密矣;志意和则精神专直,魂魄不散,悔怒不起,五脏不受邪矣;寒温和则六腑化谷,风痹不作,经脉通利,肢节得安矣,此人之常平也。"这应该就是我们中医学的健康观。这里概括为"气血和""意志和""寒温和"。气血和可以理解为气血运行通畅,功能正常,津液及血液足且运行通畅;意志和可以理解为精神思维活动正常,不亢不悲,健康向前;寒温和可以理解为人体能正常适应大自然四季寒温的变化。中医健康观的本质就是天人和、形神和、气血和,即健康就是一种和谐的状态。

现代医学的人体健康的标准就是检查未见明显异常,不管患者有无感觉及躯体的症状,就是无疾病。随着社会的进步,全民健康体检的进行,人们逐渐认识到体检未见异常不等于身体健康。亚健康状态即是体检未见异常,但自我感觉不适及躯体症状明显的状态,亚健康状态在人群中的发病率逐年上升,门诊量越来越大。现代逐渐重视的亚健康状态,就是我们中医学所说的"不和谐"的状态,就是病态。

如何调理? 要以"致中和"为原则:《中庸》"喜怒哀乐之未发,谓之中;发而皆中节,谓之和;中也者,天下之大本也;和也者,天下之达道也。致中和,天地位焉,万物育焉"。使机体各得其位,各得其所而不错乱,达到不偏不倚的和谐状态。治疗疾病就是使人体脏腑功能、阴阳气血、精神思维活动恢复最佳配置的"中和"状态,即恢复健康状态。

要以"和法即为和其不和"为治法:疾病本质即是阴阳不和,中医治病法则就是调和阴阳,不是单纯针对病毒或细菌等实质性病因,而是综合的病因在机体产生的反应形成的症候,通过辨证论治来恢复机体的和谐平衡状态。

随着人们生活水平的不断提高,由于受到遗传因素、环境污染、巨大的社会心理压力、不良饮食习惯及缺乏运动锻炼等多种因素的影响,这种人体形肥胖、腹部肥满松软,多表现为面部皮肤油脂较多,多汗且黏,容易困倦,平素舌体胖大,舌苔白腻,脉弦。概括为筋骨柔弱,肌肤肥盛,抵抗力弱,易于生病,即为大腹便便的"痰湿体质"。痰湿体质已成为当代社会一种较常见的体质类型。痰湿体质为水液代谢性疾病,与之密切相关的"三高"(高血压、糖尿病、高脂血症)的发病率均呈上升趋势,致使前贤所说的"肥人多痰""痰为百病之母""百病兼痰""怪病皆因痰作祟"等诸多说法被赋予极其重要的现实意义。中医体质的研究属于"治未病",在对相关疾病高危人群的筛查和防治措施的制定上具有相当大的潜力,可以提前干预调理,截断疾病发生发展,也体现了中医的"未病先防,既病防变"的预防理念及治疗思想。

4. 读《伤寒论》认识经方中"一方多法"

《伤寒论》方剂配伍极其严谨,具有规范性,又有灵活性。"观其脉证,知犯何逆,随证治之",喻嘉言通俗地解释为"有是病即用是药,病千变药亦千变"。清代名医徐灵胎在《伤寒论类方》中指出:"方之治病有定,而病之变迁无定,知其一定之治,随其病之千变万化而应用不爽。"经方的加减法度严谨,往往是一味药的变动,或仅是一味药的增减,作用就截然不同。从这些加减法中仲景的用药思路可窥见一斑。

(1)桂枝汤、桂枝加桂汤与桂枝加芍药汤

1)桂枝汤:桂枝三两,芍药三两,甘草二两,生姜二两,大枣十二枚。

2)桂枝加桂汤:桂枝五两,芍药三两,甘草二两,生姜二两,大枣十二枚。

3)桂枝加芍药汤:桂枝三两,芍药六两,甘草二两,生姜三两,大枣十二枚。

桂枝汤治疗卫强营弱,汗出恶风,脉浮缓的太阳中风证;桂枝汤中的桂枝由三两增至五两则变化为桂枝加桂汤,用于治疗心阳虚,下焦水寒之气上冲,气从少腹上冲胸咽之奔豚证;桂枝汤中的芍药由三两增至六两则变化为桂枝加芍药汤,用于治疗太阴病脾伤气滞络瘀的腹满时痛证。

(2)小承气汤、厚朴三物汤与厚朴大黄汤

1)小承气汤:厚朴二两,大黄四两,枳实三枚。

2)厚朴大黄汤:厚朴一尺,大黄六两,枳实四枚。

3)厚朴三物汤:厚朴八两,大黄四两,枳实五枚。

小承气汤重用大黄,主要在于攻下;厚朴三物汤重用厚朴,主要在予行气除满;厚朴大黄汤重用厚朴、大黄,治痰饮结实,有开痞满、通大便的功效。

(3)四逆汤与通脉四逆汤

1)四逆汤:炙甘草二两,干姜一两半,附子一枚。

2)通脉四逆汤:炙甘草二两,干姜三两,附子大者一枚。

通脉四逆汤的干姜倍用,附子大者则剂量更重。通脉四逆汤证病至"脉微欲绝……或利止脉不出"(《伤寒论》317 条)之衰竭状态,阴盛阳衰至极,故用重剂以回阳复脉,可望脉"微续者生"(《伤寒论》315 条)。

5. 关于《伤寒论》能不能治疗温病问题思考及临床体会

《伤寒论》不仅包括了温病,还能治温病。《素问·热论》说:"黄帝问曰,今夫热病者,皆伤寒之类也,或愈或死,其死皆以六七日之间,其愈皆以十日以上者,何也? 不知其解,愿问其故。岐伯对曰:巨阳者,诸阳之属也。""伤寒有五:有中风,有伤寒,有湿温,有热病,有温病"。这说明,祖国医学中的伤寒二字,有广义、狭义两种不同的涵义。广义的是包括所有的热病在内,狭义的是五种伤寒之一。

《伤寒论》绪论中写张仲景看到家族人员感染伤寒短时间内死伤大多数,其实也是传染病所致。从《伤寒论》的内容来看,确实是包括了温病在内的各种不同的热病,但由于是历史上第一次总结,实践经验还不能说十分丰富,理论水平也不够十分完善,所以不可否认是不够的。但不能说不包括温病。譬如从方剂来看,桂枝二越婢一汤就是一张辛凉解表的方剂,麻杏石甘汤是治疗肺热咳喘方剂,大青龙汤是治疗内热外寒的方剂。温病学的化斑汤,就是《伤寒论》中白虎汤的加味;加减复脉汤、一甲复脉汤、二甲复脉汤、三甲复脉汤、救逆汤,都是从炙甘草汤衍化而来;增液承气汤,就是调胃承气汤去甘草加生地、元参、麦冬;坎离既济汤,就是黄连阿胶汤加生地、甘草;椒梅汤来源于乌梅丸;凉膈散来源于栀子豉汤。至于治则方面,举例说,吴鞠通《温病条辨》中明确指出了犯肺三方:即犯肺偏于皮毛以发热为主的辛凉平剂银翘散方;犯肺偏于肺络以咳嗽为主的辛凉轻剂桑菊饮方;犯肺偏于肺脏以热、咳、喘为主的辛凉重剂白虎汤方。这都足以说明,温病不但在方剂方面,而且在理论方面,也都与《伤寒论》一脉相承。

在之前突如其来的新冠疫情中,我们祖国传统中医中药在控制和治疗新型冠状病毒感染中发挥了很好的作用。通过大量临床实践和研究,确立了金花清感颗粒、连花清瘟胶囊/颗粒、血必净注射液、清肺排毒汤、化湿败毒方、宣肺败毒方这"三药三方"。特别是"三方",在新冠疫情中发挥了举足轻重的作用。

清肺排毒汤来源于张仲景《伤寒杂病论》中的麻杏石甘汤、射干麻黄汤、小柴胡汤、五苓散经典名方,全方共 21 味中药成分,其主要功效是宣肺透邪、清热化湿、健脾化饮。主要在改善发热、咳嗽、乏力等症状方面见效比较快,能有效促进重症患者肺部影像学改善。

化湿败毒方选取麻杏石甘汤、宣白承气汤、达原饮、藿香正气散、桃核承气汤、葶苈大枣泻肺汤等方剂药物,全方共14味中药,主要功效是解毒化湿、清热平喘。

宣肺败毒方由麻杏石甘汤、麻杏薏甘汤、千金苇茎汤和葶苈大枣泻肺汤4个经典名方组成,全方共13味中药。主要功效是宣肺化湿、清热透邪、泻肺解毒。

岭南地势较低,气候炎热多雨,常夏少冬,四季不甚分明;与之相应,岭南温病的发生、发展有多见湿热的特殊性。少阳、三焦者为水道、气化之所,人体气机升降之枢纽,司气机疏调、水液输布,湿热之邪易阻气机,所以,湿热郁阻少阳一证是岭南地区的温病特色,常用小柴胡汤合三仁汤治疗。

小柴胡汤出自《伤寒论》,其可以调达气机、疏肝解郁、通畅三焦,是一个被广泛运用,经久不衰的经典方剂。古人曾说小柴胡汤可以左右逢源,临床上不管男女老幼,外感内伤都可以用。不仅可以清热,其中有党参、姜、枣益气和中,还可以兼顾中焦脾胃。治疗发热是其一大特点。治疗的热型:(96)往来寒热;(99)身热、恶风、颈项强、手足温而渴者;(104)日晡所发潮热;(144)妇人中风,续得寒热,发作有时,经水适断者;(229)阳明病,发潮热、大便溏、小便自可、胸胁满不去者;(379)呕而发热者;(394)伤寒瘥以后更发热。

三仁汤出自《温病条辨》,其宣畅气机、清利湿热,能开上、畅中、渗下。三仁汤因有竹叶、滑石能泄湿中之热,故用于湿渐化热者。其辨证在于有脘痞、苔厚腻等湿象。

【医案一】

宁某,女,29岁,发热、咳嗽3天。3天前出现发热,无恶寒,无汗,解稀烂便3~4次,咳嗽,痰色白、量少。自诉互联网平台就诊,予口服"清开灵颗粒、氨溴索口服液、奥司他韦"等,腹泻缓解,仍发热,中午出现,最高37.5 ℃,咳嗽,痰少、色白黏,头晕,无胸闷、气促,口干不多饮,纳眠二便调,舌淡红,苔薄黄,脉细数。查体:T 38 ℃,咽充血(+),扁桃体Ⅰ度肿大,未见脓点,双肺呼吸音清,未闻及干湿啰音;心率86次/分,律齐,未闻及杂音。急性感染组合未见明显异常。胸部CT:①右肺下叶前基底段小片状高密度影,考虑叶间胸膜增厚,建议定期复查;②肝S4段及S8段条片状高密度影,钙化灶与肝内胆管结石相鉴别。末次月经2020年1月9日。

诊断:发热,少阳证。

北柴胡15 g,黄芩片10 g,青蒿20 g(后下),桔梗10 g,炙甘草10 g,蝉蜕5 g,天花粉15 g。

总量:3剂。

煎法:水煎至100 mL。

用法:早晚2次,饭后温服,每日1剂。

【医案二】

赖某,女,14岁,发热10天余。患者10余天前开始出现发热,最高37.3 ℃,鼻塞、流涕、打喷嚏、咽痛。曾至我院发热门诊就诊,血常规示白细胞计数 $10.1\times10^9/L$。诊断:急性咽炎。予"小儿氨酚黄那敏颗粒""头孢呋辛酯片"及"疏风清热中药汤剂"等治疗,发热仍反复,无咳嗽、鼻塞、流涕、午后乏力,无咽痛、恶寒,无气促、胸闷,无腹泻、呕吐,口干,纳眠二便正常,舌淡苔黄白,脉细。查体:T 37.8 ℃,咽充血,未见明显脓点,双肺呼吸音清,未闻及干湿啰音;心率 89 次/分,律齐,未闻及杂音。急性感染组合未见异常。胸部 CT:右侧叶间裂稍增厚。

诊断:发热,湿热证。

煿苦杏仁 8 g,豆蔻 5 g(后下),薏苡仁 10 g,姜厚朴 10 g,滑石 8 g(包煎),淡竹叶 10 g,北柴胡 10 g,黄芩片 10 g。

总量:3 剂。

煎法:水煎至 100 mL。

用法:早晚 2 次,饭后温服,每日 1 剂。

【医案三】

李某,男,21 岁,发热 1 天。轻度恶寒,发热,头痛如裹,头晕,活动后汗出,无咳嗽、咳痰、鼻塞、流涕,无咽痛、咽痒,无乏力、气促、胸闷、恶心,无腹泻、呕吐,轻度口干多饮,舌淡苔黄白,脉浮。查体:T 38.1 ℃,咽充血,未见明显脓点,双肺呼吸音清,未闻及干湿啰音;心率 78 次/分,律齐,未闻及杂音。有磺胺类药物过敏史。急性感染组合:嗜酸性粒细胞比值 5.6%,余未见异常。胸部 CT 示双肺未见明显异常,双肺尖胸膜稍增厚。

诊断:发热,湿热内蕴证。

薏苡仁 20 g,煿苦杏仁 10 g,豆蔻 8 g(后下),滑石 10 g(包煎),炙甘草 10 g,淡竹叶 10 g,北柴胡 15 g,蔓荆子 15 g,辛夷 10 g(包煎),防风 10 g。

总量:3 剂。

煎法:水煎至 200 mL。

用法:早晚 2 次,饭后温服,每日 1 剂。

【医案四】

全某,女,30 岁,发热 3 天。发热,最高 39 ℃,伴咽干。昨日至我院发热门诊就诊。血常规:血小板计数 $85\times10^9/L$,淋巴细胞计数 $1.4\times10^9/L$。胸片未见炎症。现仍发热,T 37.9 ℃,咳嗽,痰色黄白,无鼻塞、流涕,无咽痛、咽痒、恶寒,无乏力、气促、胸闷,无腹泻、呕吐,口干多饮,大便正常,舌淡苔白,脉弦。查体:T 37.9 ℃,咽充血,未见明显脓点,双肺呼吸音清,未闻及干湿啰音;心率 78 次/分,律齐,未闻及杂音。急性感染组合:血小板计数 $104\times10^9/L$,中性粒细胞比值 44.5%。胸部 CT 未见明显异常。末次月经 2020 年 1 月 24 日;否认怀孕。

诊断:外感发热,湿热郁阻少阳证。

北柴胡 15 g,黄芩片 10 g,桑叶 15 g,浙贝母 15 g,淡竹叶 10 g,煿苦杏仁 10 g,薏苡仁 20 g,滑石 10 g(包煎),炙甘草 10 g,桔梗 15 g。

总量:3 剂。

煎法:水煎至 100 mL。

用法:早晚 2 次,饭后温服,每日 1 剂。随访 2 剂后退热。

(三)结语

勤求古训,博采众方,杨老师常教导我们说:"为医不善临床,非良医者也。"又经常勉励学生:临床实践乃良医必经之路,而坚持学习、温故知新是提高临床水平的必经之路。"路漫漫其修远兮,吾将上下而求索",医德医风高尚、医术精湛的杨老师永远是我学习的榜样!

(程善廷)

三、杨钦河教授基于岭南地域特色的消化系统疾病辨治总结

本人通过三年的跟诊学习,整理杨钦河教授2018—2020年的门诊医案(暨南大学附属第一医院、黄埔区中医院等),研读杨钦河教授公开发表的论文、著作,整理有关调摄、药物、方法宜忌、病症等方面的经验,举例分析杨钦河教授辨治乙肝后肝硬化、非酒精性脂肪性肝病、慢性胃炎等消化系统疾病验案,并对处方进行分析,凝练总结出杨钦河教授辨证消化系统疾病的学术思想和临床经验。

(一)杨钦河教授辨治消化系统疾病学术思想总结

1. 中西医相结合,西医辨病、中医辨证

(1)诊断方面

1)西医辨病方面:对于消化系统疾病,西医常用的检查手段包括血常规、粪常规、生化检验、肿瘤标志物筛查、病毒核酸检测、胃镜、肠镜、消化系统彩超、腹部CT、腹部MR、碳13呼气试验、组织穿刺活检等。西医在疾病诊断方面有绝对的优势。因此,在临床中,杨教授强调可采用西医的检查手段予以明确诊断。例如,对于胃痛治疗效果不佳者,应尽早完善胃镜检查、大便潜血;如无痔疮,尽早完善肠镜检查;黄疸、肝功能异常,尽早完善肝炎病毒检查、消化系彩超检查等;如果发现消化道肿物,影像学报告倾向于恶性肿瘤者,尽早完善活组织病理检查等。

2)中医辨证方面:在西医辨病的基础上,予以中医辨证治疗。杨教授指出,中医辨证的准确,首先要扎实中医基本功,熟读中医经典著作,如《黄帝内经》《伤寒杂病论》《金匮要略》《难经》等,熟读中医内科学教材,在扎实的中医基本功基础上,加上长期的临床实践与思考总结,才能提高中医辨证准确率,进而提高中医诊疗水平。辨证的过程:①首先采用八纲辨证的方法,对疾病的病性、病位、正邪关系,形成一个初步的辨证;②根据疾病不同,按照脏腑辨证的方法,进行八纲辨证和脏腑辨证;③还要学会运用六经辨证、卫气营血辨证,这在外感疾病、温病的辨证中尤为重要。

(2)治疗方面

在消化系统疾病的治疗方面,也要予以中西医结合。西医对某些疾病的治疗有确切的疗效,应予以借鉴,而非排斥,例如慢性活动性乙型肝炎、乙肝后肝硬化、乙肝后肝

癌、丙型肝炎等,必须采用西药抗病毒药物,例如幽门螺杆菌感染,可根据情况予以抗幽门螺杆菌治疗等,往往起到事半功倍的效果。对于恶性肿瘤早期,要采取手术治疗。对于恶性肿瘤适合放化疗或靶向治疗的患者,予以放化疗或靶向治疗,同时予以中药方剂治疗。

中医治疗方面辨证论治,根据辨证遣方用药,要根据疾病的病程、临床表现、舌象、脉象,综合判断正邪关系,进行分期论治。注重标本兼顾,扶正祛邪。在肝脏疾病的遣方用药时,尤其注意避免用肝毒性药物。

2. 基础与临床相结合,中药方剂的遣方用药需参考现代药理学成果

杨教授指出,在临床遣方用药时,需借鉴现代药理研究成果。在临床中有效的方剂也要在细胞、动物等实验中验证,以进一步揭示其药物机理,实现基础与临床的有效衔接,实现基础实验研究成果向临床转化。

例如,现代药理实验表明黄连素具有消炎、止泻、降血糖等功效,在临床治疗糖尿病过程中,我们可在方药中加入黄连,或者另予以黄连素口服,具有良好的降血糖功效。杨教授从事非酒精性脂肪性肝病基础及临床研究30余年,通过对比临床常用疏肝、健脾、祛湿、活血及补肾5种不同治法方药(柴胡疏肝散、参苓白术散、平胃散、膈下逐瘀汤、六味地黄汤)对脂肪肝动物模型的干预作用,发现疏肝和健脾方药的效果为优,在此基础上提出肝郁脾虚是脂肪肝的基本发病病机,疏肝健脾是其重要治法,并开展了相关的基础与临床研究。有关成果获得2018年度广东省科技进步二等奖。在临床治疗非酒精性脂肪性肝病(NAFLD)中,杨教授发现肝气郁结、脾虚痰湿为NAFLD的主要证型,予疏肝解郁、健脾化痰疗法,临床疗效显著。

3. 岭南地区气候湿热,岭南之人的体质往往表现为湿热、脾胃亏虚,在治疗过程中应重视

从地理位置而言,岭南为我国南方五岭以南地区之概称,北枕南岭,南临南海,西连云贵,东接福建,以大庾岭、骑田岭、越城岭、萌渚岭、都庞岭为界与内陆相隔,包括今之广东、广西、海南、澳门、香港等地。从气候特性而言,岭南地区属热带、亚热带季风海洋性气候,日照充足,全年降水丰沛,气候以炎热潮湿为特点。

释继洪在《岭南卫生方》中言:"(岭南)既号炎方,而又濒海,地卑而土薄。炎方土薄,故阳燠之气常泄;濒海地卑,故阴湿之气常盛",指出岭南濒海,炎热潮湿的地理气候特征。鉴于岭南地区特殊的地理气候条件,本地患者体质及疾病证候往往以湿热多见,兼有气阴两虚之证。清代岭南名医何梦瑶在《医碥》中言:"岭南地卑土薄,土薄则阳气易泄,人居其地,腠疏汗出,气多上壅""湿在天为湿气,在地为土,在人为脾胃",一方面强调了岭南地区患者体质偏湿热气虚,另一方面揭示了岭南地区患者疾病表现以外湿内湿夹杂、郁而化热、"多火""多湿"为特点,强调了岭南地区患者往往以脾胃湿热为主。《医门法律》亦云:"天之热气下,地之湿气上,人在气交之中,受其炎热,无隙可避",揭示

出岭南地区患者往往存在腠理疏松、外热蒸腾、气随汗泄、阴伤气耗的特质,揭示了岭南地区疾病多湿热兼夹气阴两虚之证,该类疾患比较复杂难治。

岭南地区的人群体质和疾病的转归与饮食偏嗜也有密切的关系。该地区盛产鱼虾蟹贝等海产品和荔枝、菠萝、芒果等甜腻果品,居民饮食也常以此为偏嗜。前者阴湿生冷易伤脾阳,后者甜腻易聚湿生痰、有碍脾运。此外,岭南居民还常饮凉茶、靓汤,久服更易使得脾阳受损,脾运失司。

因此,岭南之人由于气候、饮食等的影响,往往表现为湿热困阻、脾胃虚弱的体质特点。

4. 消化系统疾病的中医治疗,尤应重视调理脾胃

脾胃为后天之本,李东垣《脾胃论》指出"胃虚则脏腑经络皆无以受气而俱病",胃与脾、肝(胆)的关系密切,消化系统疾病的治疗中尤应重视调理脾胃。对于慢性肝病,"见肝之病,知肝传脾,当先实脾",故慢性肝病的治疗要注重调理脾胃。胃肠疾病亦应注重调理脾胃,脾胃同居中焦,脾主运化,胃主受纳,共司饮食、水谷的消化、吸收与输布;脾升胃降,为气机升降之枢纽,清升浊降则气机调畅。肝主疏泄,调节脾胃气机,若疏泄无权,肝气横逆,或胆失疏泄,气机阻滞不畅,皆可导致本病的发生。故胃发生病变,常可涉及脾、肝(胆)等脏腑。在多种消化系统疾病中,患者表现为脾胃虚弱的证候。脾胃虚弱,中气不足,临床表现为上腹部痞满不舒或上腹部隐隐作痛,喜温喜按,纳呆便溏,乏力懒言,舌质淡苔薄白,脉沉细等脾胃虚弱证。宜从调和脾胃入手,健脾益胃,补中益气。因脾胃乃后天之本、气血生化之源,只有气血运行正常,人体的抵抗力增强,患者才能较快痊愈。常用香砂六君子汤化裁健脾益气醒胃,主要药物有太子参、黄芪、木香、砂仁、茯苓、白术、半夏、陈皮、甘草等。

5. 治疗疾病时以人为本,注重患者的情志、饮食、劳倦

杨教授在临证中发现,消化系统疾病反复迁延不愈的患者,特别是肠易激综合征、胃痛、慢性肝病患者多伴有焦虑、抑郁、烦躁、失眠等情志病。当今社会,激烈的竞争使人们工作和学习压力日趋增加,情志怫郁或久思抑郁气机,损及脾胃,纳运失职,导致一系列消化系统疾病。患者久病,身体不适,又会导致精神抑郁、思虑过度。如此形成恶性循环。故在治疗消化系统疾病同时,注意精神情志活动对该病的影响,对治疗该病有相得益彰之妙。肝气郁结,疏泄失职,则木不疏土;恼怒过度,肝气横逆犯胃,则肝木克脾土。脾胃运化迟滞,则土壅木郁;脾虚肝旺,则土虚木贼。正如《素问·至真要大论》云:"木郁之发,民病胃脘当心而痛"。《临证指南医案》指出"肝为起病之源,胃为传病之所",又谓"凡醒胃必制肝,深得治胃要旨"。

久虑伤脾,说明神志活动可以影响脾胃功能。《灵枢·本脏》曰:"志意者,所以御精神,收魂魄,适寒温,和喜怒者也",正是精神对物质的反作用、心理影响生理的确切描述。

因此,正常的神志活动可以调畅五脏气机,使五脏安静,有助于中焦枢纽的转输;而若神志异常,则可直接影响中焦枢纽,从而影响脾胃功能。情志主要从以下两方面影响脾胃功能:一是形成各种病理产物影响脾胃功能,如大怒伤肝导致肝火旺,肝火犯胃则可出现吞酸嘈杂等症状;二是通过影响脏腑气机而影响脾胃功能,这是神志影响脾胃功能的主要形式。情志的太过与不及必然影响脏腑气机的调畅,而脾胃位居中焦,是五脏气机之枢,因此情志异常最终可影响脾胃之气机而出现脾胃功能之异常。反过来,脾胃功能又可影响心神。《素问·刺禁论》曰:"肝生于左,肺藏于右,心部于表,肾治于里,脾为之使,胃为之市"。"使"与"市"可引申为通畅之意,即肝、心、肺、肾四神脏之气的升降出入,还要依靠脾升胃降的作用。因而中焦脾胃亦对全部神志活动起着重要的调节作用。脾胃为水谷之海,后天之本,心血亦赖后天水谷精微以充养,脾胃功能异常最终必然影响心神功能;脾胃失常形成的病理产物如痰湿、水饮等均可扰心而出现神志异常。

遇到这类患者,杨教授都耐心予以情绪疏导,在处方中常加入疏肝、安神的中药,方剂可选择四逆散、柴胡疏肝散、逍遥丸,安神药物多用合欢皮、夜交藤、珍珠母、琥珀、酸枣仁、茯神、远志等。同时重视以人为本的理念,叮嘱患者要调畅情志,注意规范起居饮食和避免劳倦等。

(二)杨钦河教授治疗消化系统疾病临床经验总结

1. 杨钦河教授辨治乙肝后肝硬化临床经验

乙型肝炎病毒(HBV)感染呈世界性流行,但不同地区 HBV 感染的流行强度差异很大。据世界卫生组织报道,全球约 20 亿人曾感染过 HBV,其中 2.4 亿人为慢性 HBV 感染者,每年有 65 万~100 万人死于 HBV 感染所致的肝衰竭、肝硬化和原发性肝细胞癌(HCC)。全球肝硬化和 HCC 患者中,由 HBV 感染引起的比例分别为 30% 和 45%。我国肝硬化和 HCC 患者中,由 HBV 感染引起的比例分别为 60% 和 80%。我国属 HBV 感染高发区,一般人群的 HBsAg 阳性率为 7.18%~9.09%。有 9300 万~1.2 亿人感染 HBV,其中慢性乙肝患者 2000 万~3000 万人。2014 年全国 1~29 岁人群乙型肝炎血清流行病学调查结果显示,1~4 岁、5~14 岁和 15~29 岁人群 HBsAg 阳性率分别为 0.32%、0.94% 和 4.38%(中国疾病预防控制中心)。慢性乙肝患病日久,会沿着"乙肝—肝硬化—肝癌"的方向演变,这就是"乙肝三部曲"。因此,对慢性乙肝的防治任务重大而艰巨。

中医学理论中,乙肝后肝硬化被纳入"胁痛""积聚""癥瘕""鼓胀"等范畴,又因其邪积在肝,具有缠绵难愈的特性,故亦称"肝积""肝著"。该病的发生发展主要由外感湿热疫毒,内伤饮食、情志、劳倦等引起湿热疫毒搏结于肝,气滞血瘀,痹阻脉络,日久遂成有形之积。病性属正虚邪实、虚实夹杂。岭南地区炎方濒海、地卑土薄,乙肝后肝硬化疾病较为高发,患者病情缠绵难治且具有地域特征,因此明确疾病地域特点,对提高针对疾病的临床治疗效果具有积极意义。

(1)岭南地区乙肝后肝硬化的主要病因病机

HBV属于中医疫毒范畴,在岭南地区较为常见。疾病初期,病毒在人体复制,证候特点往往以疫毒侵袭、湿热内蕴为主;而疾病日久,其进展往往以肝失调达、肝脾不和、脾不健运为主。杨教授在临床过程中注重因时因地制宜,把握岭南地区地理气候特性以及患者的禀赋饮食特点,总结出岭南地区乙肝后肝硬化患者在湿热疫毒侵袭,肝失条达的病理状态下往往兼有湿热蕴结、肝肾亏虚的证候表现。他强调,脾胃为气血生化之源,脾胃不和则气血生化不足、正气亏虚;脾失健运,则痰浊内生、郁闭中焦气机而化热;外感湿热疫毒,脾胃先受,里湿与外湿互结、交蒸阻遏中焦则枢机不利;枢机不利则湿热蕴结,痰浊阻络,血行不畅,留而为瘀,痰瘀互结于肝,肝脉阻滞而成痞块。岭南地区的地理气候特点以潮湿炎热为主,患者禀赋以湿热气虚为主,若外感湿热疫毒,机体无力祛邪,则疫毒隐伏于肝,久羁不去,缠绵蕴结,经年累月暗耗气血。而疾病日久则气滞肝郁,肝失疏泄,横逆犯脾,脾脏更虚。脾胃为后天之本、气血生化之源。《脾胃论·脾胃虚实传变论》云:"脾胃之气既伤,而元气亦不能充,而诸病之所由生也。"脾虚则气血生化乏源、脏腑机窍失养、肝失血养、肾阴亏耗,加之湿热伤阴,终致肝肾阴虚兼夹湿热之证;气虚则无力推动血行,血行不利则日久成瘀。本病临床常见脾失健运,肝失疏泄之证;病势缠绵,气血失和,阴阳失调,日久及肾;肾失开阖,气化不利,水道不通,气滞血瘀,清浊相混,停聚腹中,乃成鼓胀。

(2)岭南地区乙肝后肝硬化的治法治则

根据岭南地区乙肝后肝硬化患者的临床特点,在治疗该病的过程中,杨教授强调中西医结合,西医以抗病毒治疗为主;中医则重视疾病的辨证与分期论治,确立了标本兼顾、调燮脾胃、扶正祛邪的治法治则。

1)中西医并举,西药以抗病毒治疗为主:慢性乙型肝炎治疗中,西药抗病毒治疗是关键,长期抑制病毒的复制可以帮助减轻炎症,改善肝脏纤维化,进而减少肝硬化、肝癌的发生。虽然各国乙肝治疗指南明确强效低耐药药物应作为首选的乙肝治疗药物,但在我国,仍有六七成乙肝患者使用拉米夫定、阿德福韦酯及替比夫定等高耐药药物,尤其是在二、三线城市及农村地区。2015版乙肝防治指南明确指出,强效低耐药的代表药物恩替卡韦和替诺福韦为慢性乙肝初治患者的首选口服用药,而不推荐高耐药药物。西药治疗:抗病毒、保肝、降酶。常用的抗病毒药物包括干扰素(普通干扰素和聚乙二醇干扰素)和核苷(酸)类似物(拉米夫定、阿德福韦酯、替比夫定、恩替卡韦、替诺福韦)。恩替卡韦为核苷类似物,对乙型肝炎病毒多聚酶具有抑制作用,为抗乙型肝炎病毒一线药物。恩替卡韦具有抗病毒作用强、起效快、耐药率低、安全性好等优势。

2)中医分期论治:在全程抗病毒治疗的基础上,结合中医辨证论治。杨教授强调把握乙肝后肝硬化的疾病分期,提倡截断病程,给邪出路。岭南地区乙肝后肝硬化疾病本质多以湿热疫毒侵袭,肝失条达,脾不健运,湿热蕴结,气滞血瘀,邪毒久羁,肝肾亏虚为主要病因病机。基于此,杨教授在疾病早期以清利湿热为主,兼以疏肝健脾、软坚散结;在疾病中期活血化瘀、软坚散结并重,兼以清热调肝健脾;在疾病后期以健脾、养肝、补肾为主,活血化瘀、软坚散结为辅。在具体治疗过程中,针对早期患者以湿热为主的情况,方选茵陈蒿汤加减,选用茵陈、山栀子、大黄、鸡骨草、虎杖、溪黄草、连翘、板蓝根、田基黄等药物清热利湿,佐以柴胡、陈皮、枳壳、砂仁、茯苓等疏肝健脾;针对中期患者以瘀血阻络为主要表现,方选血府逐瘀汤加减,选用桃仁、红花、当归、生地、熟地黄、赤芍、丹参、白芍等活血化瘀,佐以柴胡、枳壳、木香、党参、黄芪、白术、茯苓调肝健脾,鳖甲、制龟甲软坚散结;针对疾病后期患者以肝肾阴虚、脾肾阳虚等为主要表现,则辨证选用一贯煎加减、附子理中汤加减等治疗,以麦冬、天冬、生地、枸杞子、旱莲草、女贞子等滋补肝肾,淫羊藿、杜仲、菟丝子等温补脾肾,同时,根据不同临床表现酌情加健脾活血、软坚散结之品。

3)标本兼顾,调燮脾胃,扶正祛邪:临床上乙肝后肝硬化患者存在病情缠绵,病程长久的特点,往往会累及他脏,耗伤正气。而岭南地区患者多以脾胃湿热,气阴两虚为主,其症多见腹胀纳差、大便稀溏、消瘦、乏力等正气不足,肝脾亏虚之象。针对此种临床特性,杨教授强调勿见湿热瘀毒而以虎狼之药猛攻之,犯虚虚之戒。治疗当辨别正邪轻重,标本兼顾,调燮脾胃,扶正祛邪。脾主运化,为水谷运化之枢纽,化水谷成精微上输于心肺,进而布散周身;胃主腐熟,腐熟饮食物之糟粕排出体外;二者升降相因,相辅相成,共同完成饮食物的运化。同时,脾胃为土,居中央,为万物所归,为气机升降之枢纽,脾主升清,胃主降浊,诸脏腑之气,如肝之升发、肺之肃降、心肾之交通,均有赖于脾胃的升降协和,故曰"内伤脾胃,百病由生"。岭南地区的地理气候及患者自身的禀赋饮食等诸多方面造就了岭南地区患者脾胃多虚的特点,这在岭南地区乙肝后肝硬化患者的疾病表现中更为明显。因此,杨教授尤重脾胃在疾病治疗中的作用,强调治疗疾病的全程均需顾护脾胃,斡旋中焦,调畅气机。他强调肝硬化不宜早用、过用,或者纯用补药,避免壅滞,在临床上喜用麦芽、陈皮行气运脾;藿香、佩兰芳香醒脾;山楂、神曲消食导滞;白术、茯苓化湿健脾;党参、五指毛桃益气健脾;当归、芍药养血健脾。时刻以调燮脾胃为先,以疏通气机为要。

4)调畅情志,节律饮食,以人为本:《医方考·情志门》曰:"情志过极,非药可愈,须以情胜。"乙肝后肝硬化病情缠绵难愈,治疗过程较长,容易诱发患者的不良情绪。鉴于此,杨教授在嘱咐患者清淡饮食、少吃辛辣、禁忌烟酒之余,还注意在开方治疗的同时告知患者注意调整情绪,配合治疗,放松心情。临床上,杨教授常常从以下角度鼓励患者。第一,鼓励患者建立战胜疾病的信心,正确了解自身的病情轻重、发展的方向及疾病转归预后;第二,鼓励患者保持积极向上的心态,尽量减少生活中不良情绪对自己的影响,配合医生的治疗方案,提高依从性;第三,选择一种"糊涂"的生活状态,凡事勿过于压抑自己的情绪,适当选择正确方式释放自己的不良情绪,或者通过有益的社交活动转移自己对疾病的注意力;第四,保持与医者的交流沟通,以便医者及时调整治疗方案。

(3)验案举例

高某某,女,47 岁,2012 年 4 月 6 日就诊。主诉:反复乏力、肝区不适伴头晕 1 年。患者有慢性型肝炎病史 12 余年,1 年前在外院诊断为"乙型肝炎肝硬化代偿期"。刻诊:面色黧黑,乏力,腰膝酸软,纳差,腹胀,肝区不适,便溏,大便日行 2 ~ 3 次。无口渴,睡眠尚可。体检:神志清醒,皮肤巩膜轻度黄染,腹平软,肝右肋下未及,脾左肋下 2 cm,移动性浊音(+),双下肢浮肿。舌质红嫩,边有齿印苔薄黄,脉细弦而弱。肝脏彩超提示肝硬化,脾大,腹腔少量积液。HBV 标志物"大三阳";HBV-DNA $5.17×10^6$ copies/mL。肝功能示 ALT 228 U/L,AST 210 U/L,TBil 39.6 μmol/L,GGT 166.9 U/L,DBil 10 μmol/L,TB 62.6 g/L,ALB 28.3 g/L,A/G 0.8。肿瘤标志物:AFP 120 ng/mL,CEA 3.09 ng/mL,CA 50 74.3 ng/mL。

西医诊断:乙型肝炎肝硬化失代偿期。

中医诊断:积聚(气虚血瘀,肝肾不足兼有湿热)。

治法:中西医并重。抗病毒为主,佐以益气健脾、养肝益肾、化瘀通络、清热利湿。

治疗:西药给予恩替卡韦(中美上海施贵宝制药有限公司)0.5 mg,日 1 次,空腹口服。中药拟方如下:黄芪 30 g,太子参 30 g,炒白术 30 g,茯苓 30 g,炒薏苡仁 20 g,五味子 10 g,枸杞子 10 g,女贞子 15 g,丹参 20 g,桃仁 10 g,赤芍 15 g,炙鳖甲 20 g(先煎),白花蛇舌草 15 g,半枝莲 15 g,茵陈 20 g,鸡骨草 30 g,连翘 10 g,黄连 3 g,车前子 15 g(包煎),生牡蛎 20 g(先煎),白茅根 20 g,佛手 10 g,郁金 10 g,枳壳 10 g,炒麦芽 30 g,炒鸡内金 10 g,大枣 10 g,生姜 3 片。7 剂,水煎服,日 1 剂,分 3 次,饭后 30 分钟口服。

二诊:服药后,乏力、头晕及肝区不适、大便溏等均有好转。守上方加减进退 60 剂。

三诊:乏力、头晕及肝区不适已除,脚肿消,大便日行 1 次。

后在前方的基础上根据病情和患者的体质加减进退。因患者经济拮据,嘱用黄芪、五味子、丹参、鳖甲、龟板按照 2∶1∶1∶1∶1 的比例打粉。每次 6 g,每日 2 次,早晚口服。随后多次复诊,守上方加减,症状逐渐缓解。

按语:该患者既往有慢性乙型肝炎病史 12 余年,体质以湿热为主,疾病长期进展,反复乏力、肝区不适、头晕、面色黧黑、乏力、腰膝酸软、纳差、腹胀、便溏等,为脾胃湿热内阻,气血运行不畅,气机升降失调,痰瘀积气攻冲肋下。中医辨证为气虚血瘀,肝肾不足兼有湿热。患者 1 年前在外院诊断为"乙型肝炎肝硬化代偿期",对此从西医角度考虑主要以抗病毒治疗为主,治疗上选用恩替卡韦治疗。中医则以益气健脾、养肝益肾、化瘀通络、清热利湿治疗为主,选用黄芪、太子参、炒白术、茯苓、炒薏苡仁等清热利湿,五味子、枸杞子、女贞子滋补肝肾,丹参、桃仁、赤芍活血化瘀,炙鳖甲、生牡蛎(先煎)滋阴软坚,白花蛇舌草、半枝莲、茵陈、鸡骨草、连翘、黄连、车前子、白茅根祛湿,佛手、郁金、枳壳疏肝理气,炒麦芽、炒鸡内金养胃健脾。全方取益气健脾、养肝益肾、化瘀通络、清热利湿之效,以固本培元为主,泄浊驱邪为辅,处处顾护脾胃之气,使正胜邪退,病渐痊愈。

(4)小结

杨教授在临床治疗乙肝后肝硬化患者过程中,总结出岭南地区乙肝后肝硬化多以湿热疫毒侵袭、肝失条达、脾不健运、湿热蕴结、气滞血瘀、邪毒久羁、肝肾亏虚为病因病机。在临床治疗该病的过程中,杨教授强调要中西医结合、优势互补,重视疾病的分期论治,在全程进行抗病毒治疗的基础上,注重标本兼顾,调燮脾胃,扶正祛邪;在疾病早期以清利湿热为主,兼以疏肝健脾、软坚散结;在疾病中期活血化瘀、软坚散结并重,兼以清热调肝健脾;在疾病晚期以健脾养肝补肾为主,活血化瘀、软坚散结为辅。同时重视以人为本的理念,叮嘱患者要调畅情志,注意规范起居饮食、避免劳倦等。

2. 杨钦河教授运用健脾除湿法治疗岭南地区脂肪肝经验总结

非酒精性脂肪性肝病(NAFLD)是一种病变主体在肝小叶,以肝实质细胞脂肪变性和脂肪贮积为病理特征,但患者无过量饮酒史的临床综合征,包括单纯性脂肪肝、脂肪性肝炎(NASH)、脂肪性肝纤维化和肝硬化。随着代谢相关危险因素在普通人群中的增加,NAFLD 的发病率呈上升趋势,特别是 NASH 现已成为仅次于慢性病毒性肝炎和酒精性脂肪肝的重要肝硬化前期病变,并成为健康体检人群肝酶异常的常见原因。NAFLD 是遗传-环境-代谢应激性疾病,与胰岛素抵抗及其相关的代谢综合征和遗传易感性密切相关。根据 NAFLD 的发病和常见症候特点,中医归其属于"胁痛""痞气""痰症""积聚"等病证范畴。

(1)脾虚不运产生的湿浊痰积是 NAFLD 中医病机的关键

杨教授根据 30 余年临床经验及大量的基础研究得出,脾虚不运产生的湿浊痰积是 NAFLD 发病过程中的致病因素之一,同时也是病理产物,贯穿于 NAFLD 发病进程的始终。而现代研究发现 NAFLD 线粒体功能障碍产生大量的 ROS、MDA 等代谢产物,与脂质代谢紊乱密切相关,可以加重脂肪在肝细胞内的蓄积,因此,我们认为湿浊痰积与 NAFLD 病理代谢产物存在相关性。

中医认为饮食不节、过食肥甘、思虑劳倦、过度安逸等均可致脾失健运、水湿不化、湿浊内蕴及痰浊郁结,最终湿浊痰积互结,痹阻肝脏脉络,而形成本病。可见,脾虚不运引起的湿浊痰积是 NAFLD 发病的重要病机之一。湿浊痰积既是致病因素,又是病理产物,湿浊痰积等病理因素的持续存在,最终在体内发生痰瘀交阻互生,表现为由痰致瘀或由瘀致痰,日久则痰瘀胶结不化,使 NAFLD 迁延不愈或病情进展,甚则变生他证。因此,本病的病位虽在肝,但发病的关键在于脾虚不运引起湿浊与痰积在肝脏内相互胶结为患,痰湿交阻导致痰浊膏脂沉于肝脏,湿浊痰积阻于肝脉,从而成为本病中医病机的关键。

现代医学已揭示在 NAFLD 发病过程中,氧化应激、脂质过氧化、线粒体功能障碍、炎症性细胞因子的释放等因素可导致肝细胞膜的损害,引起肝细胞脂肪变性、坏死、炎症浸润、纤维化等改变。从中医角度而言,代谢产物与湿浊痰积密切相关,湿与痰为阴邪,易阻滞气机,损伤阳气;痰是机体物质代谢失调生成并积累的各种病理性生化物质,线粒体功能障碍引起氧化应激、脂质过氧化产生的代谢产物(如过多的 ROS、MDA 等)是湿浊痰积形成的现代病理物质基础,而肝细胞损伤则是湿浊痰积形成的病理特征。因此杨教授认为 NAFLD 的发生、发展是沿着脂质蓄积→炎症(坏死)→纤维增生的顺序进行,这与中医认为 NAFLD 的病机为湿浊内蕴→痰浊(热)郁结、瘀毒阻滞→痰湿(瘀)交阻的发展进程是一致的,痰湿(瘀)交阻的程度越严重,肝脏内脂质蓄积状态越明显。可见现代医学理论认为 NAFLD 病程中脂质在肝细胞内蓄积的过程与中医理论中湿浊痰积交阻的发病进程存在相关性。

(2)疏肝健脾为治疗 NAFLD 的基本大法

NAFLD 的发生发展与肝脾两脏的功能失调有关,肝郁脾虚是 NAFLD 发病的基本病机,杨教授课题组在前期研究上采用疏肝(柴胡疏肝散)、健脾(参苓白术散)方药干预 NAFLD 大鼠模型,结果显示发病早期采用柴胡疏肝散治疗效果较好,中期采用参苓白术散治疗效果较佳,通过"以方测证"研究,证实 NAFLD 大鼠从初期(单纯性脂肪肝)到中期(脂肪性肝炎)的进展中,肝郁和脾虚的病机虽然同时并存,但以脾虚为主的病机在NAFLD 发病中期逐渐凸显出来,因此采用参苓白术散干预 NAFLD 大鼠(16 周)的疗效会更好。《金匮要略》中曰:"见肝之病,知肝传脾,当先实脾""故实脾,则肝自愈。此治肝补脾之要妙也"。因此,在 NAFLD 发病过程中,将健脾法应用于 NAFLD 的防治中,符合中医"治未病"精神的宗旨。

在临床中,杨教授以参苓白术散加减治疗脾虚痰湿型 NAFLD 数百例,取得了良好的疗效。参苓白术散具有益气健脾、渗湿止泻的功效。方中以人参、白术、茯苓、炙甘草(即四君子汤)平补脾胃之气,为主药。以白扁豆、薏苡仁、山药、莲子之甘淡,白术既可健脾,又可渗利湿邪,为辅药。以砂仁芳香醒脾,促中州运化,桔梗宣肺利气,通调水道,"去积气,消积聚、痰涎"(《药性论》),二者共为佐药。炙甘草补中益气,调和诸药。全方发挥益气健脾、利水渗湿、祛浊化痰的功效,具有明显的降脂和护肝作用。

(3)杨钦河教授祛湿药用药经验

湿邪的产生有外因和内因,外因为湿邪外侵,内因是肺、脾、肾三脏功能失常,水湿之邪内停,成因以脾为主。脾主运化,为胃行其津液,脾运化功能失调则水湿内停,故湿邪与脾之运化失职关系密切。《素问·至真要大论》曰:"诸湿肿满,皆属于脾",脾为阴土,同气相求,对湿邪有特殊的易感性,因此湿邪侵袭人体多困于脾,使脾阳不振,运化无权,进一步导致水湿停聚,发为腹胀、泄泻、水肿等。《素问·阴阳应象大论》曰:"湿胜则濡泄"。湿为阴邪,易伤阳气,如《外感湿热篇》曰:"湿胜则阳微"。湿性重浊黏滞,胶着难解,可使病程缓慢,缠绵难愈。脾胃为中焦调畅气机的枢纽,湿浊停滞可使中焦气机不畅,升降失常。

湿邪为患,外达皮肤肌肉,内侵脏腑经络和上、中、下三焦,全身各组织器官无处不到。湿邪上蒙清窍则首重如裹,头胀而痛;湿毒浸渍皮肤则发为湿疹,瘙痒流水,浸淫蔓延,足趾奇痒,皮破流水;湿邪泛溢肌肤则全身浮肿,浸渍肌肉则周身不适,身重困痛,四肢懈怠;湿邪困脾则脘腹胀满,大便溏泄,甚则全身肿胀;湿邪伤肾,肾阳受损,气化不行则小便不利,水湿不化则全身浮肿,检查尿蛋白可呈阳性。同时,湿邪更易与风、寒、暑、热等夹杂为病,形成风湿、寒湿、暑湿、湿热等复合邪气,侵袭人体则致病。

1)辨证要点:杨教授通过临证观察发现口干、乏力为湿证常见症状。《伤寒论》五苓散证"发汗已,脉浮数,烦渴者,五苓散主之",猪苓汤证"若脉浮发热,渴欲饮水,小便不利者,猪苓汤主之",都有口干或口渴的表现。至于乏力,历代多以身重来描述,如《金匮要略·痰饮咳嗽病脉证并治》篇中记载"水在脾,少气身重"。

湿证可见多种脉象,滑脉主痰湿为众所周知,但其他多种脉象也常见于湿证之中,如细脉、缓脉、沉脉等,其中又以细脉为常见。细脉属湿还是虚,临证时尤其需要仔细辨别。杨教授诊断湿证的要点在于舌脉,特别是在于舌象。《素问》所谓"能合脉色,可以万全""望而知之谓之神",凡舌苔、毛发、筋骨、齿甲之类,俱包括于望诊之中,但望色不及于验舌。杨教授认为脉象或滑或缓,或细或弱,不一而足;舌象则为舌苔厚腻,或白或黄,若舌苔不多则舌体胖大、水滑且多齿痕,舌尖常红。诊断当以舌脉为准,不可以症状作为诊断的主要依据,遣方用药尽管按照辨证所得放胆用之。

2)治疗经验:杨教授认为祛湿药具体运用时可分为化湿、燥湿、渗湿三类不同药物,临证需细加区别。化湿药多为芳香药物,味辛,性温,常用的如藿香、佩兰、砂仁等。燥湿药根据性味不同,又可分为温性燥湿药与寒性燥湿药,温性燥湿药常用的有苍术、厚朴、草豆蔻、草果等,其味多苦性温,易伤胃阴;寒性燥湿药常用的有黄芩、黄连、黄柏等,其味多苦性寒,易伤脾阳。渗湿药多为甘淡,伤胃阴;寒性燥湿药常用的有黄芩、黄连、黄柏等,其味苦性寒,易伤脾阳。渗湿药多为甘淡、性平之品,寒湿、湿热证皆可选用,常用的有白术、茯苓、薏苡仁、猪苓等。根据用药可将祛湿治法分为甘淡利湿、清热利湿、芳香化湿、苦温燥湿、苦寒燥湿、通阳化湿。

● 甘淡利湿:即通过甘淡渗湿类药以淡渗利湿,如茯苓、薏苡仁、猪苓、泽泻、滑石、通草、冬葵子等。湿性重浊趋下,淡渗利湿使邪有去路,是因势利导之法。此法是基本治法,常配合其他方法共同使用。

盖湿有在表、在里,以及在上、中、下焦之分,又有热化、寒化之别,运用甘淡利湿药时应根据不同的病情,配伍其他药物。如以通草、薏苡仁利上焦之湿,清肃肺气;茯苓、薏苡仁利中焦之湿,健脾助运;猪苓、泽泻利下焦之湿,通利膀胱;通草、滑石、薏苡仁配杏仁、白蔻仁等(三仁汤),治疗温病邪在气分、热而夹湿之证;滑石配伍甘草(六一散),清利暑湿;茯苓皮、桑皮、姜皮配大腹皮、陈皮(五皮散),理气利水,治皮水浮肿;重用泽泻,配伍白术(泽泻汤),运脾泄水,治疗水饮上逆的眩晕;猪苓、茯苓配伍白术(猪苓散),治水饮内停的呕吐;猪苓、茯苓、泽泻配伍滑石、阿胶(猪苓汤),治疗阴虚热结的小便不利。

● 清热利湿、苦寒燥湿:"清热利湿"是以苦寒清热药与甘淡利湿药相合,以清利湿热,治疗湿热交阻诸病。例如以茵陈、黄柏、栀子等清热药,配伍茯苓、猪苓、泽泻等利湿药,治疗湿热黄疸;以黄芩、黄连、赤芍等清热药,配合茯苓、猪苓、泽泻、白术等利湿药,治疗湿热泄泻。这些配伍都是清热利湿的具体方法。

但须注意,湿热病情尚需针对湿重于热、热重于湿,遣用清热与利湿之药各有侧重,才能与病情相合。此病证病位主要在气分,清热利湿常与行气、气化药相伍,正如柳宝诒所说:"古人治湿热两感之病,必先通利气机,使气水两畅,则湿从水化,热从气化,庶几湿热无所凝结"。

至于"苦寒燥湿"方法,是清热利湿法中重用苦寒药,如黄连、黄柏等。适用于湿热交阻、热重于湿的病情,其用法与清热利湿法相互参照。

● 芳香化湿:是以芳香辟秽药如藿香、佩兰、紫苏、白蔻仁、石菖蒲、白芷等,与淡渗利湿药相合,治疗湿浊内侵,阻滞气机,蒙蔽清阳之证。但秽浊尚有湿热与寒湿之分。如湿热熏蒸所致发热倦怠、神情昏闷、胸痞腹胀、呕恶、黄疸、口渴溺赤、舌红苔腻而灰浊者,常用藿香、佩兰、白蔻仁、石菖蒲、广郁金等芳香化浊,配伍黄芩、连翘、滑石、木通、茵陈等清热利湿。如寒湿困重,阻遏气机,出现头痛、恶寒、发热、胸膈痞闷、心腹疼痛、恶心干呕、肠鸣泄泻、舌苔白腻或灰苔,常用藿香、紫苏、白芷、石菖蒲等芳香化浊,配伍厚朴、大腹皮、半夏、陈皮等起到温中燥湿的作用。二者区别在于前者近于苦寒甘淡,清热利湿,重点在于治疗气分湿热;后者近于苦温燥湿,侧重于治疗脾胃寒湿。但芳香化浊的治法则是一致的,其常用方剂前者如甘露消毒丹,后者如藿香正气散。

● 苦温燥湿:"苦温燥湿"是用于治疗脾胃虚弱、湿气反胜之病,是"燥以祛湿"的方法,主要用苦温之药,燥脾土,健脾运,理气化湿。如治疗脾胃弱、湿邪胜所致湿阻气滞,见胸脘痞胀、不思饮食、恶心呕吐、吞酸,或头胀身重、关节肿痛、时寒时热、腹胀泄泻、舌苔白腻或厚腻等症。由于脾主湿,主升运,若胃气虚,脾气不运,水谷不化精微,反生湿浊,成为湿病,用药的重点当放在平胃运脾方面,使脾气得以运化,谷气能够敷布,则气化湿化,病即向愈。其用药配伍一般是以苍术、白术除湿发散,健脾助运;配伍厚朴、陈皮、藿香理气化湿,方如平胃散、不换金正气散。如湿胜而气滞亦甚者,加香附、砂仁、川芎等,增强行气化湿的作用(如六郁汤);湿胜气滞,便溏溲涩者,是湿多气滞而清浊不分,则加半夏曲、藿香、茯苓等,以理气化湿,和中分清(例如除湿汤)。

● 通阳化湿:"通阳化湿"法亦可称为"温阳化湿"或"温阳利湿"法,主要是治疗寒湿偏盛所致痰饮和肿胀等病,因阳气不能通行而致水湿潴留。其配伍特点是以辛热药温通阳气为主,配伍适当的利湿药,达到通阳以利水湿的作用。如寒湿偏盛,痹阻阳气,见身痛畏寒、骨节疼痛、腰痛重着等症;若偏于肾阳不足,见身体四肢骨节疼痛,常用附子配茯苓或附子配芍药,以温肾化湿、祛寒止痛,方如附子汤;若偏于脾阳不足,以腰痛重着为主,常用干姜配茯苓或干姜配白术,以温脾化湿、除寒止痛,方如甘姜苓术汤。

(三)从湿热论治岭南之肝硬化、脂肪肝临床应用心得体会

跟随杨教授学习辨治消化系统疾病,独立完成乙肝后肝硬化治疗 10 余例,非酒精性脂肪性肝病治疗 50 余例,临床效果显著。

1.乙肝后肝硬化治疗

跟随杨教授学习的 3 年中,独立进行乙肝后肝硬化的诊治,按照杨教授的教导,予以中西医结合治疗,西药予恩替卡韦和替诺福韦作为患者的首选口服用药,中医辨证予以分期论治。岭南地区乙肝后肝硬化疾病本质多以湿热疫毒侵袭,肝失条达、脾不健运、湿热蕴结、气滞血瘀、邪毒久羁及肝肾亏虚为主要病因病机。因此,在疾病早期以清利湿热为主,兼以疏肝健脾、软坚散结;在疾病中期活血化瘀、软坚散结并重,兼以清热调肝健脾;在疾病晚期以健脾养肝补肾为主,活血化瘀、软坚散结为辅。

病案:张某,中年女性,主诉:肝硬化 1 年,腹胀 1 个月。患者慢性乙型肝炎多年,曾出现转氨酶升高、病毒复制量增高。3 年前开始规律抗病毒治疗。1 年前检查时 B 超提示肝硬化。近 1 个月觉右腹胀,纳差,时有恶心,无呕吐,二便调,舌质淡暗,苔白腻,脉弦滑。

处方:淡竹叶 10 g,黄芪 20 g,郁金 10 g,醋三棱 12 g,虎杖 20 g,桃仁 10 g,丹参 30 g,净山楂 20 g,茯苓 10 g,薏苡仁 30 g,蒲公英 20 g,赤芍 15 g,夏枯草 10 g,醋鳖甲 20 g(先煎),白术 10 g,甘草 5 g。予 14 剂,煎服。嘱患者饮食方面应注意摄取充足的营养物质,饮食多样化,多吃高蛋白质食物,注意休息,避免剧烈的运动,保持乐观、积极的情绪,戒烟酒。

按语:患者慢性乙型肝炎多年,肝硬化 1 年,根据症状、舌象、脉象,辨证为湿热血瘀兼气虚,以清肝利胆、活血散结为法。肝为气血调节之所,肝藏血而心行血,肝郁则气滞,气滞则血瘀,瘀血阻塞肝络是肝硬化的主要病机,化瘀散结是治疗肝硬化的重要手段。故予桃仁、丹参、三棱、赤芍活血化瘀;郁金疏肝;《神农本草经》载鳖甲"主心腹癥瘕坚积、寒热,去痞、息肉、阴蚀、痔(核)、恶肉",可消有形之肿,予鳖甲以散结;夏枯草、蒲公英、淡竹叶清热解毒;虎杖利湿退黄、清热解毒、散瘀止痛。脾为后天之本,主运化水谷精微,湿邪阻滞,内困脾胃,脾阳不升的病证在病理上与肝关系密切,临床表现为腹胀、便溏、呕恶胸痞、食欲不振、舌苔白腻等,《金匮要略》谓"见肝之病,知肝传脾,当先实脾"。予茯苓、白术、薏苡仁健脾除湿,山楂予消食。久病必虚,加黄芪补虚益气。

服药 14 剂后,患者腹胀减轻,纳可,二便调。继续巩固治疗。

中西医结合治疗 3 月余,症状明显缓解。肝功能恢复至正常水平。

2.乙肝后肝癌治疗

原发性肝癌是发病率、病死率均较高的恶性肿瘤,其中70%以上是由病毒性肝炎发展而来。中国人口基数大,已成为病毒性肝炎和原发性肝癌发病率最高的国家。慢性乙肝患病日久,会沿着"乙肝—肝硬化—肝癌"的方向演变,这就是"乙肝三部曲"。因此肝癌与肝硬化有相似的病因病机。本人在杨教授中西医结合、分期辨证论治、注重岭南湿热邪毒等学术思想基础上进一步发挥,将杨教授治疗乙肝后肝硬化经验运用到乙肝后肝癌的治疗当中,临床取得了良好的疗效。

杨教授一直强调中西医相结合,西医辨病、中医辨证,遣方用药需参考现代药理研究成果。本人在杨教授学术思想指导下,在乙肝后肝癌患者诊治过程中,谨记中西医结合。诊断方面:需要现代医学检验及检查技术的支持。结合患者乙肝两对半、乙型肝炎DNA检测、肝功能、消化系彩超、肝脏CT平扫加增强、肝组织活检等结果,明确乙肝后肝癌的诊断。岭南地区乙肝后肝癌病因病机分析:岭南地区乙肝后肝癌疾病本质多以湿热疫毒侵袭,肝失条达、脾不健运、湿热蕴结、气滞血瘀、邪毒久羁、肝肾亏虚等为主要病因病机。中医辨证方面,首先采用八纲及脏腑辨证,再根据疾病分期早期、中期、晚期,进行分期论治。

在治疗方面,采用中西医结合,西药全程予抗病毒治疗。对于肿瘤早期,要采取手术治疗。对于恶性肿瘤适合放化疗或靶向治疗的患者,予以放化疗或靶向治疗,同时予中药方剂治疗。临床发现,乙肝后肝癌因其病因病机与乙肝后肝硬化分期相似,因此,可按照乙肝后肝硬化分期论治。即在疾病早期以清利湿热为主,兼以疏肝健脾、软坚散结;在疾病中期活血化瘀、软坚散结并重,兼以清热调肝健脾;在疾病后期以健脾养肝补肾为主,活血化瘀、软坚散结为辅。在具体治疗过程中,针对早期患者以湿热为主的情况,方选茵陈蒿汤加减,选用茵陈、山栀子、大黄、鸡骨草、虎杖、溪黄草、连翘、板蓝根、田基黄等药物清热利湿,予白花蛇舌草、半枝莲清热解毒、消癥散结,鳖甲、龟板软坚散结,佐以柴胡、陈皮、枳壳、砂仁、茯苓等疏肝健脾;针对中期患者以瘀血阻络为主要表现,方选血府逐瘀汤加减,选用桃仁、红花、当归、生地、熟地黄、赤芍、丹参、白芍等活血化瘀,佐以柴胡、枳壳、木香、党参、黄芪、白术、茯苓调肝健脾,鳖甲、龟壳软坚散结,予白花蛇舌草、半枝莲清热解毒、消癥散结。肝癌晚期患者主要临床表现为胁肋部疼痛、腹部胀大如鼓、疲劳乏力、纳差、气短、恶心、呕吐、身目发黄,舌质淡红,舌红少苔或无苔。临床辨证为脾胃气虚,或气阴亏虚,或阴阳俱虚,予六君子汤加减或一贯煎加减,以党参、白术、茯苓、甘草健脾补气,鸡内金、谷芽、麦芽、山楂消食导滞,以麦冬、天冬、生地、枸杞子、旱莲草、女贞子等滋补肝肾,同时亦可加入人参、灵芝补益正气。现代药理研究表明,人参、灵芝具有抗肿瘤的功效。同时,根据不同临床表现酌情加健脾活血软坚散结之品。在肝癌的整个治疗疗程中,谨记杨教授教导的将现代药理研究运用到临床当中,在肝癌的早中期治疗中,加入白花蛇舌草、半枝莲、红豆杉、虎杖等药物。现代药理研究表明,白花蛇舌草提取物熊果酸(UA)显著抑制肝癌 R-HepG2 细胞的生长,且呈时间与剂量依赖性,其机制为阻滞细胞周期和诱导细胞凋亡介导。红豆杉中含有紫杉醇成分,具有显著的抑制肿瘤的作用。虎杖提取物白藜芦醇可以诱导 SMMC-7721 细胞凋亡等。

临床治疗疾病时以人为本,注重患者的情志、饮食、劳倦。恶性肿瘤患者多伴有情绪焦虑、抑郁、烦躁、失眠、多梦等,要予以情绪疏导,多鼓励患者,给患者战胜疾病的信心。在处方中常加入疏肝、安神的中药,方剂可合用四逆散、柴胡疏肝散、逍遥丸,中药可选用素馨花、郁金、合欢花等疏肝解郁、调畅情志;安神药物多用合欢皮、夜交藤、柏子仁、珍珠母、琥珀、酸枣仁、茯神、远志等。同时重视以人为本的理念,叮嘱患者要注意起居饮食和劳倦等,肝癌患者因大部分都合并肝功能受损,脾胃亏虚,故饮食应清淡、少食油腻、煎炸、生冷之品;正气亏虚,故应避风寒、防感冒、多休息、适量运动。

3.高脂血症的中医辨证治疗

对于非酒精性脂肪性肝病(NAFLD),杨教授认为脾虚不运引起的湿浊痰积是 NAFLD 发病的重要病机之一。饮食不节、过食肥甘、思虑劳倦、过度安逸等均可致脾失健运、水湿不化、湿浊内蕴及痰浊郁结,最终形成湿浊痰积互结,痹阻肝脏脉络而形成本病。湿浊痰积既是致病因素,又是病理产物,湿浊痰积等病理因素的持续存在,最终在体内发生痰瘀交阻或痰瘀互生,表现为由痰致瘀或由瘀致痰,日久则痰瘀胶结不化,使 NAFLD 迁延不愈或病情进展,甚则变生他证。由此,高脂血症亦为痰湿,因此,在临床中采用参苓白术散加减治疗高脂血症。参苓白术散方药中加入荷叶、红曲、决明子等具有降血脂功效的药物,取得了良好的临床疗效。

(四)总结

通过 3 年的跟诊系统学习,总结得出杨教授的学术思想:①消化系统疾病的临床诊治注重中西医结合,西医辨病、中医辨证,汲取中药药理的现代研究成果在临床中应用;②临症中重视岭南之人湿热脾虚的体质特点;③脾胃为后天之本,辨证治疗过程中重视顾护脾胃;④久病多瘀多虚,慢性疾病及老年体虚患者注重活血化瘀,补益正气;⑤临床治疗疾病时以人为本,注重患者的情志、饮食、劳倦。

(金 玲)

四、杨钦河教授治疗乙肝后肝硬化临床经验介绍

杨钦河教授从医40余年来,对乙肝后肝硬化的诊治有着深刻的认识,强调乙肝后肝硬化多由外感湿热疫毒所致,整体病机以肝失条达、脾不健运、湿热蕴结、气滞血瘀为主,后期多发展为邪毒久稽、瘀血阻络、肝脾肾俱虚。杨钦河教授提出,湿热蕴结为乙肝后肝硬化主要病因,而气滞血瘀过程则贯穿肝硬化发展过程的始终,临床上善于从血分论治,认为"活血祛瘀养血"是治疗乙肝后肝硬化的常用治法和主要措施,重视维持肝脾功能协调,配合清热解毒化湿、滋养肝肾等治疗策略,以防止肝硬化进一步恶化,并取得显著临床疗效。笔者在跟随杨钦河教授门诊学习过程中,获益匪浅,现对杨钦河教授在临床上治疗乙肝后肝硬化的临床经验进行总结。

(一)从血分论治,活血祛瘀养血法贯穿乙肝后肝硬化治疗的始终

肝主疏泄,其气通于脾,疏泄功能正常则气机通畅,气血调和。若肝气郁结,气机不畅,则气郁化热,瘀热互结,血行不畅;而若湿热内蕴,与水相结合则形成湿浊内停;湿浊壅塞,气机阻滞,气滞则血亦滞;因而在乙肝后肝硬化的治疗过程中,应重视活血祛瘀养血法的使用。杨钦河教授在临床中常配伍丹参、赤芍、当归等活血祛瘀养血药物,以发挥其"破恶血,养新血"功效,通畅气血运行。且肝为刚脏、将军之官,治疗时应当注意调肝体而助肝用,临床上常搭配养血柔肝药物,如白芍,以顺应肝体阴而用阳之性。杨钦河教授指出,在治疗乙肝后肝硬化时,"活血祛瘀养血"是常用的治疗方法和主要措施,对延缓肝硬化进程有显著帮助。

(二)维护肝脾功能平衡、促进肝脾协调是防止肝硬化恶化的重要途径

《脉经》中记载:"胃者,土也,万物禀土而生,胃亦养五脏,故肝王以胃气为本也。"提出中焦脾胃的滋养与肝脏息息相关。中医认为,肝喜条达而恶抑郁,若肝失疏泄,气机郁滞,则可引起肝气郁结,日久则致肝气郁结而横逆犯脾,影响脾胃气机的升降功能,产生食少、腹胀、便溏等症状;若肝脾不和,气机阻滞,水湿不化而为痰湿等病理产物,可加重脾的负担,使脾气更加不足,进一步影响肝的疏泄功能。杨钦河教授提出,肝脾二脏于生理上互相为用,病理上亦可互相传变,故在乙肝后肝硬化的发展进程中,往往肝郁与脾虚

同时存在,治疗时亦需相辅相成,明辨肝郁与脾虚的轻重,注重促进肝脾功能的协调,若肝郁难解,可考虑从脾土调治改善。肝郁长期不愈可累及脾脏,使其健运功能受损,气血生化乏源,正气充养不足,则更加难以抵抗病毒,从而加快肝硬化发展进程。因此,维护肝脾功能平衡、促进肝脾协调是防止肝硬化恶化的必要手段。杨钦河教授倡导健脾养肝、促进肝脾协调,提出在临床上可使用当归、柴胡、白术等药物协同治疗,以维护肝脾功能平衡,防止肝硬化病情进一步恶化。

(三)清热解毒化湿是控制乙肝后肝硬化病情的重要策略

病毒性肝炎肝硬化是我国肝硬化的主要类型。冀爱英等学者研究发现,HBV在湿热蕴结证型中复制最为活跃,若不对其进行治疗,则会进一步加重肝硬化的发展,同时损伤患者肝功能。杨钦河教授强调,湿热疫毒是本病的主要病因,患者外感湿热疫毒,脾胃先受,里湿与外湿互结、交蒸阻遏中焦则枢机不利;枢机不利则湿热蕴结,痰浊阻络,血行不畅,留而为瘀,痰瘀互结于肝,肝脉阻滞而成痞块。因此,通过清热解毒化湿的治疗策略,在治疗时选用茵陈、虎杖、鸡骨草等药物对湿热疫毒进行控制并治疗,可有效防治乙肝后肝硬化。同时现代药理研究也表明,茵陈等药材具有抗乙肝病毒的功效。

(四)疾病后期需重视养肝益肾

中医认为,乙肝后肝硬化后期病机多化热化瘀,日久则灼伤阴津,因此疾病晚期往往以肝肾阴虚为主要病机。患者可能表现为肝区隐痛不适、腰膝无力、口干咽燥、失眠多梦等症状。在治疗过程中,需重视调养阴津,杨钦河教授常常采用鳖甲、枸杞子等药物进行配伍,以达到滋补肝肾、滋阴潜阳的目的,同时也有助于避免辛散药物对肝阴的损害。

(五)验案举隅

【医案一】

患者,男,47岁,2022年7月30日初诊。患者乙肝后肝硬化病史11年余,曾多次于当地医院门诊就诊,症状时有反复。刻下症见:右侧胁肋部隐痛不适,胃纳差,伴口气,大便黏,小便色黄,矢气多,睡中流涎,怕热,手足心及半身出汗明显,眼睛干涩,眠可。舌红,苔黄腻。查生化示:总胆红素(TBil)38.6 μmol/L,直接胆红素(DBil)7.6 μmol/L,丙氨酸转氨酶(ALT)34 U/L,天冬氨酸转氨酶(AST)36 U/L,谷氨酰转肽酶(r-GT)72 U/L,总胆汁酸(TBA)32.2 μmol/L,总蛋白(TP)78.6 g/L,白蛋白(ALB)47.6 g/L。乙肝定量:乙肝表面抗原190.85 IU/mL。彩超示:肝硬化,肝内低回声结节15 mm×11 mm,脾肿大,胆囊壁增厚毛糙。中医诊断:胁痛;湿热蕴结证。治法:清热祛湿,疏肝健脾,行气化瘀。西医诊断:乙肝后肝硬化。处方:醋柴胡5 g,炒白芍10 g,赤芍10 g,当归

6 g,枸杞子 10 g,丹参 30 g,醋龟甲 10 g(先煎),黄芪 10 g,党参片 10 g,煅牡蛎 20 g(先煎),海藻 15 g,茵陈 20 g,虎杖 15 g,郁金 10 g,醋三棱 10 g。共 30 剂,每日 1 剂,水煎服,早晚分服。

2022 年 12 月 23 日二诊。患者诉坚持服药 4 月余,其间于当地药房按上方自行取药。刻下症见:胁肋部隐痛好转,胃纳好,口气减轻,手脚偏冷,自觉精神状态好转,二便正常。复查彩超示:肝硬化,肝内低回声结节 14 mm×6 mm,脾肿大,胆囊壁增厚毛糙。上方中药去柴胡、醋龟甲,加灵芝 10 g,皂角刺 10 g,浙贝母 10 g,山慈菇 6 g,桂枝 10 g,木香 12 g(后下),共 30 剂,继服。

2023 年 2 月 5 日三诊。刻下症见:胁肋部已无明显不适,胃纳好,矢气多,手脚偏冷,易出汗,视物模糊,多涎沫,二便正常。复查彩超示:肝硬化,肝内低回声结节 13 mm×6 mm,脾肿大,胆囊壁增厚毛糙。乙肝五项:乙肝表面抗原 141.05 IU/mL,乙肝核心抗体 0.01 IU/mL。肝功能:总胆红素 37.7 μmol/L,直接胆红素 7.0 μmol/L,谷氨酰转肽酶 57 U/L,总胆汁酸 27.2 μmol/L,总蛋白 78.9 g/L,白蛋白 48.5 g/L。上方中药加熟地黄 15 g,石见穿 15 g,麸炒山药 15 g,干姜 10 g,共 30 剂,继服后复查肝功能正常,病情好转,后期随访患者诉症状未见反复。

按语:患者外感湿热之邪侵袭,平素过食肥甘厚腻、饮酒等导致中焦聚湿生热,里湿与外湿互结,致脾失运化,肝失条达,可见胁肋部隐痛不适、纳差、口气重、大便黏、小便色黄等症。治疗当以清热祛湿,疏肝健脾为重,又因肝失条达,肝气不舒,日久必致气滞血瘀,故辅以行气化瘀,软坚散结。临床用药一方面以茵陈、虎杖、郁金清热祛湿、利胆退黄,并能抑制肝炎病毒;另一方面强调疏肝养血健脾,搭配柴胡、白芍、当归。同时杨钦河教授治疗乙肝后肝硬化时,重视祛瘀活血、软坚散结,佐以丹参、赤芍、牡蛎、龟甲、三棱等以改善肝脏微循环,进一步帮助逆转肝硬化发展进程。二诊时症状已有明显好转,继续守法守方,并兼顾调养正气,标本兼治。三诊时胁肋部不适基本消失,二便及睡眠情况明显好转。

【医案二】

患者,男,51 岁,2022 年 8 月 29 日初诊,患者既往乙肝病史 5 年余,1 年前确诊乙肝后肝硬化。刻下症见:胁肋部胀痛不适,伴反酸、嗳气,平素情绪易抑郁,胃纳差,自觉进食后胀满,睡眠可,大便质地偏稀,矢气多,睡时流涎,手脚偏冷。舌淡红,苔薄黄。辅助检查:γ-谷氨酰转移酶 115.4 U/L、谷丙转氨酶 62.4 U/L、门冬氨酸转氨酶 42.3 U/L;HBsAg+、HBeAb+、HBcAb+。2022 年 8 月 11 日上腹部 MRI:肝脏纤维化改变,多考虑早期肝硬化,请结合临床;轻度脂肪肝伴肝 S6 段中度脂肪肝;肝 S2、S5、S7 及 S8 段多发动脉期强化结节,灌注异常;肝 S6、S7 段多发小囊肿;胆囊内壁多发小结节,多考虑息肉,请结合超声检查。彩超:肝实质弥漫性病变,建议进一步检查排除占位病变;胆囊息肉样病变(多发)。中医诊断:胁痛;肝郁脾虚证。西医诊断:乙肝后肝硬化。处方:柴胡 10 g,虎杖 20 g,赤芍 10 g,当归 10 g,枸杞子 10 g,丹参 30 g,炙鳖甲 20 g(先煎),炙龟甲 15 g(先煎),土鳖虫 10 g,黄芪 10 g,党参 10 g,陈皮 10 g,灵芝 10 g,炒白芍 10 g,茵陈 20 g,瓦楞子 25 g(先煎),甘草 6 g。共 15 剂,每日 1 剂,水煎服,早晚分服。

2022 年 9 月 17 日二诊。刻下症见:胁肋部胀痛较前减轻,反酸、嗳气情况明显缓解,胃纳差,进食后胀满减轻,诉精神状态好转,睡时流涎,手脚偏冷,畏风,大便溏,舌淡红,苔薄黄。上方中药去虎杖、炙鳖甲,加桂枝 10 g,山楂 10 g,神曲 10 g,麸炒薏苡仁 20 g,改黄芪剂量为 20 g,共 30 剂,继服。

2022 年 10 月 25 日三诊。刻下症见:胁肋部暂无明显不适,无反酸、嗳气,胃纳较前好转,睡时流涎,手脚偏冷,二便正常。辅助检查:肝功能示 γ-谷氨酰转移酶 74 U/L、谷丙转氨酶 57 U/L、谷氨酰转肽酶 46 U/L,总胆汁酸 21.6 μmol/L,总蛋白 66.8 g/L。上方中药去瓦楞子、柴胡,加干姜 10 g,共 15 剂,继服后病情好转,后期随访患者诉症状未见反复。

按语:患者平素情绪易抑郁,为肝失条达之象,而肝易克脾,肝郁多致脾虚,可见胁肋部胀痛不适、纳差、大便稀等症。治疗当以疏肝健脾为主,同时仍应注意,气滞血阻过程贯穿肝硬化发展的始终,临床应兼顾活血行气。杨师处方基于柴胡疏肝散加减,予柴胡、炒白芍配伍,以养肝体利肝用;搭配党参、黄芪、灵芝以健脾补虚;佐以丹参、赤芍、炙鳖甲、炙龟甲、土鳖虫等以活血养血滋阴。患者服药半月后仍伴胃纳差、畏风、大便溏之症,予加大黄芪剂量以固表,配伍桂枝温经散寒,山楂、神曲开胃消食,麸炒薏苡仁健脾祛湿,继续坚持服用 1 月余,至三诊时已无明显不适。

（向慧儿）

五、杨钦河教授治疗头痛的临床经验拾萃

头痛不仅是神经内科,也是普通内科门诊最常见的症状之一,临床上头痛既是一种常见的症状亦可作为疾病名称,中医学又名"偏头痛""头风""脑风""首风""真头痛""雷头风""巅顶痛"等。头痛的病因病机颇为复杂,历代医学家对头痛的病因病机也做了大量的论述,治疗的效果很多不尽满意,其原因在于传统中医的"望、闻、问、切"难全其证。但近年来随着中西医对头痛研究的深入,中医在治疗头痛方面临床效果也得到患者的肯定。杨教授治学严谨,博采众长,对头痛的中医药治疗效验颇丰,继承不泥古,发扬不离宗。笔者有幸师从杨钦河教授,在跟师随诊过程中深得其教诲,获益匪浅,现将杨师治疗头痛的临床经验介绍如下。

(一)中西并重鉴别头痛

头痛为主观感觉,为临床常见症状,可以发生于多种急慢性疾病过程中,可见于任何年龄,有时亦是某些相关疾病加重或恶化的先兆,应当及时明确诊断。所以杨师强调初诊头痛患者的鉴别诊断,强调"望、闻、问、切、查",既要运用传统中医的"望、闻、问、切",同时必须熟练运用现代医学诊疗检查技术,在"望、闻、问、切"辨证基础上,利用头颅CT、CTA、磁共振等现代化的检查手段去诊断或排除占位性病灶、血管畸形等病因,避免贻误病情,造成终身遗憾。

(二)认清头痛之病因病机

头痛之因不外乎外感和内伤两大类,其中风、寒、暑、湿等外邪是导致头痛,即外感头痛的病因。《针灸大成·杂病穴法歌》曰:"一切风寒暑湿邪,头疼发热外关起",指出风、寒、暑、湿均可导致外感头痛。外感头痛病程短、起病急,临床治疗难度一般不大;而内伤头痛,致病因素多为脏腑经络疾病、饮食失宜、房室起居不当等内因,而且错综复杂。内伤头痛病程长,病势缠绵,病情易反复。杨师认为,内伤头痛主要与肝胆、脾胃、肾、三焦等脏腑功能失常有关。因"头为诸阳之会""脑为髓之海",头主要依赖肝肾精血濡养,以及中焦脾胃运化水谷精微,通过三焦输布上充于脑腑。凡是因上述脏腑功能失调,导致清窍失荣,不荣则痛,病理产物上蒙,不通则痛;多为虚实夹杂因素,主要归纳为风、火、郁、痰、瘀、虚六个方面。

（三）重视头痛之辨证论治

杨师认为头居高位，其所需要的一切营养物质均需五脏之精气上奉，而输送这些营养物质的路径则是三焦，因为三焦为气血水火津液运行及气机升降的场所。现代社会中，人们因为生活节奏加快，社会压力不断增大，加之不良的生活方式如多应酬、常熬夜等，易出现肝胆疏泄失调、脾胃升降失常、肝肾之阴耗伤、湿热痰浊瘀血内生等。另外辨证时一定辨部位，可为本病治疗提供比较明确的方向。比如十一条经脉，阳明经主行面部，其中足阳明胃经行额部、少阳经行侧头部、手太阳经行面颊部、足太阳经行头顶或后头部。六条阴经除手太阴经、手厥阴经不上头面外，其余均达头面之深部（目系、舌下、舌根）或巅顶。医圣张仲景在《伤寒杂病论》中创立头痛分经论治临床诊疗模式，论述了太阳、阳明、少阳、厥阴病头痛的见症，并将理、法、方、药贯穿一线。《临证指南医案》指出："若过郁者，宜辛宜凉，乘势达之为妥；过升者，宜柔宜降，缓其旋扰为先；自竭者全属乎虚，当培其子母之脏。"临床具体辨证论治如下。

1. 肝胆气郁阳亢型

本证型多因情志不遂，或情绪激动所致。症见：头痛，以头侧为主，伴头晕，头昏重，烦躁易怒，长叹息，呃逆或恶心欲呕，夜寐不安，口苦，舌质红苔薄黄，脉弦有力。方用四逆散合小柴胡汤合天麻钩藤饮加减。药用柴胡、黄芩、枳实、赤芍、甘草、天麻、钩藤（后下）、川芎、延胡索、藁本、栀子、石膏等。若头晕目眩耳鸣者，加龙骨、磁石（先煎）以平肝潜阳；烦热、口干口苦明显者，加地骨皮、牡丹皮、黄连以清热泻火而不伤阴；大便秘结者，加杏仁、郁李仁、生大黄（后下）以通便泻热。

临床举例：荣某，男，31 岁，因"头痛 1 个月"于 2019 年 12 月 31 日来诊。患者平素情志抑郁，头痛，以头侧为主，时有头晕头胀，午后 4 点开始，伴手足冷（自己不自觉），无畏寒，精神抑郁，长太息，口干口苦，舌黯苔黄，脉弦。查体：BP 118/70 mmHg。气滞血瘀兼有郁热，当疏肝理气、化瘀通络透热。方如下：柴胡 10 g，黄芩 15 g，白芍 30 g，枳实 10 g，甘草 10 g，天麻 15 g，丹参 15 g，川芎 12 g，延胡索 15 g，赤芍 10 g，白芷 10 g，藁本 10 g，栀子 10 g，芦根 20 g，石膏 20 g（先煎）。总量 7 剂，600 mL 煎至 200 mL，饭后温服，每天 1 服。二诊，诸症明显减轻，继续服用上方 7 剂而愈。

杨师按语：少阳为枢，经脉行人身之侧，总理一身之气机，主升发疏泄，与人的情志心理因素关联最为密切，这也是我们中医治疗精神性心理性疾病的理论依据。情志抑郁，情绪激动失控，导致少阳枢机不利，相火郁滞，胆腑郁热，循经上犯，可见头痛头晕、口苦口干，如《伤寒论》云"少阳之为病，口苦咽干，目眩"。

2. 上盛下虚型

本证型多见于长期吸烟、喝酒、应酬、熬夜、饮食起居无规律之人。症见：头痛，头昏重,自感头重脚轻,疲倦乏力,夜不能寐,晨起口干口苦,进食生冷则大便稀溏,舌质淡、苔黄腻,脉弦细。方用乌梅丸加减,药用乌梅、细辛、干姜、黄连、当归、蒲公英、附子、桂枝、党参、黄柏、黄芪等。根据病情调整寒热药物剂量。若热重者,可去附子、干姜;寒重者,可减黄连、黄柏;口苦、心下痛热甚者,重用黄连;无虚者,可去党参;呕吐者,可加姜半夏;大便不通者,可加生大黄后下。

临床举例:陈某,男,37岁,因"头痛、疲倦乏力2年"于2019年3月8日来诊。患者平素生意繁忙应酬不断,压力大,奔波劳累。近2年来出现头痛,巅顶为主,头昏重,头重脚轻感,疲倦乏力,夜间眠差,盗汗。曾多次至三甲医院就诊,口服健脾益气等中药,效果不佳。晨起口干口苦,大小便正常,进食生冷则大便烂,舌暗苔淡黄腻,脉细弱。治以寒热并用,振奋肝阳。方以乌梅丸加减如下:乌梅15 g、细辛3 g、干姜10 g、黄连10 g、当归10 g、蒲公英15 g、附子5 g(先煎)、桂枝10 g、党参10 g、黄柏15 g、黄芪15 g。总量7剂,600 mL煎至200 mL,饭后温服,每天1服。二诊,诸症明显减轻,继续服用上方2周而愈。

杨师按语:头痛是当今快节奏、高压力的社会背景下较为常见的亚健康状态,是当代年轻人重压下身体透支的一种体现,正所谓过劳致损,脏腑功能失调,或局部功能失调,出现寒热错杂等情况。本病例为平素工作繁忙,应酬不断,压力较大,奔波劳累,脏腑功能紊乱,而导致肝胃郁热,中阳不振,脾不健运,则头痛昏重,头重脚轻感,疲倦乏力,口干口苦,进食生冷则大便稀溏。而乌梅丸功用清上温下,寒热并用,邪正兼顾,切中病机,故能取得满意效果。

3.肝肾阴虚,湿热内蕴型

本证型多见于中老年人,《素问·阴阳应象大论》篇云:"年四十,而阴气自半也"。症见:头痛,隐痛为主,倦怠乏力,精神不振,腰酸背痛,两胁部时痛,口干,易醒,夜间盗汗,夜尿,大便干,舌暗红苔黄腻,脉细数。方以知柏地黄丸加减,药用熟地黄、山萸肉、山药、泽泻、牡丹皮、茯苓、黄柏、薏苡仁、蒲公英、知母等。若虚火明显者,加重知母、黄柏等以加强清热降火之功;兼脾虚气滞者,加木香、黄芪、砂仁、陈皮等以健脾和胃。

临床举例:宾某,男,58岁,平素常熬夜,嗜好烟酒。因"头痛2年,再发2周"于2018年12月10日来诊。头痛,隐痛不适,伴头晕,蒙蒙不清,思维迟钝,疲倦感,腰酸背痛,两胁部时痛,口干,易醒,夜间盗汗,夜尿4次,食纳、二便正常,舌暗红苔薄黄腻,脉细数。乃肝肾阴虚,内有湿热,当以补肝肾强筋骨,清热利湿为大法。方以知柏地黄丸加减如下:熟地黄15 g、山萸肉15 g、山药30 g、泽泻10 g、牡丹皮10 g、茯苓10 g、黄柏10 g、薏苡仁20 g、蒲公英15 g、知母10 g。水煎服,日1剂,共7剂。二诊,偶有头痛,自觉头脑清晰,头晕消失,偶有夜间盗汗,夜尿1~2次。继续服用14剂而愈。

杨师按语:年四十阴气自半,从人体生理角度来讲,人在进入40岁以后,阴精衰减、肝肾渐虚、机体功能下降,多种退行性疾病也会应时而生;加之长期生活饮食起居无规律,更加速肝肾津液内耗进程。所以古人把亥时(21:00—23:00)称为"人定",提醒此时阴气最盛,所有的活动应该停止,人应该安静或安定下来;因子时(23:00—01:00)为阴阳交接之际,故在子时就应该进入熟睡状态,正如《黄帝内经》云:"阳气尽,阴气盛则目瞑;阴气尽,而阳气盛则寤矣。"长期熬夜必然消耗人之精血,肝藏血,肾藏精,五脏之中以肝肾损伤为甚。

4. 气虚痰瘀型

本证型多见于中老年女性患者,素体脾胃虚弱,运化失司,津液聚湿成痰,痰凝则气滞,气滞气虚则血瘀,痰瘀互结,易郁而化热,闭阻脑络则头痛。症见:头痛日轻暮重,眠差多梦,心烦不宁,口干口苦,纳眠差,小便正常,大便时烂时硬,舌暗淡苔黄腻,脉细弦。方以加味温胆汤。药用陈皮、姜半夏、茯苓、枳实、天麻、川芎、丹参、葛根、白芍、甘草、栀子、淡竹叶、黄芪等。

临床举例:刘某,女,52岁,头痛半月,于2019年6月25日来诊。头痛日轻暮重,忽热忽冷,眠差多梦,心烦不宁,口干口苦,纳眠差,小便正常,大便时溏时硬,舌暗红苔薄黄,脉弦。查体:BP 96/68 mmHg,神经系统查体未见异常。乃气虚血瘀兼胆胃内蕴痰热。方如下:陈皮10 g、姜半夏10 g、茯苓15 g、枳实10 g、天麻12 g、川芎10 g、丹参20 g、葛根30 g、白芍30 g、甘草10 g、姜厚朴10 g、牡丹皮10 g、栀子10 g、竹叶10 g、木瓜15 g、黄芪30 g。水煎服,日1剂,共7剂。二诊,头痛缓解,心烦、忽热忽冷感消失,少许口干。继续服用7剂,头痛症除。

杨师按语:头痛日轻暮重,血压偏低,提示气虚存在,血管鼓动力不足,而兼口干口苦、心烦不宁,少阳太阴合病,予温胆汤加栀子、天麻,清胆腑痰热,平肝潜阳,黄芪、茯苓、甘草益气健脾,久病入络故舌暗,加川芎、白芍、丹参、牡丹皮活血行气、止痛祛风,白芍配甘草缓急止痛解痉。血压偏低,提示气虚存在,血管鼓动力不足,这是现代中医师应该将现代医疗设备检测技术有机结合到中医诊疗过程中的一个典范。头痛用大量的黄芪补气,临床较少用甚至不敢用,杨师根据血压数值,结合临床症状辨证虚证存在,使用黄芪、葛根30 g左右,同时使用天麻、栀子,这也体现升降配用,属于阴阳法合用,个人觉得应属于厥阴病范畴。

(四)小结

杨师处方用药的同时,特别强调个体、季节及生活习惯等因素的影响,注重社会、心理因素的重要性,善于巧妙结合现代设备。另外,杨师特别注重患者的心理疏导及局部自我推拿,如嘱咐患者每日双手搓面部、太阳穴、颈项部30~50次,手指叩打百会、列缺穴,既可以引药归经,又可以激发六经之气,故可以取得较好的临床疗效。

程善廷,金玲.杨钦河教授治疗头痛的临床经验拾萃[J].按摩与康复医学,2021,12(12):82-84.

六、杨钦河教授诊疗非酒精性脂肪性肝病经验浅述

杨钦河教授在长达40余年中医和中西医结合肝病临床和基础研究上,总结出一套贯穿"病因-病机-证型-治法"的中医药防治 NAFLD 独特理论体系及临床诊治新策略。现将杨钦河教授诊疗 NAFLD 独特理论体系及临床诊治新策略介绍如下。

(一)NAFLD 是一种先后天多种因素共同作用的遗传-环境-代谢应激相关性疾病

杨老师认为 NAFLD 是以痰湿体质为基础,饮食不节、生活安逸为主要病因,痰湿、瘀血在发生发展过程中起关键作用的一种遗传-环境-代谢应激相关性疾病。①痰湿体质的形成因素与 NAFLD 遗传易感性存在密切相关性:痰湿体质的形成取决于先天遗传因素,并受后天因素的影响。古代医著《泰定养生主论》中指出"父母俱有痰疾,我禀此疾,则与生俱生也"。说明痰湿体质是一种与生俱来,与遗传密切相关的体质。先天禀赋是痰湿体质形成的内在基础,是维持痰湿体质相对稳定的内在因素。NAFLD 通常被认为是在遗传基础上的多因素共同作用所致,是与遗传易感性关系密切的疾病。因此,从遗传易感性的角度上看,先天痰湿体质与 NAFLD 的发病具有密切的关系。多项对 NAFLD 痰湿体质基因遗传特异性研究为痰湿体质的遗传易感性提供重要的支撑和依据。后天痰湿之成,或因恣食膏粱、醇酒肥甘,积湿生痰;或因脾虚失运,湿浊内生;或因脾肾阳虚,气不化水,水湿内停;或因肝气不疏,三焦决渎失职;或津液输布障碍,痰湿即成,即痰湿为病理产物,又是新的致病因素。古代医著《古今医鉴》亦云:"胁痛者……或痰积流注于血,与血相搏"。先天、后天因素共同作用使得痰湿体质成为 NAFLD 基础体质类型。②饮食不节、生活安逸是主要病因:NAFLD 的发病多与饮食不节、过食肥甘厚味、生活安逸等因素有关,这与人们的饮食、生活环境的变化密切相关。随着生活水平的提高,人们的饮食结构发生了较大变化,科学的饮食观并未深入人心,饮食不节的现象屡见不鲜,越来越多的人偏爱高脂肪、高蛋白、高糖等肥甘厚味类的饮食,加上生活安逸,运动量少,嗜食的肥甘厚味超过脾胃运化的能力,水谷精微(包括血中脂质)运化受损则会聚而化湿生痰,外溢于肌肤则为肥胖,内积于肝脏则为脂肪肝。可见,饮食不节、生活安逸等环境因素是 NAFLD 发生、发展的主要病因。③湿浊痰瘀产物与肝脏脂质代谢紊乱存在相关性,符合 NAFLD 代谢应激发病特点:肝失疏泄,气机不畅,或脾不健运,水湿内停,湿热内

蕴,痰浊郁结,瘀毒阻滞,最终形成湿浊痰瘀互结,湿浊痰瘀是 NAFLD 发病的重要病理产物,这些代谢产物持续存在,在体内不能得到及时有效的分解或清除,就会引起大量脂质在肝细胞内发生堆积,形成脂肪肝,其中又以痰湿、瘀血最为关键。中医认为脂肪属于膏脂,膏脂源于水谷,属于津液的组成部分,并能化入血中,是人体的营养物质。津血膏脂是由水谷化生,水谷的代谢是人体诸脏腑共同协调完成的复杂生理过程。而脂肪肝的发生、发展是沿着"脂质蓄积—炎症(坏死)—纤维增生"的顺序进行,这与中医认为脂肪肝的病机为湿热内蕴—痰湿内阻(瘀毒阻滞)—痰瘀互结的发展进程呈一致性,痰瘀互结的程度越严重,肝脏内脂质蓄积状态越明显。湿浊痰瘀等病理产物与现代医学意义上的氧化应激、脂质过氧化等产物存在一致性。综上所述,杨老师从中医病因学角度分析NAFLD 是以痰湿体质为基础,饮食不节、生活安逸为主要病因,痰湿、瘀血在发生发展过程中起关键作用的一种遗传–环境–代谢应激相关性疾病。

(二)肝郁脾虚是 NAFLD 发生发展的基本病机,痰瘀互结是 NAFLD 发展演变中的重要病理环节

关于 NAFLD 中医发病机制,杨老师认为,肝郁脾虚是 NAFLD 发生发展的基本病机,痰瘀互结是本病发展演变中的重要病理环节。①NAFLD 发展过程中所产生的病理变化均以肝郁脾虚为病理基础,肝脾失调是贯穿本病始终的基本病理机制。肝主疏泄,调畅一身气机,脾主运化,为气血生化之源,后天之本。对食物的消化吸收和水谷精微的生成、传输有赖于肝主疏泄和脾主运化的功能正常。饮食不节、劳逸失度或情志所伤,损伤肝脾,而致肝胆疏泄失职,脾胃运化失健,水谷不能化生精微,反停而为水湿,聚而生痰浊,痰浊阻络,血行不畅,留而为瘀,痰瘀互结于肝,阻滞肝脉而成 NAFLD,如肝郁脾虚不能得到扭转,则可以引起气滞、湿阻、痰浊、瘀血等新的病理因素,进而导致 NAFLD 的进一步发展和变化,使得 NAFLD 趋于严重。因此,肝郁脾虚不仅是 NAFLD 发病的基本病机,也是 NAFLD 发展、演变的基本病机,并影响到 NAFLD 的预后,贯穿 NAFLD 疾病的全程。诚如《素问·经脉别论》所说:"饮入于胃,游溢精气,上输于脾,脾气散精。"张志聪亦说:"中焦之气,蒸津化液,其精微……溢于外则皮肉膏脂,余于内则膏脂丰满。"脾主运化,为气血生化之源,津液输布之枢纽,脾气充足则散精之职充沛,津液运化正常,膏脂四布、入内、溢外发挥濡养作用,更加佐证了肝郁脾虚是 NAFLD 的基本病机这一观点。②痰瘀互结是本病发展演变中的重要病理环节。若因饮食所伤,脾失健运则散精之职不畅,水谷精微不归正化,水津输化失常,形成膏脂痰湿;膏脂痰湿转运输布不利,湿痰郁结,瘀毒阻滞,滞留营中而形成高脂血症。痰浊与瘀血相互胶结为患,痰瘀交阻导致痰浊膏脂沉积于肝脏,气滞血瘀阻于肝脉,导致津液输布代谢发生障碍,膏脂痰浊阻于肝络而形成 NAFLD。《丹溪心法》亦言"痰夹瘀血,遂成窠囊",说明痰瘀交阻,胶固不化,深匿伏藏,蕴久化热,蓄积成毒,暗耗肝体。因此,杨老师认为 NAFLD 的病位在肝脾两脏,肝郁

脾虚是 NAFLD 发生发展的基本病机,贯穿于疾病全程。湿、浊、痰、瘀是重要的病理产物,而痰瘀互结是 NAFLD 发展演变中的重要病理环节。

(三)系统提出并阐述了"三期四型"的 NAFLD 辨证分型方法

杨老师在长期的临床实践基础上,结合 NAFLD 现代人群发病特点及大量的古代名家医著研究,最早提出"三期四型"的 NAFLD 辨证分型方法:NAFLD 疾病全程可以分为早期、中期和晚期三个阶段;常见湿浊内停、肝郁脾虚、湿热蕴结和痰瘀互结四个临床证型。具体来讲,早期可见脘腹、胁肋胀闷不适、疲劳、纳差、舌淡、苔白腻、脉濡缓等湿浊或痰湿内阻证,虽然有些患者可以没有明显不适,但膏脂痹阻肝络,或多或少会影响肝脏生理功能的发挥,并有一些不典型的脾虚的表现。运用祛湿化痰的二陈汤、平胃散等治法方药可取得满意疗效。中期可见纳差、口黏、口淡、脘腹痞闷、肝区不适或隐痛、舌体胖大边有齿痕、苔白腻、脉弦细等肝郁脾虚之证,运用逍遥散、柴胡疏肝散等疏肝健脾治法方药可取得满意疗效;或见乏力、口苦、心烦易怒、肝区胀闷或隐痛、脘腹痞闷、恶心欲呕、小便短黄、舌红、苔黄、脉弦滑数等湿热蕴结之证,运用茵陈蒿汤、龙胆泻肝汤清利湿热治法方药可取得满意疗效。晚期可见口黏、纳差、乏力、脘腹痞满、肝区胀闷疼痛、肝脾肿大变硬、舌质瘀暗或见瘀点瘀斑、舌下脉络瘀滞、脉细涩等痰瘀互结之证,运用膈下逐瘀汤等治法方药可取得满意的疗效。杨老师所提出并阐释的 NAFLD 中医辨证分型方法,被中华中医药学会脾胃病分会在 2010 年审定的《非酒精性脂肪性肝病中医诊疗共识意见》所引用。说明 NAFLD"三期四型"的辨证分型方法获得同行业专家的认可。

(四)疏肝健脾法应贯穿 NAFLD 治疗的始终,祛湿、活血法是治疗 NAFLD 的重要方法

由于肝郁脾虚为 NAFLD 的基本病机,痰瘀互结是本病发展演变中的重要病理环节,肝郁脾虚、痰瘀互结也是 NAFLD 的基本证型,因此,杨老师认为疏肝健脾法应贯穿 NAFLD 治疗的始终,祛湿、活血法是治疗 NAFLD 的重要方法。

(1)疏肝健脾法应贯穿 NAFLD 治疗的始终

NAFLD 发展过程中所产生的病理变化均以肝郁脾虚为病理基础,肝脾失调是贯穿本病始终的基本病理机制,NAFLD 的发生、发展、演变、预后,整个疾病全程均与肝脾失调的关系密切。肝胆疏泄失职,脾胃运化失健,水谷不能化生精微,反停而为水湿,聚而生痰浊,痰浊阻络,血行不畅,留而为瘀,痰瘀互结于肝,阻滞肝脉而成 NAFLD。肝郁脾虚是 NAFLD 初期的主要病机,如肝郁脾虚不能得到扭转,则可以引起气滞、湿阻、痰浊、瘀血等新的病理因素,进而导致 NAFLD 的进一步发展和变化,使得 NAFLD 趋于严重;若肝郁脾虚的致病因素得以解除,随着疾病的发展演变、其他病理因素的影响,肝郁脾虚可能不再

成为主要病机,但其一直参与疾病的发展、演变和影响着疾病的预后。无论是在疾病初起或是久病不愈者皆可见肝郁脾虚之证,疏肝健脾法理应贯穿始终。历代医家都有论述。如张仲景曰:"见肝之病,知肝传脾,当先实脾,四季脾旺不受邪,则勿补之",强调了肝病治脾的重要性。如朱丹溪曰:"治痰先理脾胃,若用利药过多,使脾气虚弱,则痰反而易生而多矣",强调治痰浊先理脾胃。在临床上运用疏肝健脾法防治 NAFLD 获得良好的临床疗效。杨老师带领的课题组在多个国家基金的资助下,进行了长达十余年的 NAFLD 动物实验研究,发现疏肝健脾治法方药在调节 NAFLD 大鼠不同时相细胞信号转导、胰岛素信号通路,改善脂质代谢紊乱、胰岛素抵抗,减少炎症因子等方面具有较好的效果。

(2)祛湿、活血法是治疗 NAFLD 的重要方法

NAFLD 是由多种原因导致肝脾肾三脏功能失调,肝失疏泄,气机不畅,或脾不健运,水湿内停,湿热内蕴,痰浊郁结。瘀毒阻滞,最终形成湿浊痰瘀互结,湿浊痰瘀是 NAFLD 发病的重要病理产物,其中又以痰湿、瘀血最为关键,痰浊与瘀血相互胶结为患,痰瘀交阻导致痰浊膏脂沉积于肝脏,气滞血瘀阻于肝脉,导致津液输布代谢发生障碍,膏脂痰浊阻于肝络而形成脂肪肝。湿浊内停、湿热蕴结和痰瘀互结也是 NAFLD 的重要证型,NAFLD 虽为本虚标实之证,但以标实为主,当急则治标。故拟祛湿活血为主要治法,祛痰化瘀以安其正,佐以疏肝健脾益肾,扶正以绝痰瘀化生之源。因此,杨老师提出祛湿、活血法是治疗 NAFLD 的重要方法,在临床运用祛湿、活血法治疗 NAFLD 也获得较好的疗效。在动物实验中,祛湿、活血法在调节 NAFLD 大鼠不同时相细胞信号转导、减少炎症因子等方面也具有较好的效果。因此,杨老师提出了疏肝健脾法应贯穿 NAFLD 治疗的始终,祛湿、活血法是治疗 NAFLD 的重要方法。

龚享文,杨钦河,张玉佩,等.杨钦河教授诊疗非酒精性脂肪性肝病经验浅述[C]//中华中医药学会."新成果·新进展·新突破"中华中医药学会 2013 年学术年会、第三次中华中医药科技成果论坛论文集.广州:暨南大学医学院,2013:4.

七、杨钦河教授治疗原发性肝癌的临床经验与学术思想

(一)谨守病机,方证对应

杨教授临证善用经方、时方、效验方,源自杨教授自学医开始,即熟读《黄帝内经》《伤寒论》《金匮要略》《温病条辨》等中医经典。因此对中医传统理论有着深刻的理解,遵循仲景"观其脉证,知犯何逆,随证治之"的原则,不拘泥肿瘤的病名,以病机统病。杨教授临床辨治原发性肝癌亦遵循仲景《伤寒杂病论》之法,根据患者的临床症状,辨病性之寒热虚实,辨脏腑病位,灵活辨证。

1.气滞血瘀证

古人认为"气为血之帅,血为气之母",气滞则血瘀,血瘀又进一步导致气滞,气机的阻滞和血液的瘀滞是相互影响的,形成恶性循环。因此,在治疗中特别强调疏通气机和活血化瘀的重要性。

对于气滞血瘀证,杨教授常予柴胡疏肝散化裁治疗,尤适用于肝郁气滞所致的胁痛较甚的患者。柴胡疏肝散由四逆散衍变而来,四逆散中四药等量,侧重于调理肝脾,疏通气机;而柴胡疏肝散则重用柴胡,甘草减量,把枳实换成了枳壳,加上香附、川芎、陈皮组合而成,陈皮药性平和,能理气化湿,川芎、香附入肝经血分,在调理肝脾气郁的基础上,重在活血行气以止痛,体现了杨教授在治疗上气血兼顾、肝脾同治的特点。

在诊断过程中,杨教授还会细致观察患者的舌象、脉象、情绪状态及相关症状,如胸闷、胁痛等,从而判断病情的轻重和具体病机。若患者是气滞所致的疼痛较甚,则加用醋延胡索、郁金等加强理气止痛的作用;若血瘀较甚,则加用丹参、赤芍等药物以加强活血化瘀的作用。

2.肝郁脾虚证

肝郁脾虚证作为肝癌患者最常见的证型,杨教授对此有着深刻的理解和丰富的临床经验,认为涉及肝脏疏泄功能失调(肝郁)和脾胃的运化吸收能力减弱(脾虚)。肝的生理功能有疏泄条达、调畅情志、调节血量等,而脾胃乃后天之本,主运化与吸收。肝失疏泄会影响脾胃运化功能,进而导致脾虚,形成肝郁脾虚的病态,此为"土得木而达"。

在诊疗过程中,杨教授特别注重对患者的情绪状态和脾胃功能进行评估,仔细观察

患者的情绪状态,并且通过舌脉象等体征推断患者的食欲、消化等情况。肝郁脾虚患者临床症状常见情绪抑郁、胸胁胀满、食欲不振、大便溏等。

针对肝郁脾虚的治疗,杨教授临床上常用逍遥散合四君子汤加减治疗。杨教授认为逍遥散乃四逆散衍变而来,四逆散以治疗肝脾气郁为主,而逍遥散在治疗肝郁的同时兼有养血健脾的作用,是虚实夹杂证,以虚证为主。近年来药理学研究表明,逍遥散类方主要通过抑制肿瘤细胞的增殖、诱导癌细胞的凋亡、抑制癌细胞的侵袭、调节机体免疫、保护肝功能、整体调节等来发挥治疗肝癌的作用,可有效抑制癌细胞增殖和转移,减轻患者临床症状及提高机体免疫力。

杨教授还特别重视"中州脾胃",认为脾胃乃后天之本,气血生化之源,"损其肝者缓其中",中州运则气血生,气机畅则湿痰瘀无所生,则邪无以依附,此乃"有胃气则生也"。《金匮要略》云:"见肝之病,知肝传脾,当先实脾,四季脾旺不受邪",杨教授亦遵仲景"虚者则受传,实则不受传"之理念,对于病机复杂的肝癌患者,能根据疾病传变的规律,治其已病之脏腑,安其未病而又可能受病之脏腑,即所谓的肝木克伐脾土,故杨教授在"实脾"理论的指导下,临床上常根据患者情况合用四君子汤进行治疗,旨在从根本上调整患者的肝脏和脾胃功能,恢复其正常的生理活动。

除了药物治疗外,杨教授还倡导生活习惯对治疗的重要性。建议患者饮食宜清淡,选择易消化、营养均衡的食物,避免进食生冷、油腻及辛辣的食物。同时,劝导患者放松心情,鼓励患者适当散步,练习八段锦等活动以改善情绪状态、增强体质、减轻病痛。

3. 肝胆湿热证

肝胆湿热是由湿热内蕴肝胆,导致肝胆功能失调,肝失疏泄,胆汁外溢,从而出现黄疸、口苦、尿黄、小便不利或泄泻等症状。在治疗上,杨教授特别强调清热利湿、疏肝解郁的重要性。常用茵陈五苓散、茵陈蒿汤合方化裁治疗,通过精心挑选药物,如龙胆草、栀子等清热利湿药,配合柴胡、郁金等疏肝解郁药,旨在从根本上调节肝胆的功能,清热除湿,恢复患者的生理平衡。

此外,杨教授还会根据患者具体情况调整治疗方案,以确保治疗的个体化和精准性。如水肿较甚,常与行气利水的五皮散合用,再加冬瓜皮、玉米须等增强利水渗湿的作用;对于泄泻的患者,通过"利小便以实大便"的方法来止泻,若泄泻偏热,则去掉辛温之桂枝,以防加重热象。对于证属肝胆湿热证的患者,杨教授嘱患者饮食宜清淡,多食蔬菜和水果,避免辛辣、油腻和煎炸食物,以减轻肝胆的负担。同时,告知患者禁熬夜、禁烟酒以防加重湿热。

4. 肝肾阴虚证

肝肾阴虚是一种因肝肾阴液不足而引发的病理状态,常表现为五心烦热、夜间盗汗、腰膝酸软、眼干口燥等症状。在中医理论中,肝肾同属下焦,藏精血,主筋骨,乃精血生化之源,共同维持着人体健身延年之元真。同时杨教授还认为,肾阳虚衰,中焦脾胃失去肾中元阳之温煦,则脾胃虚寒,运化无力,反过来又会影响肾气的充盈与补充,形成恶性循环,使肾气愈发亏损。因此杨教授在补益肝肾的基础上,同时重视培护脾胃,以期达到整体平衡、标本兼治的效果。

肝肾阴虚常见于中晚期患者,以肝肾阴虚为本,兼有肝气郁滞。杨教授在临床上特别注重滋阴养血、补肾益肝的原则,辅以疏肝理气,常以一贯煎加减治疗。此类患者的胁痛主要由肝气郁滞,不通则痛引起,此方用川楝子以行气止痛,但杨教授认为川楝子乃肝毒性药物,服之会加重肝脏负担,使病情加重,故临床不用川楝子,而用醋延胡索、枳壳等行气之品代之。若合并肝硬化,则加鳖甲、丹参、赤芍等活血软坚散结之属以消散结块,若患者症见苔白腻证属水湿、痰饮,则不适用本方,以恐太过滋腻而留邪。由此可见,杨教授临证时根据患者具体的病情和体质差异,精心调整药物配伍,确保治疗方案的个体化和最佳疗效。

对于证属肝肾阴虚的患者,杨教授建议患者多食用具有补益肝肾、健脾和胃作用的食物,如黑芝麻、核桃、枸杞子、薯蓣粥等,同时避免熬夜、过劳和情绪波动,保持良好的生活规律,这对于改善肝肾阴虚状况有着重要的辅助作用。

(二)中西合参,古为今用

1. 中医四诊以辨证,西医指标以诊病

杨教授在实践中,提倡"四诊合参以辨证分型,结合现代医学以辨病",如结合西医检查结果肝功能指标、影像学检查等,来评估患者的病情和治疗效果,使得治疗方法既扎根于传统,又不失客观性和标准化。临床上大多已确诊为肝癌的患者,其无特殊明显不适,这时就出现无症脉可辨的情况;或临床症状缓解,但化验指标加重或好转不明显;或临床症状加重,但化验指标好转,这些病证不符的情况。这时,杨教授以"辨证为主,辨病为辅"为治疗原则。

在临床治疗中,杨教授不仅对传统中医理论的真谛有着深刻的理解,并且将其与现代医学检查结果融会贯通,例如黄疸指数胆红素升高,杨教授认为多为湿热毒内蕴,应加郁金、虎杖以疏肝利胆、清热退黄;或肝癌后期,余邪未尽,热伏血分,则清热利湿为主,兼以扶正,合用四君子汤以扶正祛邪外出;若肝功指数转氨酶升高,见纳差、疲乏、身体困重等湿热证,常用茵陈、连翘、鸡骨草以清湿热、保肝降酶;若人血清白蛋白降低,多为脾虚,气血两虚,常用仙鹤草,加重党参、黄芪用量以增强健脾益气作用;若合并高血压,则去黄芪或减轻黄芪用量。这种传统与现代、理论与实践相结合的综合治疗方式,使杨教授治疗原发性肝癌的有效率大大提高。

2. 衷中参西,与时俱进

在治疗原发性肝癌的临床实践中,杨教授特别注重将传统中药与现代药理学相结

合。杨教授认为,虽然中医药具有独特的治疗优势和深厚的理论基础,但通过现代科学技术对其进行深入研究,能够更客观地揭示中药的有效成分在治疗肝癌时的具体作用机制,提高治疗效果。

临床上常配伍使用白花蛇舌草、半枝莲以抗肿瘤,白花蛇舌草味苦、淡,性寒,主入肝、肾、小肠经。本品性味甘寒,有较强的清热解毒作用,可广泛应用于各种热毒证,能清热散瘀消痈、利湿通淋、抗癌。现代药理研究证明,白花蛇舌草乙醇提取物可通过阻滞细胞周期,抑制肝癌细胞移植瘤体内外生长与增殖及细胞群自我更新,从而起到抑制肿瘤、降低肝癌的特异性指标 AFP 的作用。半枝莲味辛、微苦,性微寒,入肺、胃、肝经。本品具有清热解毒、活血定痛、清热利湿的功效,用于热毒痈肿疔疮、肠痈、抗癌以及各种湿热证。越来越多研究发现,半枝莲含有的二萜化合物具有较好的抗肝癌活性,通过调节MAPK 信号通路来诱导细胞凋亡,并有抗氧化、抗炎、逆转耐药性等作用。

杨教授认为单纯西医治疗,如手术治疗、TACE、射频消融、放化疗等,虽然在控制肿瘤生长方面效果显著,但往往伴随着较大的副作用且复发率高,而中药治疗则可以在调整机体状态、提高患者免疫力方面发挥重要作用,具有无法替代的优势。通过中西医结合的方式,可以发挥双方的治疗优势,既有效控制疾病,又减轻患者的不良反应,提高患者的生活质量。

总之,杨教授在中西医结合治疗原发性肝癌方面的临床经验和研究,展示了中医药在现代医学框架下的巨大潜力和价值。不仅为肝癌患者提供了最优治疗方案,也为中医药的发展开辟了新的道路,推动了中医药学科的进步和创新。

(三)攻补兼施,精准把握

正邪之论,自古以来就是中医辨证论治的核心问题。《黄帝内经》中指出"邪之所凑,其气必虚""正气存内,邪不可干",即正气充足,脏腑各居其位,邪气就不可能侵犯人体。李中梓在《医宗必读》中所言:"积之成也,正气不足,而后邪气踞之,如小人在朝,由君子之衰也。"可以说高度概括了肿瘤的发病机制,即肿瘤形成是因为正气不足,邪气遂冲占人体进而盘踞而成肿瘤。李中梓后论道"正气与邪气,势不两立,若低昂然,一胜则一负,邪气日昌,正气日削,不攻去之,丧亡从及矣。然攻之太急,正气转伤,初、中、末之三法,不可不讲也。初者,病邪初起,正气尚强,邪气尚浅,则任受攻;中者,受病渐久,邪气较深,正气较弱,任受且攻且补;末者,病魔经久,邪气侵凌,正气消残,则任受补。盖积之为义,日积月累,匪朝伊夕,所以去之,亦当有渐,太亟则伤正气,正伤则不能运化,则邪反固矣。"

杨教授据此常言,正邪相斗好比行军布阵,邪气日盛,正气必伤,不攻邪,人则慢耗精气,倘若攻之过急,又损伤正气,故治疗当需掌握火候。患者正气充沛之时,当放胆以猛药攻邪。须知肿瘤之形成非一朝一夕,因而治病也非顷刻之间可以见效,需要对疾病有精准的分期,据此用李中梓初中末三法治疗。早期患者正气尚足,治疗以祛邪为主,扶正为辅,采用清化湿热法加抗癌毒之品,针对兼夹证候,酌加疏肝解郁、健脾益气、补养肝肾或益气养阴之品,以全面调理患者身体状态;中晚期肝癌患者往往正气亏损严重,此时治疗的重点应转向固护脾胃,以此为基础来驱邪,具体的治疗方法包括健脾和胃、滋养肝肾、益气养阴等,同时辅以清利湿热、化痰散结、活血软坚等祛邪方法以消散肿块。在整个治疗过程中,杨教授始终重视固护脾胃,谨慎使用辛香走窜、破血化瘀之品,避免胃气衰败。

由上可知,杨教授认为扶正是基础,祛邪是关键。扶正主要是通过调整和优化患者的整体状态,增强其自身的免疫力以祛邪,使机体处于最佳的抗病状态。祛邪则是直接针对疾病的病理因素进行干预和治疗,控制其生长和扩散。杨教授在祛邪时,会根据患者的具体情况、体质及肿瘤的特点,灵活运用扶正与祛邪的原则,进行个体化治疗,仔细斟酌调整药物种类和剂量,力求达到最佳的治疗效果,同时减少副作用,保护患者的正气。通过这种方法,杨教授在临床上取得了较好的治疗效果,不仅有效控制了肝癌的发展,也显著改善了患者的整体健康状况。

(四)治养结合,合理调摄

杨教授还特别强调了治疗与养生相结合在治疗过程中的重要性,其中食疗、气功、针灸等非药物疗法在其临床实践中占有重要地位。杨教授认为,治疗不应仅限于药物和手术等常规医疗手段,更应该注重通过日常生活中的调养来辅助治疗,可有效帮助患者提高生活质量和治疗效果。

在食疗方面,杨钦河教授建议患者遵循个体化的饮食调理原则,根据患者的体质和病情特点,选择适合自己的食物。对于偏热证、实证为主的患者,杨教授临床上常提倡配伍甘凉、甘寒并且经过现代药理学研究证实有抗癌作用的食物来辅助治疗。甘凉的蔬菜:西兰花、西红柿、紫甘蓝、胡萝卜、猴头菇,可清热解毒滋阴、凉血散瘀、抗癌,促进脾胃消化吸收。甘寒的水果:猕猴桃、苹果、雪梨、葡萄、草莓,可清热解毒、滋阴,辅助药物祛邪外出,但注意不可过度食用,以防损伤脾阳。"胃不和,则卧不安",对于失眠的患者,杨教授嘱患者以山药、莲子、百合、龙眼肉、大枣熬粥,以清心养心、健脾安神,粥底可选用粳米、糙米、黑米、小米、小麦、糯米,以固护脾胃。而龙眼肉、大枣属甘温类食物,若患者偏热证、实证,则应去之。杨教授旨在通过食疗临证施治,体现了杨教授"不拘于古,适证而施"的临床特色。通过合理搭配食物,调理脏腑间的生理功能,以恢复机体气血、阴阳、津液的平衡,从而达到"要防寇于外,必自强其内"的目的。

气功作为中医传统的养生方法在杨教授的治疗体系中也占有一席之地。杨教授常亲自指导患者练习气功。方法:嘱患者取坐式,平静呼吸,排除杂念,然后用意念将气汇聚在肝区疼痛的地方,意守时间随自己情况而定。意在通过调整呼吸、运动身体,来调动人体气血流通,调节脏腑功能,不仅能起到培育患者精、气、神的作用,还能增强患者的意志与信心。

杨教授强调,治疗与养生相结合的方法能够从多方面加快肝癌患者的康复过程。通过食疗,患者可以从日常饮食中吸收对病情有益的营养;通过气功则可以调节身心状态,增强体质。这种综合治疗方法不仅能够直接对抗肿瘤,还能够提高患者的整体健康水平,为肝癌患者的长期康复和生活质量的提高提供有力支持。

(五)内外兼施,重视外治

杨教授在治疗原发性肝癌的临床经验中,特别强调了"内外兼治,重视外治法"的治疗策略。中医外治法,以经络学说为基础,遵循"内病外治"原理,为内科多种疾病的辅助方法,将药物直接作用于患部,具有疗效迅速的独特优势,故至今仍在临床上发挥着无法替代的作用。

在内治方面,杨教授依据中医理论,结合肝癌患者的具体病情和体质差异,精心选用中药进行内服治疗。这些中药旨在疏通气血、消除病灶,从根本上调节患者的生理机能和增强机体的抗病能力。内服中药的选择和配伍非常讲究,既要针对患者的主要病机和症状,又要考虑到药物之间的相互作用和患者的承受能力。

在中医的外治领域,针灸、穴位埋线、穴位敷贴等非药物治疗手段被广泛应用。杨教授在临床实践中,经常将这些外治法与中药相结合,以达到更好的治疗效果。常嘱患者穴位埋线双侧足三里和三阴交等穴位,认为这样可以有效提升患者的免疫力,从而提高治疗效果。现代也有许多研究证实,配合外治法在改善肝癌患者临床症状、增强机体免疫力等方面具有优势。例如,杜鹏鹏等人的研究发现,穴位敷贴与针灸联合治疗原发性肝癌患者经导管动脉栓塞术后的呃逆症状,能够显著改善病情,总有效率高达95.83%。范玲等学者的研究则表明,基于子午流注理论的耳穴压豆法能够有效缓解原发性肝癌患者的疼痛,同时提升他们的睡眠质量和整体生命质量。此外,刘文导等人的研究也证实,健脾补肾方结合针灸治疗原发性肝癌栓塞后综合征效果显著,不仅能提高患者的生存质量,还能减轻治疗的毒副作用,改善预后情况。这些研究成果进一步证实了中医外治法在改善临床症状、增强机体免疫力等方面的独特优势。

杨教授的这种"内外兼治,重视外治法"的治疗方法,充分发挥了中医药治疗的特色和优势。内治与外治的结合,可以从体内外调整机体的整体状态,使治疗效果更加全面和深入。这一策略在临床应用中取得了良好的效果,不仅提高了治疗的有效性,还在很大程度上提升了患者的治疗体验和生活质量。通过这一系列的创新实践,杨教授不仅为肝癌患者提供了更多的治疗选择,也为中医药治疗肝癌的发展提供了宝贵的经验和启示。

（六）通可调愆，首重于通

温病大家王孟英曾说："夫人，气以成形耳，法天行健，本无一息之停。而性主疏泄者，肝也；职司敷布者，肺也；权衡出纳者，胃也；运化精微者，脾也，咸以气为用者也。肝气不疏，则郁而为火；肺气不肃，则津结为痰；胃气不通，则废其容纳；脾气不达，则滞其枢机。一气偶愆，即能成病。推诸外感，理亦相同。如酷暑严寒，人所共受，而有病有不病者，不尽关乎老少强弱也。以身中之气，有愆有不愆也。愆则邪留着而为病，不愆则气默运而潜消。调其愆而使之不愆，治外感内伤诸病无余蕴矣。"从而提出治疗疾病所应遵循的法则，即"通法"（通可调愆）及"百病皆由愆滞论"。杨教授据此发挥，形成了以"通可调愆"论治原发性肝癌的治疗特色。

"通"指的是气血的通畅，"调"则是指调和脏腑功能，"愆"则意味着疾病或病理状态。即指对于疾病的治疗，我们应当着重于疏通脏腑的气血流动，确保没有郁滞之虞，从而恢复身体的健康平衡。临床实践中，杨教授亦将这一原则广泛应用于治疗原发性肝癌。在中医理论中，肝癌的发病与气机郁滞、脏腑功能失调等因素密切相关。因此，运用"通可调愆"的原则来调治，可恢复人体气血的正常流通。在具体治疗策略上，杨教授首先注重"通"，即通过"调愆"以疏通人体气机，使气机流通，恢复有序的升降出入，以维持人体正常的生命活动。具体方法：一是疏肝解郁以调畅气机，常用柴胡、香附等疏肝解郁之品，以达行气解郁，气行则血行，气血通畅则病无所依之功；二是活血化瘀以消散肿块，常用牡丹皮、赤芍等凉血化瘀之品，取其"通其经遂"之义，以运枢机，通经络；三是调和脏腑以扶正祛邪，常用黄芪、党参等健脾益气之品。王孟英明确指出，"一味蛮补，愈阂气机"，即气血壅滞的患者，若滥用补益之品，反使气血愈加壅滞，故杨教授临床上应用补益药时会根据患者的具体情况谨慎把握祛邪与扶正的轻重，灵活用药。

"通可调愆"的原则在杨教授治疗原发性肝癌中具有重要的指导意义。通过疏肝理气、活血化瘀、健脾益肾及因人制宜等方法，灵活调整治疗方案，以确保治疗的针对性和有效性，可有效地改善患者的症状和提高生活质量，延长生存期。例如，对于因肝肾阴虚导致的肝癌患者，除了应用滋阴药物，如熟地黄、山萸肉等以调补肝肾，从根本上改善患者的体质，减少病情反复之外，还需针对性消除病理产物。

（梁嘉谊）

八、杨钦河教授治疗胆系疾病思路及经验拾萃

胆系疾病是多种原因引起肝内胆管、肝外胆管和胆囊病变的统称,主要包括胆囊结石、胆囊息肉、胆囊腺肌症等,临床表现为右侧胁肋胀满不适或疼痛,部分在夜间发作加剧,CT、B超等为主要诊断方法。胆系疾病进一步发展会引起胆心综合征,临床出现心绞痛或心律失常的改变,严重影响患者的生活、工作和健康。中医认为,胆主藏精汁,为奇恒之腑。《素问·五脏别论》曰:"六腑者,传化物而不藏,故实而不能满也。"《素问·灵兰秘典论》曰:"胆者,中正之官,决断出焉。"《脾胃论》曰:"胆者少阳春升之气,春气升则万化安,故胆气春升,则余脏从之。"《千金要方》称胆腑为"中清之府",《难经·三十五难》称之为"清净之府"。综上所述,胆是人体组成的重要器官,对维持人体的生理功能具有重要作用。《灵枢·经脉》曰:"胆,足少阳之脉,是动则病口苦,善太息,心胁痛,不能转侧",《灵枢·胀论》曰:"胆胀者,胁下痛胀,口中苦,善太息",明确了胆腑病理状态下有关的临床表现。根据胆系疾病的临床特点,本病多归属于中医"胁痛""胆胀"等范畴。

(一)胆系疾病病机学术思想

1.寒热并见,虚实夹杂

杨教授认为,情志不遂、饮食失节、外邪内侵、虫石阻滞及劳倦过度等是胆系疾病发病的主要病因,肝失疏泄,胆气不利,湿热蕴结,瘀浊阻络,正气亏虚是胆系疾病的主要病机。在病理情况下,气滞、食积、湿热、虫石、瘀血等均可导致肝失疏泄,气机不畅,湿热内蕴,胆液郁滞,胆失通降,不通则痛;久病体虚、劳倦过度、饮食不节等,均可使脾虚气弱,阴血不足,阳失温煦,导致胆络失养,不荣则痛。胁痛虚实之间常常可以相互转化,故亦常见虚实夹杂、寒热并见之证。此病病位在胆,与肝、脾、胃等脏腑病理变化密切相关。

2.通降为主,攻补兼施

杨教授强调,治疗胆系疾病应当以肝胆的生理功能和病理变化为基础,在整体观念的指导下,发挥中医多靶点、多途径整体调节的治疗优势,根据"胆失通降,不通则痛;胆络失养,不荣则痛"的病机特点,辨证与辨病相结合进行治疗。《类症治裁·内景综要》曰:"六腑传化不藏,实而不能满,故以通为补焉。"六腑以通为用,以降为顺,胆系疾病总的治疗原则为疏肝利胆,通达和降。《本草新编》曰:"夫肝经与胆经为表里,邪入于肝,未有不入于胆者,或邪从胆而入于肝,或邪已入肝,而尚留于胆,彼此正相望而相通也。"说

明了肝胆生理上紧密相连、相辅相成,病理上相互影响、密切相关。胆系疾病的辨治主要辨寒热虚实和发病的缓急,如起病较急,病程较短,或病程虽长而属急性发作,症见胁肋胀痛持续不解,痛处拒按,发热口苦,恶心呕吐,尿黄便秘,舌红苔厚脉实者,多属实证、热证;起病较缓,病程较长,胁痛隐隐,胀而不甚,时作时止,或绵绵不休,遇劳则发,时时泛呕,口淡不渴,大便溏薄,小便清长,舌淡苔薄脉虚者,多属虚证、寒证。实证治宜疏肝利胆,通腑泄热,根据病情的不同,具体宜用疏肝理气、清热利湿、活血祛瘀、消石化滞之法,但不可过用苦寒攻伐之品;虚证治宜补虚为主,疏肝利胆为辅。根据虚损的差异,合用滋阴柔肝,或益气健脾,或温中暖肝之法,以扶正为主,不忘祛邪,但应注意不可过用温补滋腻之品,以防伤阴,有滞气碍胃之弊。在治疗胆系疾病上应当辨病与辨证相结合,根据不同的病因病机、体质特点和发病之缓急,辨证论治,制订相应的个性化治疗方案。

(二)辨证论治

1.疏肝理气解郁

在临床中,情志不遂、食滞瘀阻、湿热痰浊蕴结及其他脏腑功能失调均可导致肝失疏泄、气机不畅、胆胃失和之胁痛等表现。《景岳全书》曰:"胁痛之病,本属肝胆二经,以二经之脉皆循胁肋故也。然而心肺脾胃肾与膀胱亦皆有胁痛之病,此非诸经皆有此证,但以邪在诸经,气逆不解,必以次相传,延及少阳、厥阴,乃致胁肋疼痛。"故以疏肝理气解郁法治之,常用柴胡疏肝散为主方加减,药用柴胡、枳壳、香附、陈皮、青皮、佛手、香橼、木香等。若气郁化火伤阴,症见胁肋隐痛、口苦口干、舌红少津、脉弦细,可加生地黄、麦冬、牡丹皮、栀子等以清热养阴泻火之品;若脘腹胀满、呕吐吞酸,可加厚朴、吴茱萸、黄连、竹茹、生姜、瓦楞子、海螵蛸等。

2.清热祛湿利胆

湿热之邪聚于肝胆,则肝络失和,胆失通降,多见肝胆湿热之证。常用茵陈蒿汤合大柴胡汤为主加减。此前学者研究表明大柴胡汤可治疗慢性胆囊炎等多种杂病,其中主以柴胡、黄芩、茵陈、栀子清解少阳之邪,本方合用茵陈蒿汤助力清热利湿;若砂石阻滞,可加金钱草、虎杖、鸡内金等通降排石之品;若胁肋胀痛加剧,可加延胡索、川楝子、郁金、制香附、木香疏肝利胆止痛;若症见头痛目赤、胁肋胀痛、心烦易怒、口苦口干,可加蒲公英、虎杖、连翘、生地黄、白花蛇舌草等,或合用龙胆泻肝汤清肝泻火。

3.活血化瘀散结

气机郁结,湿热阻滞,或久病不愈,气虚不运等,则血行不畅而致瘀阻肝脉胆络引起胁痛隐隐,固定不移,舌质瘀黯或瘀斑瘀点,脉涩者,临床上多见肝胆同病之证。可用血府逐瘀汤或复元活血汤加减,或在辨证论治的基础上加用活血化瘀之品。活血化瘀药的作用有轻重之分,当归、桃仁、红花、川芎、丹参、赤芍活血化瘀作用相对缓和,为常用之品。可根据患者病情加用活血破血散结药物,若瘀结较重可用水蛭、地龙、土鳖虫、三棱、莪术、姜黄等;若兼有胆囊息肉者,加皂角刺、猫爪草、乌梅等,或合用鳖甲煎丸增强软坚散结的作用。

4. 滋阴养血柔肝

患者素体阴津不足或久病体虚,症见右胁隐隐作痛,绵绵不已,遇劳加重,或有灼热感,口燥咽干,急躁易怒,胸中烦热,头晕目眩,午后低热,舌红少苔,脉弦细数,多为肝阴不足、肝络失养之证。治以滋阴清热,疏肝利胆,可用一贯煎为基础方加减应用。药用生地黄、北沙参、麦冬、当归、枸杞子滋阴,川楝子、郁金、香橼疏肝理气止痛。若两目干涩、视物昏花,可加决明子、女贞子、菊花;心烦失眠者,加柏子仁、百合、酸枣仁;急躁易怒者,加栀子、牡丹皮、柴胡、郁金;胀痛者加延胡索、佛手、木香、香橼。

5. 益气健脾暖肝

脾虚不运,中阳不振,肝阳不足者,症见胁肋隐痛、脘腹满闷冷痛、食欲不振,甚至恶心呕吐,或呕吐清水、神疲气短、倦怠乏力、大便溏薄等肝脉胆络失煦,脾胃虚寒之证。治以益气健脾,暖肝温胆之法,常用理中汤合暖肝煎加减。若脾虚湿盛而见脘痞便溏苔腻者,可加苍术、山药、薏苡仁、白扁豆,若恶心呕吐者,加生姜、竹茹、紫苏叶;若见胁肋脘腹冷痛较甚,呕吐清水痰涎者,可重用干姜,加吴茱萸、生姜、法半夏等。

(三)验案举隅

【医案一】

患者,男,37岁,厨师,2023年8月19日初诊。患者在2023年7月发现乙肝表面抗原阳性。肝胆脾胰彩超示:符合胆囊结石声像,胆囊内见强回声团,大小约1.3 cm×1.1 cm,肝右叶囊肿声像,肝内见一个无回声区,大小约0.6×0.6 cm;既往有甲状腺癌术后(良好)史。诊断为"乙肝表面抗原携带状态""胆石症"。刻下症见:右胁胀痛不适数月,胸闷,睡眠质量欠佳,难入睡,易醒,饮食、二便正常。舌淡红,苔白腻,脉沉弱。中医诊断:胁痛;脾虚湿阻、胆气不舒、结石内停之证。治以疏肝理气,利胆排石,健脾祛湿,宁心安神。处方:青皮12 g,郁金15 g,佛手10 g,木香15 g(后下),法半夏10 g,三七粉9 g(冲服),广金钱草30 g,茵陈25 g,党参30 g,山药30 g,炒麦芽20 g,炒鸡内金30 g,茯苓20 g,麸炒白术15 g,生姜15 g,炒酸枣仁30 g,莲子15 g,五味子15 g。用法:水煎服,早晚2次饭后温服,每日1剂。胆舒胶囊,一次2粒,一日3次,口服。患者服药2周后症状减轻,随症加减共治疗约3个月。

二诊(2023年11月18日):患者述自服用中药治疗以来胸闷已除,纳眠正常,生活作息规律,已恢复正常工作,除大便稍稀溏外,已无不适。肝胆脾胰彩超示:胆囊切面体积不大,胆囊内见强回声团,大小约0.9 cm×0.7 cm;胆囊结石明显缩小,肝内囊肿消失。继续服用中药辨证加减治疗 3 个月,胆囊结石消除。

按语:胆石症是胆囊和胆管内发生结石的疾病,可由代谢因素、胆道感染、胆汁 pH 值过低及遗传等所致,分为胆固醇结石、胆色素结石和混合性结石。中医认为,胆石症主要由饮食不节、过食肥甘、感受湿热病邪及七情内伤等导致肝失疏泄、胆气不利、胆失通降、胆汁郁积,再加上湿热、痰浊、瘀血等体内的病理产物蓄积于胆,使胆汁排泄不畅,蕴结、熏蒸、煎熬日久成石。本病病位在胆,与肝脾胃等脏腑关系密切。

该患者初诊时右胁胀痛,常感胸闷不适、疲倦乏力、半夜易醒且再难入睡,辨病为胁痛,脾虚湿阻、胆气不舒、结石内停之证,治以疏肝理气,利胆排石,健脾祛湿,宁心安神,以香砂六君子汤为主方加减,药用青皮、郁金、木香、佛手、法半夏、三七粉疏肝理气、化瘀止痛,广金钱草、鸡内金、茵陈利胆排石,党参、山药、炒麦芽、茯苓、白术、生姜健脾祛湿,炒酸枣仁、五味子、莲子宁心安神。服药 3 个月后,肝胆脾胰彩超提示胆囊结石明显缩小,肝囊肿消失。继续守上方辨证加减治疗 3 个月,胆囊结石消失,取得满意疗效。

【医案二】

患者,男,50 岁,律师,2023 年 6 月 15 日初诊。患者自觉右侧胁肋胀痛不适,局部自感发热 2 月余,伴轻度压痛。食纳尚可,常有反酸、胃灼热之感,睡眠正常。舌淡红略黯,苔薄黄,脉沉弱。肝胆脾胰彩超显示:胆囊腺肌症。西医诊断:胆囊腺肌症。中医诊断:胁痛,脾虚胆热证。治以清肝利胆、健脾和中、理气化瘀。处方:广金钱草 30 g,郁金 15 g,虎杖 15 g,木香 30 g,醋青皮 10 g,薄荷 10 g(后下),茵陈 30 g,蒲公英 20 g,党参 30 g,炒麦芽 30 g,煅瓦楞子 30 g(先煎),牡蛎 40 g(先煎),乌梅 15 g,皂角刺 20 g,桂枝 5 g,干姜 10 g,燀桃仁 10 g,姜厚朴 10 g,姜黄 15 g。用法:水煎服,早晚 2 次饭后温服,每日 1 剂。服用上方 2 周,自感症状减轻,继续服药。守上方加减进退治疗 3 月余。

二诊(2023 年 10 月 11 日):患者述右侧胁肋胀痛、局部自感发热、反酸、胃灼热等症均已消失。肝胆脾胰彩超未见异常。

按语:目前认为,胆囊腺肌症是一种以胆囊腺体和平滑肌增生为主的非炎性良性增生病变。在组织病理学上表现为胆囊黏膜萎缩、肌层增生,黏膜上皮陷入或穿过增厚的肌层形成胆囊壁内憩室。其具体病因及发病机制未明。多数患者表现为右上腹隐痛、右肩部放射痛等,部分患者表现为恶心、呕吐、上腹饱胀,少见发热和黄疸等表现。

中医认为,本病与饮食不节,起居无常,过食肥甘,湿热、痰浊、瘀血等因素相互作用日久有关。该患者辨病为胁痛,脾虚胆热之证。中医理论认为肝主疏泄,分泌胆汁;胆附于肝,主藏泄胆汁。若肝失疏泄,胆气不利,则见胁肋胀痛不适,或时见发热;胆气横逆犯胃则见反酸、胃灼热之症;多种因素作用日久,则湿热浊瘀之邪蕴结,终致胆囊腺肌症的有关病理变化。杨教授以自拟经验方为基础进行加减,药用广金钱草、郁金、虎杖、木香、青皮、薄荷、茵陈、蒲公英清肝疏肝利胆;党参、炒麦芽、姜厚朴、桂枝、干姜益气健脾温中,用干姜、桂枝且制他药之寒;燀桃仁、瓦楞子、牡蛎、乌梅、姜黄、皂角刺化瘀散结。全方配伍,理气机、祛湿热、化瘀结,恢复或改善肝、胆、脾胃的脏腑生理功能,调和气血,平衡阴阳。以该方为基本方加减进退治疗3月余,患者右侧胁肋胀痛、局部自感发热、泛酸、胃灼热等症消失,胆囊腺肌症亦未再发现。

【医案三】

患者,男,47岁,工人,2023年9月30日初诊。患者1个月前无明显诱因出现右上腹疼痛不适,以隐痛为主,部位固定,进食油腻食物后右上腹隐痛加重,每次疼痛持续2～3分钟后可自行缓解。肝胆胰脾彩超示:肝脏实质回声增粗,胆囊壁稍强回声团(符合胆囊息肉样病变声像),大小5 mm×3 mm。乙肝病毒DNA定量:1.54E+05。肝脏瞬时弹性成像:肝脏硬度11.7kPa。发病以来,精神不振,纳眠欠佳,口微干,夜晚脚凉,大便略溏。刻下症:右上腹隐痛,疼痛部位固定,舌淡略黯边有齿印,苔薄白略黄腻,脉弦沉缓。西医诊断:慢性乙肝肝纤维化,胆囊息肉。中医诊断:胁痛;瘀血阻络,脾肾亏虚,兼肝胆湿热证。治以活血化瘀,软坚散结,益气健脾,温中益肾,清利肝胆。处方:丹参30 g,赤芍10 g,醋莪术15 g,醋三棱15 g,醋鳖甲30 g(先煎),牡蛎30 g(先煎),猫爪草15 g,皂角刺15 g,黄芪破壁饮片4 g,茯苓15 g,炒鸡内金20 g,炒山药15 g,炒白术10 g,炒白扁豆20 g,干姜15 g,淫羊藿10 g,当归10 g,麦冬5 g,茵陈15 g,溪黄草30 g。用法:水煎服,早晚2次饭后半小时温服,每日1剂。同时服用恩替卡韦分散片1片,每日1次,空腹口服。服药2周患者自感不适症状好转,守上方加减化裁治疗4月余,右胁肋疼痛消失,精神及纳眠等有关不适症状均消失。

二诊(2024年1月29日):肝胆胰脾彩超提示肝内光点稍增粗,胆脾胰未见明显异常声像。肝脏瞬时弹性成像提示肝脏硬度9.79 kPa;化验检查乙肝病毒DNA已达参考值以下。

按语:胆囊息肉是胆囊壁向囊腔内呈息肉样隆起的一类病变。其成因不明,可能与胆固醇代谢、慢性肝病、胆结石、胆囊炎等有密切关系,为目前临床常见多发病,大部分为良性息肉,有很少一部分会发生恶变。《灵枢·水胀》曰:"寒气客于肠外,与卫气相搏……癖而内著,恶气乃起,瘜肉乃生。"这是对息肉的最早记载。胆囊息肉病位在胆,与肝脾胃肾密切相关。中医认为,胆囊息肉的发生和发展与嗜好烟酒、长期熬夜、过食肥甘厚腻、情志不遂等有关,多种因素交互作用导致胆气不利、湿热蕴结、瘀浊阻滞,日久损伤胆络,诸邪结聚而成息肉。

根据该患者临床表现和现代有关检查结果,西医诊断为慢性乙肝肝纤维化和胆囊息肉;中医辨病为胁痛,辨证属瘀血阻络,脾肾亏虚,兼肝胆湿热之证。故以黄芪、白术、茯苓、山药、白扁豆、鸡内金、干姜益气温中健脾,丹参、赤芍、莪术、三棱活血化瘀消积,鳖甲、牡蛎、猫爪草、皂角刺软坚散结,淫羊藿、当归、麦冬补肾养肝,茵陈、溪黄草清利肝胆湿热。诸药合用,药证相符,功专力宏,加减进退治疗4月余,患者胆囊息肉消失,肝纤维化明显好转,疗效满意。

(谢激倩　劳思成)

九、杨钦河教授治疗中老年不寐病经验拾零

失眠(中医称"不寐")是由入睡困难或睡眠持续障碍导致睡眠不能满足正常生理需求的一种主观体验。若此类患者的睡眠障碍未能获得改善,长期影响下易引起精神障碍,并导致其机体免疫、感知和视野等功能受损。失眠还是焦虑症、抑郁症、精神分裂症、自杀等精神障碍的早期临床症状,会对患者氮平衡、免疫系统、伤口愈合等均产生影响,且睡眠不足的患者容易出现烦躁、混乱及淡漠等感知受损,影响预后,增加死亡率。同时,睡眠障碍的发生还会影响患者的疾病康复进程,严重降低其生活质量。失眠在中老年人群中发病率最高,近年有年轻化趋向。2017 年中国睡眠研究会调查发现,我国成人最近一年失眠主诉调查的患病率为38.2%。

杨钦河教授从事中医临床工作 40 余年,医术精湛,医德高尚,尤其擅长肝病及相关疾病的治疗,并在从肝论治不寐病方面积累了丰富的经验,屡奏良效。笔者有幸师承杨钦河教授,从 200 多失眠病例中收集数据进行分析归纳,现将杨老师辨治中老年顽固性不寐病的思路与方法总结如下。

(一)病因病机

"不寐"一词首载于《难经·四十六难》:"老人卧而不寐,少壮寐而不寤者何也。"不寐病在《黄帝内经》中称为"不得卧""目不瞑"。中医认为不寐病多为情志不畅、饮食不节、劳逸失调、肝肾不足等因素引起脏腑功能紊乱,气血失和,阴阳失调,阳不入阴而发病。不寐病病位主要在心,涉及肝胆脾胃肾,病性有虚有实,且虚多实少。治疗当以补虚泻实,调整脏腑阴阳为原则。实证泻其有余,如疏肝泻火、清化痰热、消导和中等;虚证则补其不足,如益气健脾、补益肝肾、滋阴养血等。在泻实补虚的基础上安神定志,如养血安神、镇惊安神、清心安神、解郁安神等。

(二)经验拾零

近年来,随着人民生活方式改变、生活节奏的加快和社会环境的不断变化,不寐病的发生更为常见。杨钦河教授认为,中老年人的体质特点是肝肾亏虚,脾胃虚弱,精血不足,虚多实少,且常常兼夹程度不同的情志失调表现。

在治疗上,杨钦河教授提出:①不寐病多应从肝论治,兼顾他脏,综合调理;②中医辨证应结合现代的西医辨病,对提高中医临床疗效大有裨益;③在应用传统中药功效的基

础上,应参考中药的现代药理研究成果;④针药并用,相得益彰,疗效叠加,提高治疗的有效率;⑤重视疏导情志,条畅气血,以利于不寐病等疾病的治疗。

1.从肝论治,兼顾他脏

杨老师认为,人到中老年以后,肝肾渐亏,精血不足,水不涵木,易致肝阳上亢,心神不安;若情志不遂,肝气郁结,疏泄功能失常,全身气机失调,脏腑经络之气运行障碍,升降出入运动紊乱,五脏功能失常,易于内生湿热、痰浊、瘀血等病理产物,扰乱神明,发生不寐。肝气郁结日久易于化火,肝火上炎扰动心神则寤寐难安。若肝失疏泄,太过或不及均可导致脾失健运,气血生化之源不足,心神失养而导致不寐等病证。肝藏血,血舍魂,肝内贮藏充足的血液,能够生化和濡养肝气,维护肝气充沛及冲和条达,使之发挥正常的疏泄功能。魂由肝血化生和涵养,肝主疏泄及藏血,气机调畅,藏血充足,魂随神往,魂有所舍而不妄行游离,则是维持正常情志及睡眠的重要方面。同时中老年人常因身体其他疾病或者社会家庭等原因,忧思郁结、顾虑重重、情绪失调等,表现在不寐病中的作用亦需要特别重视。因此,杨老师认为治疗中老年不寐应从肝论治,兼顾他脏,综合调理。在治疗上要根据肝气肝血肝阴的盈亏盛衰情况,综合运用疏肝、平肝、清肝、柔肝、养肝、补肝等法,肝脾肝肾同治,心肝同调,使阴血充足而阳气自平,气机条达则不寐自除。杨师常用天麻钩藤汤化裁,平肝、清肝、重镇安神;温胆汤加减清化痰热、和胃安神;逍遥散加减疏肝解郁、养血安神;六味地黄丸滋补肝肾、养阴安神等。临床取得满意疗效。

2.辨证与辨病相结合

杨老师认为,随着现代研究的不断深入,人们对疾病认识的进一步明确,中医辨证与西医辨病相结合,宏观与微观互相引证,将会大大提高中医临床用药治疗的效果。不寐不但是一种疾病,同时也是多种疾病伴见的临床表现。因此,在临证时要结合现代医学的辅助检查方法和手段,明确病因和疾病诊断,有的放矢,精准施药,是有效提高中医或中西医结合治疗不寐病疗效的重要途径,不可忽视。

3.参考中药现代药理研究成果

杨老师认为,临证中在遵循传统中药功效主治的基础上,应参考现代中药药理的最新研究成果,精准用药,常可达到事半功倍之效。例如牡蛎、石决明两者均有平肝潜阳、重镇安神的功效,现代药理研究表明,牡蛎保肝、护肝的作用较好,而石决明降压作用更强。因此,对于肝阳上亢的不寐病伴见有肝损伤者就宜用牡蛎;对于伴见血压较高者运用石决明就比较合适等。

4.针药并用,相得益彰

杨老师认为,针药并用,效应叠加。在临证治疗失眠患者时,常常助以揿针联合温痛刮痧之法。揿针在调整脏腑功能和阴阳平衡方面疗效显著,动态留针,效应累积。结合杨师的从肝论治,我们把顽固性不寐分型:肝气郁结、肝郁化火、肝肾阴虚。①肝气郁结型：疏肝解郁。揿针治疗耳穴皮质下、内分泌、肝、神门、交感、心、脾、三焦。②肝郁化火型：清肝、柔肝泻火，揿针治疗耳穴肝、心、神门、皮质下、交感。③肝肾阴虚型：滋阴柔肝，揿针治疗耳穴肝、肾、神门、交感、皮质下。温通刮痧疗法以热治寒、以热引邪、疏肝解郁，清热泻火，软坚散结，调整阴阳。温通刮痧治疗失眠，以督脉、膀胱经内侧、颈部肌肉为主。近年来业界学者研究发现颈椎病与失眠的发生发展具有很大的相关性。香港调查数据显示颈椎病颈痛患病率达 15% ~ 17%，受职业习惯影响，在特定职业人群中，其发病率可能更高。有研究数据显示颈椎病患者的失眠发病率占 40% ~ 50%。通过松解颈部筋膜，改善后循环供血不足，营养神经，减少交感神经异常放电，增强大脑中枢抑制作用，下丘脑中睡眠–觉醒系统功能调节，促进入睡。中医学认为不寐的病位在心脑，心神元神不安则不寐。《难经·二十八难》云："督脉者，起于下极之俞，并于脊里，上至风府，入属于脑。"明代李时珍亦在《本草纲目》中提出"脑为元神之府"，明确指出督脉与脑的关系。督脉的经络循行过颈项部又络肾属脑，并通过夹脊穴与足太阳膀胱经上五脏俞穴相通，与失眠的发生发展有密切的联系，在生理、病理上相互沟通、影响，故从督脉论治不寐症能起到标本同治之效。杨钦河教授认为温通刮痧与揿针治疗连用在宣泄的同时以艾灸温阳之气进入体内，通督脉调神，膀胱经脏腑募穴疏肝解郁，调养心肾脾，有助于促进气血新生，使肝气条畅，肝血足，藏魂，调理气血，宁心安神。动态留针，积累效应。内服中药，内外兼治，疗效叠加，相得益彰。

5. 重视情志疏导

杨老师认为，对顽固性不寐患者在进行针药并施的同时，积极进行心理情志疏导十分必要，使患者克服过度的紧张、焦虑、抑郁、惊恐、愤怒、悲伤等不良情绪的影响，保持稳定的情绪，进行适量的体力活动或体育健身运动，养成良好的生活、饮食和睡眠习惯，不断建立信心，对治愈本病均是非常关键的环节。

（三）验案举隅

患者崔某，男，57 岁，因"睡眠障碍 40 年"到本科室门诊就诊。患者 40 年前开始睡眠差，入睡困难，辗转难眠，且夜半易醒，每天入睡时间不超过 3 小时，梦多，半夜醒来后难以入睡。曾在外院就诊，一直口服"氯硝西泮""米氮平"等药治疗。刻下症见：头晕、头胀痛、易疲劳、全身乏力、口干，胃纳可，眠差，小便频数，大便稀溏，每日 2 次。既往有前列腺增生、高脂血症、消化不良、颈椎病、腰椎病、半月板损伤等病史。查体：血压 116/78 mmHg，心率 80 次/分。舌质略暗红，舌边红明显，苔薄白，脉弦细。中医诊断：不寐病（肝经郁热，阳不入阴）。西医诊断：失眠。治法：疏肝解郁，清肝柔肝，潜阳安神。处方：天麻钩藤汤加减。钩藤 15 g，天麻 12 g，石决明 30 g，牛膝 15 g，龙齿 30 g，白芍 15 g，酸枣仁（炒）30 g，黄连 5 g，肉桂 3 g，柴胡 10 g，葛根 20 g，丹参 15 g，川芎 6 g，黄芩 10 g，百合 15 g，茯神 20 g，桂枝 6 g，郁金 10 g。颗粒剂型 6 剂。助以温通刮痧（肝经）先泻后补,揿针留针 3 天(神门、心、肝、肾上腺)。

二诊:患者仍入睡困难,但每天入睡时间延长,仍伴有半夜易醒,但醒后可以入睡。全身乏力,容易疲倦,大便稀溏。处方:天麻钩藤汤加减。钩藤 15 g,天麻 12 g,石决明 30 g,牛膝 15 g,龙齿 30 g,白芍 15 g,炒酸枣仁 30 g,黄连 5 g,肉桂 3 g,柴胡 10 g,葛根 20 g,丹参 15 g,川芎 6 g,黄芩 10 g,百合 15 g,茯神 30 g,桂枝 6 g,郁金 10 g,山药 20 g,黄芪 10 g。颗粒剂型 6 剂。助以温通刮痧(肝经)先泻后补、揿针留针 3 天(神门、心、肝、肾上腺)。

三诊:患者入睡较前改善,半夜醒来能入睡,睡眠时间可持续 5 小时,夜尿减少,大便正常。处方:钩藤 15 g,天麻 12 g,石决明 30 g,牛膝 15 g,龙齿 30 g,白芍 15 g,酸枣仁(炒)30 g,黄连 5 g,肉桂 3 g,柴胡 10 g,葛根 20 g,丹参 15 g,川芎 6 g,黄芩 10 g,百合 15 g,合欢皮 30 g,桂枝 6 g,郁金 10 g,山药 20 g,黄芪 10 g。颗粒剂型 6 剂。助以温通刮痧(脾经、肾经)补法、揿针留针 3 天(神门、心、脾、肾、交感)。

按语:患者自觉家庭负担较重,思虑过度,气机不畅,肝郁气滞,肝的疏泄功能失常,全身气机失调,脏腑经络之气运行障碍,升降出入运动不能协调平衡,气郁于内,五脏功能失常,内生火热,扰乱神明,发生不寐。故治宜疏肝解郁,清肝养血安神为主。方以天麻钩藤汤加减,治以平肝潜阳配合安神之药。方中钩藤、天麻平肝熄风,牛膝补益肝肾,引火下行;柴胡苦辛而入肝胆,功善疏肝解郁,使肝气条达,用以为君药;白芍养血柔肝,缓急止痛,与柴胡为伍,养肝之体,利肝之用,且防诸辛香之品耗伤气血,均为佐药;郁金、百合味辛入肝,长于理气疏肝,助柴胡以解肝经之郁滞;石决明,平肝潜阳,加强平肝息风之力;龙齿,镇静安神。现代研究表明,龙齿能明显增加戊巴比妥钠的药物睡眠率,降低小鼠脑组织中的多巴胺和高草酸水平,有促进入睡的作用。黄连、黄芩清肝泻火、除烦安神;茯神、黄芪、山药益气健脾、宁心安神;酸枣仁、丹参、川芎补血活血、养心安神,现代药理研究表明酸枣仁中含有黄酮类成分对中枢神经具有镇静催眠的作用;葛根清热生津、升阳止泻;肉桂、桂枝温通经脉,引火归元,通阳化气。诸药合用,肝肾、肝脾同治,心肝同调,共奏疏肝解郁、养血安神之效。助以温通刮痧、揿针治疗,疏通经络、宁心安神,动态留针,积累效应作用。针药并用,相得益彰。

(四)小结

鉴于中老年人的生理和病理特点,加之当今竞争激烈的社会背景,不寐病的发生日趋年轻化。杨钦河教授认为,不寐病应从肝论治,兼顾他脏,综合调理。故在平肝、柔肝、疏肝、清肝、养肝的基础上,肝肾、肝脾同治,心肝同调;辨证辨病相参互鉴,可有助于提高临症的准确率,用客观数据监测疗效;针药并用,内外兼治,相得益彰,提升中医药服务的竞争力;同时重视情志疏导,使患者养成良好的作息习惯。杨钦河教授治疗中老年不寐病的观点鲜明,临床疗效显著,值得同道借鉴和参考。

(欧阳敏凤)

第三章　临床精粹

一、升降散的临床应用概况

升降散(以下简称本方)出自清代杨栗山《伤寒温疫条辨》一书,由蝉蜕、僵蚕、姜黄、大黄四味药物组成,具宣泄郁热、调畅气机之功。由于本方选药精当,配伍合理,寒温并用,升降相因,用于临床疗效确切,深受医家所推崇。近年来其应用范围不断扩大,凡内、儿、皮肤、五官、外等科病证辨证用之,每获良效。兹就近年来本方临床应用概况要述如下。

(一)治疗内、儿科疾病

1. 发热

肖氏用本方加减治疗高热43例(包括重症感冒、急性咽喉炎、肺炎、肺脓疡、流行性腮腺炎、胆道感染等),在未用抗生素的情况下,治愈35例,好转6例,无效2例。并指出,表寒明显者重用姜黄加荆芥、防风;表热明显者轻用姜黄加银花、连翘;痰黄明显者加杏仁、鱼腥草;大便稀溏不爽者减大黄用量;津伤口干者加生石膏、知母。谢氏治疗1例高热服用白虎汤加味无效者,用本方加杏仁、薄荷,服药2剂,热退身凉而安。赵氏治疗高热过用寒凉,阳气被遏,火郁神昏之证,用本方加银花、连翘、杏仁、薄荷、石菖蒲等,服药2剂,热退神清告愈。田氏等用本方加豆豉、栀子、连翘、薄荷作为治疗内热较盛之外感发热的主方,效果甚佳,一般1~2剂即可退热。薛氏用本方配合银翘散、麻杏石甘汤、小柴胡汤等,分别治疗急性扁桃体炎、肺炎、咽炎、胆道感染等热病,疗效显著。王氏用本方加减治疗小儿春季发热56例,结果显效29例,有效21例,无效6例,总有效率89.28%,平均退热时间2.3天。伍氏用本方合大青龙汤化裁治疗小儿发热34例,2天以内退热者31例,退热最快者在2小时以内,其中热甚欲动风者加羚羊角粉冲服。对于在急性温热病中出现的温邪郁闭,痰涎壅盛,喘促痰鸣,神志昏迷,高热抽搐等危重症,张氏用本方加味治疗取得了满意疗效。对于外感温邪,高热不退,疹出不畅,证属邪热郁遏肺卫、内迫营阴者,有人用本方加连翘、钩藤、芦根、银花、生地、赤芍等,宣郁透疹,清热生津,凉营散瘀,一般2~4剂即可收功。李氏以本方为基本方治疗多种热性病,根据感寒感温之异,随证选用辛温、辛凉解表药治疗风寒、风热之证,多可取得"一剂知,二剂已"的疗效。有报道用本方加减治疗午后低热3月余的小儿患者,证属食滞中阻、郁热内炽、气机不调,服药15剂,热清病除。

2. 流行性乙型脑炎(乙脑)

本病属祖国医学的"暑温""伏暑"范畴,多为感受暑热或暑湿病邪所致。陈氏用本方加香薷、石膏、连翘、钩藤、甘草煎汤并与紫雪丹 1 支混合鼻饲,配合针灸治愈 1 例乙脑,且用本方加减治疗另外 2 例乙脑亦见卓效。张氏治疗 1 例乙脑患者,证属暑温内闭,三焦郁遏,用本方加藿香、佩兰、银花、黄连、钩藤、六一散以清热宣闭,祛暑化湿,后用益气养阴之品调理而愈。

3. 病毒性肺炎

张氏用本方加黄芩、连翘、生石膏、地龙、钩藤、鲜竹沥等,宣肺开闭,清泄邪热,治疗病毒性肺炎(中毒型)1 例,服药 4 剂,热清喘平,诸症解除。

4. 胆囊炎

郝氏用本方加枳实、郁金治疗急性胆囊炎,属胆热胃滞,少阳不和之证。杨氏治疗慢性胆囊炎,证属火郁型者,用本方加枳壳、香附、柴胡、白芍、陈皮、甘草,疗效颇佳。并指出,热甚加黄芩、栀子;痛剧加元胡、川楝子;血瘀加赤芍、丹参;呕吐加半夏、伏龙肝;尿短赤加滑石、通草。

5. 流行性腮腺炎

本病中医称为"痄腮",多为外感时毒,肺胃热蕴,肝胆火郁所致。任氏认为,本病初起治宜宣清结合,忌专用苦寒,用本方加大青叶、牛蒡子、橘叶、芦根、银花、公英、马勃治之。大便不实可去大黄,春夏发病加薄荷,秋冬发病加芥穗。及时用药,可收一剂而愈之效。有人用本方辨证治疗该病,其效亦佳。肖氏用本方研末,黄酒调匀,每次 10 g,一日 2 次,冷服,治疗本病取得满意疗效。

6. 猩红热

本病属祖国医学的"烂喉痧"范畴,多为外感疫毒,肺胃热蕴而引起的一种急性传染性疾病。薛氏治疗该病,主张以透邪为主,兼以逐秽,疹透之后重在清热解毒,兼以养阴。用本方合银翘散加减治之。李氏用本方加薄荷、银花、连翘、马勃、黄芩等清热解毒利咽之品治疗该病,服药 5 剂告愈。

7. 新生儿原发性血小板减少症

有人用本方加减治疗该病,共服药 26 剂而瘥。1 年后随访,血小板正常,小儿发育良好。

8. 呃逆

本病乃胃失和降,气逆上冲而致。徐氏用本方加厚朴、竹茹治之,服药 9 剂呃逆自止。并认为凡属肺胃郁热,清气不升,浊气不降所致的多种病证应用本方,疗效均满意。

9. 浅表性胃炎

本病属中医"胃脘痛"范畴,多为肝郁气滞所致。兰氏用本方加陈皮、玄胡研末,黄酒为引,蜂蜜调匀,日服 2 次,用药 6 天病愈,随访 1 年未发。

10. 失眠

田氏等治疗证属郁热扰心、心神不宁者,用本方加豆豉、山栀、连翘、麦冬等,宣泄心经郁热而获效。

11. 心悸(心动过速,右心室肥厚、劳损)

有人用本方加桂枝、甘草研末,蜂蜜调匀,黄酒为引,每日 2 次治疗该病,服药 4 天,心率降至正常,守方 3 天,诸症消失。

12. 头痛

刘氏治疗证属痰热互结、浊阴上蒙者,用本方加天麻、香附、枳实、黄芩、半夏等,化痰降浊、疏泄郁火而获验。

13. 三叉神经痛

田氏等用本方加焦山栀、桑叶、牡丹皮、茺蔚子,治疗属肝经郁火,循经上灼之证,服药 6 剂而痛止,随访 3 年未复发。

14. 精神分裂症

本病属中医"狂证"范畴,多为气郁化火生痰,痰火上扰神明所致。李氏治疗 1 例精神分裂症(妄想型),用本方合三黄石膏汤加减进退,调治 2 个月而愈。

此外,用本方随证加减,对治疗高血压、癔病、湿温病及哮喘等,亦收满意疗效。

(二)治疗耳鼻喉、口腔科疾病

1. 神经性耳鸣

徐氏用本方加石菖蒲治疗该病,连服 11 剂,耳鸣得除。

2. 耳聋

张氏用本方加柴胡、黄芩、路路通、苍耳子、银花、连翘、石菖蒲,清散瘀热,降浊泻火,通络开窍以治疗耳聋,共服 12 剂,听力复常。

3. 化脓性中耳炎

薛氏用本方加蒲公英、芒硝、连翘、黄连、黄芩、薄荷等疏风清热,通达表里以治本病,4 剂而愈。

4. 鼻窦炎

本病属中医"鼻渊"范畴,多由风热外侵,肺胃热蕴,循经上蒸所致。呼氏用本方治疗慢性鼻窦炎 20 余例,临床症状均减轻或消失。并指出伴头痛、发热或局部肿胀者加连翘、皂刺、生石膏等;涕多、头重、鼻塞者加苍耳子、白芷、泽泻;恶心加佩兰、枳壳等。有人治疗急性鼻窦炎,用本方加苍耳子、细辛、白芷、赤芍、银花、黄芩、鱼腥草等,疏风清热,通络开窍而收良效。

5. 咽喉炎

本病属中医"喉痹"范畴,多为风热邪毒侵袭,阴亏虚火上炎而致。谢氏治疗 1 例急性咽炎,患者曾肌内注射青霉素,口服四环素、六神丸等均无效,用本方加山豆根、蜂蜜,服药 7 剂而愈。张氏用本方加银花、连翘、桔梗等治疗喉痹,连服 7 剂,诸症若失。周氏用本方加栀子、麦冬、桔梗治疗瘀热伤阴型慢性咽炎,服药 6 剂,痛止音亮。

6. 急性扁桃体炎

本病属中医"风热乳蛾"范畴,多因肺胃素有郁热,复感风热邪毒,郁热邪毒上蒸所致。李氏治疗该病,用本方加薄荷、桔梗、玄参、马勃、连翘、黄芩等,宣泄邪热,解毒利咽而获验。

7. 牙痛

侯氏等治疗阳明郁热上攻型牙痛,用本方加白芷、蚤休、银花、牡丹皮、生石膏等以散郁火、泄腑热,取得满意疗效。

(三)治疗外科、皮肤科疾病

1. 淋巴结核窦道

刘氏用本方去姜黄加血竭花、蜈蚣、蚯蚓、白芨、半夏、山甲,共为细末待用;再用桦木皮、海藻、姜黄、皂刺、皂角子、夏枯草、土茯苓、草薢,制成浸膏并烘干,兑上药共为极细末,蜜炼为丸,每丸 6 g 重,一次 2～3 丸,黄酒送服,每日 2～3 次。共治 6 例,病程在 3～7 年,经链霉素、异烟肼等抗结核或中药治疗,加上局部用药效果不著的本病患者,经40～60 天治疗,均收显著疗效。

2. 带状疱疹

本病即中医所说的"缠腰火丹",多为心肝(胆)火郁,阳明热伏所致。有人试过用本方加银花、蒲公英、板蓝根、赤芍、黄连、生甘草等,疏风清热、泻火解毒治疗该病,效果满意。

3. 痤疮

徐氏治疗 1 例痤疮,证属肺胃积热,肌腠郁滞。用本方加枇杷叶、桑白皮,清胃泄热,宣腠解肌,连服 14 剂,颜面丘疹基本消失,改上方为散剂,每次 4 g,日服 3 次,调治月余,诸症皆无,随访半年未发。

4. 顽固性风疹

朱氏用本方加赤芍、山楂、茯苓皮、连翘、银花藤、人中黄、绿豆衣,治疗本病40多例,有效率达95%以上。并指出,恶寒发热表实未解者,先用麻黄连翘赤小豆汤以解外,表解疹不透者,再投本方。

5. 银屑病

万氏用本方加银花、牡丹皮、夏枯草、赤芍、生地、白花蛇舌草,疏风通络,解毒凉血。服药5剂,无新皮损出现,瘙痒减轻。上方加沙参,继服62剂,皮损基本痊愈,瘙痒消失。随访2年余,未见复发。

6. 湿毒疮

魏氏用本方加地肤子、白鲜皮,治疗湿毒疮,属风热外侵、湿热内蕴之证。服药6剂,诸症消失。

此外,本方对治疗荨麻疹、急性湿疹等亦取得显著疗效。且对顽固性皮肤瘙痒症、神经性皮炎及面部丹毒的治疗,效果亦满意。

杨钦河.升降散的临床应用概况[J].国医论坛,1993(2):44-46.

二、伏气学说及其对外感热病的临床意义

伏气学说源出于《黄帝内经》,创始于王叔和,经历代医家的补充和发展,至明清特别是晚清时期,已形成了较为完整的理论体系。但由于种种原因,清代以后,这一学说逐渐被冷落。随着现代医学的迅速发展和对疾病防治的深入研究,中医的伏气学说有被重新认识和研究的必要,尤其是对临床的指导意义不可忽视。

(一)伏气学说简述

1. 学说渊源

有关伏气的最早认识,应首推《黄帝内经》。如《素问·生气通天论》曰:"冬伤于寒,春必病温"。《素问·金匮真言论》言:"夫精者,身之本也。故藏于精者,春不病温。"又如《素问·热论》云:"凡病伤寒而成温者,先夏至日者为病温,后夏至日者为病暑"等。本书对伏气的认识,主要观点如下:冬伤于寒是热病的外因;冬不藏精是寒邪内伏的内因;寒邪内伏随季节变化,可表现为温病、暑病。但未明确提出伏气名称及对温病、暑病等的治法方药。西晋王叔和有鉴于当时"以寒为宗""详于伤寒而略于温病"的局面,将《黄帝内经》中有关伏气理论,加以引申发挥,首创"伏气"之名。王氏在《注解伤寒论·平脉法第二》中云:"师曰:伏气之病,以意候之……假令旧有伏气,当须脉之。"并在《注解伤寒论·伤寒例第三》中提出"寒毒"伏藏的部位及"伏寒化温"的见解。"中而即病者名曰伤寒;不即病者,寒毒藏于肌肤,至春变为温病,至夏变为暑病,暑病者热重于温也。"明·汪石山明确提出新感温病的观点,亦对伏气有较深的认识。《重订广温热论》引汪石山语:"苟但冬伤于寒,至春而发,不感异气,名曰温病,病稍轻。温病未已,更遇温气,变为温毒……此伏气之温病也。又有不因冬月伤寒,至春而病温者,此特春温之气……此新感之温病也。"汪氏从病因上把温病分为三类:伏气温病;新感引动伏气而以伏气为主;新感温病。这种认识比较全面,符合临床实际,一直为后世医家所认同。

明清时代是温病学说形成时期,温病名家辈出,对伏气温病的认识有进一步的阐述。明代吴又可虽批评"伏寒化温"论,但并不否定伏邪,他否定的只是早期伏邪学说中的寒邪这一部分。吴氏在《温疫论》中认为温疫之邪侵入人体后,伏于半表半里之膜原,疫邪从膜原向表里传变,或"内侵于府"或"外淫于经",针对这一特有的病机和发病特点,提出了宣透膜原,透邪外出的治则,创制达原饮,对后世影响甚大。清·俞根初认为伏气

温病的发生"实邪多发于少阳募原",以及薛生白认为湿热之邪"多归膜原"等皆溯源于此。

俞根初总结前人经验,从临床实践进行阐述:"伏温内发,新寒外束,有实有虚,实邪多发于少阳募原,虚邪多发于少阴血分、阴分。"特别是对伏暑有较深入研究。临床证候分邪伏募原和邪舍营血两型。前者病浅而轻,以祛邪为主;后者病深而重,治以滋阴宣气、凉血清营以透邪。后世吴鞠通对伏暑的认识,在俞氏基础上又有所发展,他们的观点称之为"伏暑晚发"说。

王孟英的《温热经纬》采撷各家之长,自创一说,立"新感""伏邪"为治温两大辨证纲领。王氏指出,"伏邪为病,自里达表,病势缠绵,如抽蕉剥茧""自里出表,乃先从血分,而后达于气分",治疗宜清里热,用"清解营阴""大清阴分"之法,对伏气温病的证治具有指导意义。

晚清柳宝诒的《温热逢源》是一部伏气温病专著。他对伏气温病病因、病机的认识,既宗王叔和"伏寒化温"说,又有自己的见解和发挥。他说:"伏温之邪,冬时之寒邪也,其伤人也,本因肾气之虚,始得入而据之。"使伏气学说逐臻完善。

2. 基本内容

从伏气学说渊源可以知道,上至《黄帝内经》时期,下到晚清,伏气之说在明代汪石山之前,一直占据温病发病的主导地位。到清代,新感温病自成体系,许多医家既赞同新感,但亦不否认伏气。叶天士、吴鞠通、王孟英等医家,根据临床实际,灵活运用伏气或新感温病学说,应该说是比较客观的。伏气学说源远流长,观点很多,基本上可以概括为以下几个论点。

(1)伏邪属性及伏藏条件

认为伏寒或伏寒化温者最多,亦有主张暑邪(暑邪夹湿)内伏者(吴鞠通),还有主张内伏火邪者(何廉臣)、内伏湿热者(薛生白)。机体具备伏藏条件且正气亏虚,病邪得以入侵潜伏这一观点是一致的。

(2)病邪伏藏部位

归纳起来有肌肤(王叔和),肌骨(巢元方),膜原(吴又可),少阴肾(柳宝诒),少阳募原或少阴血分阴分(俞根初),虚则少阴实则肌肤(雷少逸),三纲鼎立说即肌肤、少阴、肌肤少阴并伏(喻嘉言)等不同认识。

(3)引发因素

气候引发,如春季阳气升发;感时令之邪激发,如风寒触动少阴伏热;饮食失调、过于劳累、情志不遂、房事不节等亦可使正气受伤,不能遏制伏邪而发病。

(4)伏气传变

一是由里达表,症状逐渐减轻,预后较好。二是伏邪进一步深入内陷,病情加重,甚至恶化,预后较差,多为逆证。

（5）临床表现

伏气发病，里热外达，病发即见气分热盛、气营（血）两燔之证。若外邪引发者，则同时伴有表证，即见卫气同病、卫营（血）同病之证。伏邪之病，病情多缠绵，病势较重，病证较多，病程较长，难以速愈。

（6）治疗原则

针对热郁伤阴的病机，采取清里热、养阴透邪外出的治疗原则。

（二）对外感热病的临床指导

伏气学说在温病中占有重要地位，传统的伏气温病主要是指四时温病中的春温和伏暑。现代医家将伏气理论应用到内科杂病治疗中，如流行性脑脊髓膜炎、白血病、系统性红斑狼疮，甚至艾滋病等，取得满意疗效。

1. 流行性脑脊髓膜炎

流行性脑脊髓膜炎（流脑）是由脑膜炎双球菌所引起的化脓性脑脊髓膜炎。多发生于冬春两季，且常在 3、4 月份达到高峰，以 15 岁以下儿童为多见。该病比较符合春温的发病季节、病理变化和临床表现，一般按春温的理论指导治疗。本病初起多为卫气同病或卫营同病，迅速传变为气营（血）两燔、内陷心营或热盛动风。严重者可因正气内溃而出现内闭外脱的危重证候。卫气同病主要表现为恶寒，发热，头痛，项强，呕吐，舌红、苔白或黄，脉数。治以清气透表，解毒泄热。常用银翘散合白虎汤加减。气营（血）两燔证：症见高热，头痛剧烈，呕吐频繁，颈项强直，时有谵语，或昏愦不语，肌肤斑疹密布，或手足抽搐，舌红绛、苔黄燥，脉弦数。治宜清气凉营（血），解毒化斑。应用清瘟败毒饮加减。头痛剧烈加蔓荆子、菊花、僵蚕，痉厥抽搐加羚羊角、钩藤、全蝎，呕吐甚者加黄连、紫苏、藿香，神昏者加服安宫牛黄丸 1 粒，每日 2～3 次，还可配合使用醒脑静注射液 20 mL 加入 5% 葡萄糖氯化钠注射液 500 mL 静脉滴注。内闭外脱证：症见起病急骤，初起即见高热、头痛、呕吐，短期内迅速出现斑疹，融合成片，口唇及四肢末端发绀，呼吸微弱，身出冷汗，脉微欲绝。治以开窍固脱为主，用参附龙牡汤，并配合使用醒脑静注射液、安宫牛黄丸等。

2. 系统性红斑狼疮

系统性红斑狼疮是一种自身免疫病，可造成多系统损害，其临床表现形式复杂多样，但 90% 以上均可出现不规则低热或高热。多以伏气温病论治。对于本病病因病机，内因为正气虚损，外因为感受暑湿病邪。暑湿病邪伏于体内，正气较盛，则不发病；倘若正气不足，可由外邪诱发。临床辨证可分为暑湿郁阻少阳；暑湿化热，内迫营血；阴虚内热，邪伏阴分三型。暑湿郁阻少阳：寒热如疟，寒轻热重，口干且苦，胸闷脘痞，或见恶心呕吐，纳呆困倦，肌肉关节酸痛，舌红苔腻，脉弦数或滑数。治以清暑化湿，疏解少阳。方用蒿芩清胆汤加减治疗。暑湿化热，内迫营血：壮热，面部有蝶形红斑，肌肉关节疼痛,皮肤紫斑,烦躁口干,神昏谵语,手足抽搐,尿黄便秘,舌红绛,脉细数。治宜清营凉血,解毒化瘀。方用犀角地黄汤加味治疗。阴虚内热,邪伏阴分:低热不退,手足心热,心烦,斑疹黯红,自汗盗汗,神疲懒言,关节痛楚,足跟痛,舌红少苔,脉细弱。治以养阴透热,入络搜邪。方用青蒿鳖甲汤加减治疗。

3. 白血病

急性白血病是一种造血系统的恶性肿瘤,主要临床表现有贫血、出血、发热、肝脾及淋巴结肿大,有大量幼稚的异常白细胞浸润骨髓及其他器官和组织,并进入外周血液中。中医对急性白血病的认识和治疗,意见尚不一致。有人主张从内伤治,有人主张从外感治,而当今不少学者,运用伏气温病理论来指导治疗,取得一定的疗效。本病病因病机,一般认为是素有精气内虚,温毒内伏,伤及骨髓,窜入营阴,自内而发。临床分为毒入骨髓型、肝肾同病瘀毒型、脾肾两虚瘀毒型。三型的治法各有侧重:毒入骨髓型以清热解毒为主(清瘟败毒饮加金银花、蒲公英、大青叶、半枝莲、白花蛇舌草、青黛、大黄、山楂、雄黄),兼用消瘀、补肾之品;肝肾同病瘀毒型以滋养肝肾为主(玄参、龟板、生地黄、熟地黄、枸杞子、山茱萸、杜仲等),兼以解毒、消瘀;脾肾两虚瘀毒型以温补脾肾之阳为主(黄芪、党参、山药、白术、附子片、肉桂、仙茅等),兼以解毒、消瘀。

4. 艾滋病

艾滋病又称为获得性免疫缺陷综合征,是由人类免疫缺陷病毒感染引起,主要通过性接触、母婴或血制品传播。本病是以侵犯辅助性 T 淋巴细胞为主,造成细胞免疫功能缺损为基本特征的传染病。中医历代文献没有记载,但从国内外应用中医药治疗本病的实践和研究中,可将本病列入瘟疫、温毒、伏气温病、劳损、积聚等范围。

现代中医研究认为,艾滋病的病因不外乎正气虚和疫毒内伏。或因恣情纵欲,耗伤真阴,致正气亏虚;或因交媾之时,疫毒乘虚而入;或因疫毒通过血液及其制品传入机体;或由母体传至婴儿。对本病,大多数认为属伏气温病范围。由于房事过度、同性恋、吸毒等导致肾精受损,不能生化卫气,卫气不固,疫病毒邪乘虚内侵,伏于血分,舍于营分。当人体正气不甚亏损时则不发病,若正气不足以抵抗疫病毒邪则可导致人体卫气营血及其所属脏腑的功能失调和实质损害,临床表现为由里达表的病理变化,可见气分热盛、气营(血)两燔或因新感引动伏邪,出现卫气同病之证。

艾滋病的治疗,中医仍处在探索阶段。肺卫热盛者以普济消毒饮为主;气营(血)两燔者以清瘟败毒饮加减,若无发热则可表现为脾虚血亏、气阴两虚、肝肾阴虚、瘀血内阻,可根据病情辨证治疗。

杨钦河,彭胜权.伏气学说及其对外感热病的临床意义[J].山东中医药大学学报,1998,22(6):13-15.

三、试论因地制宜辨治岭南慢性乙型病毒性肝炎

慢性乙型病毒性肝炎(简称慢性乙肝)是感染乙型肝炎病毒(HBV)后,以肝炎症反应长期持续或反复活动为主的一种慢性传染病。据报道,全世界感染 HBV 者约占全球人口的 5%。我国属乙肝大国,目前约有 1.2 亿人为乙肝病毒携带者,发病人群超过 3000 万。而岭南地区(主要包括广东、广西及海南等地)HBV 携带率及慢性乙肝患病率均居我国省市前列,这与岭南地区独特的地理环境、气候条件及人群体质、饮食习惯等因素密切相关。因此,充分认识上述诸因素在慢性乙肝的发生、发展及治疗、转归中的作用和地位,对岭南地区慢性乙肝的防治具有重要的现实意义。

(一)岭南地区地理气候及人群体质特点

1. 地理气候特点

岭南地区位于我国的南部,所处纬度较低,大部分在北回归线以南,属亚热带和热带地区,日照时间长,太阳辐射量大,年平均气温超过 20 ℃,平均相对湿度 80% 以上,形成我国较为特殊的地理气候区域。由于岭南地区地势低卑,濒海傍水,气候炎热,雨量充沛,春夏长,秋冬短,潮湿之气常盛,四时季节不分明,故常见湿浊、湿热、火热之邪为患之病证。何梦瑶在《医碥》中已明确指出,南方"凡病多火""多湿"。岭南人常饮的凉茶主要是一些清热解毒、泻火祛湿之剂。笔者在临床中发现,岭南地区慢性乙肝患者湿热、湿浊中阻证明显,肝热、肝火证多见,为临床上治疗慢性乙肝多用清热解毒祛湿之法提供了依据。

2. 人群体质特点

岭南地区炎热潮湿的地理气候环境直接或间接地影响着人的生理功能和病理变化。《医门法律》中说:"天之热气下,地之湿气上,人在气交之中,受其炎热,无隙可避。"岭南常年气候炎热,热盛伤津,腠理疏松,汗出过多,气随汗泄,阴液亏损,气阴两伤,以致岭南人群多见阳热、阴虚、气阴不足型体质。长期生活在湿热气候环境中,脾胃功能多较呆滞,再加上岭南人习惯贪凉饮冷、冒雨涉水,又喜食生猛海腥、犬龟蛇杂等物进而损伤脾胃,使脾胃功能失调,运化失健,湿邪内生,困阻脾胃,所以临床上亦多见脾虚兼湿型体质。为了弥补体质之不足,岭南人常用西洋参、黄芪、沙参、党参、山药、玉竹、薏苡仁、莲

子、枸杞子、土茯苓、木棉花等益气养阴、健脾祛湿之中草药煲汤或煮粥服食,对身体的保健和疾病的辅助治疗均起到一定的作用。笔者在临床中观察到岭南地区慢性乙肝患者的证型中兼见脾虚者最多,其他依次为阳热、气阴不足及阴虚。在具体的治疗中,根据不同的体质类型,配以相应的治法方药,是取效满意的关键环节。

(二)岭南地区慢性乙肝的证治特点

1. 湿热证候表现明显

通过多年的临床实践发现,岭南地区病毒性疾病的湿热证表现多见,从湿论治取得了满意疗效。慢性乙肝本由湿热邪毒内侵肝胆所致,再受岭南炎热潮湿的气候环境影响,同类相召,同气相求,故湿热邪毒更加鸱张,所以其致病较广,伤人较深,临床表现湿热征象尤为明显。常见胁肋胀闷不适或疼痛,恶心,厌食油腻,脘闷纳呆,腹胀,面目肌肤发黄,其色鲜明,口苦口黏,渴不多饮,倦怠乏力,肢体困重,尿黄,便溏,舌红苔黄腻或白腻,脉弦数或濡数。笔者曾对门诊诊断的 116 例慢性乙肝病例统计表明,湿热中阻证有48 例,占 41.38%,为最多的证型,而且在其他的几种证型中亦多兼夹湿热。临床中内湿外湿相辅相成,互相影响,湿热邪毒尤为缠绵,致使慢性乙肝长期难愈。说明清热解毒祛湿是治疗岭南地区慢性乙肝不可缺少的重要法则。

2. 虚实夹杂证候多见

慢性乙肝是由湿热邪毒郁伏肝胆,淫溢脾胃,蕴结不化,胶着难解所致。初病在肝脾,以邪实为主,湿热邪毒久羁,耗伤正气,损伤肝脾,进而及肾之证,终致肝脾肾三脏同病,且常累及胆、胃、三焦、心等脏腑,而见气阴不足、湿热痰瘀并存正虚邪恋、虚实夹杂之候。由于受岭南炎热、潮湿气候环境及人群体质、饮食习惯的影响,临床上慢性乙肝的证型表现尤为复杂。根据岭南慢性乙肝的临床特点,分为湿热中阻、肝郁脾虚、气阴两虚、肝肾阴虚、脾肾阳虚和瘀血阻络 6 个证型,其中脾肾阳虚证在岭南地区较为少见。在这些证型中常见湿热中阻兼见肝郁、脾虚、挟瘀者,肝郁脾虚兼湿热、挟瘀、挟肝热者,气阴两虚兼见湿热、挟瘀、挟肝热者,肝肾阴虚兼湿热、挟瘀者,瘀血阻络兼湿热、挟脾虚、挟气阴不足、阴虚者,脾肾阳虚者多兼挟瘀血、痰湿,等等,或实中挟虚,或虚中挟实,或虚实并见,常常形成"实不任泻,虚不受补"的岭南临床证候特点,使慢性乙肝的治疗更加棘手。

3. 治法方药主次分明

慢性乙肝的治疗是以祛邪扶正为原则,早中期一般以祛邪为主,扶正为辅;中后期及晚期一般以扶正为主,祛邪为辅。在具体的治法方药运用中,要根据病情之轻重,邪气之浅深,正气之强弱,邪正之盛衰,证候之兼夹,以及岭南气候环境及人群体质等因素,并参考中草药的现代药理研究结果,辨明虚实,分清主次,灵活应用,是治疗慢性乙肝取效的关键。具体的治法方药应用如下:湿热中阻证,以清热解毒祛湿为主,辅以理气健脾和血之法,用龙胆泻肝汤加减。药用:龙胆草、茵陈、虎杖、板蓝根、贯众、蚤休、黄芩、黄柏、知母、苦参、栀子、大黄、土茯苓、土茵陈、白花蛇舌草、溪黄草、鸡骨草、田基黄、连翘、菊花、蚕沙、泽泻、猪苓、车前子(草)等。肝郁脾虚证,以疏肝理气,健脾和中为主,以清热祛湿活血为辅,用柴胡疏肝散合逍遥散化裁。药用:柴胡、郁金、佛手、香橼、陈皮、枳壳、砂仁、广木香、人参、党参、黄芪、白术、茯苓、山药、薏苡仁、扁豆、生姜、大枣、甘草等。气阴两虚证,以益气养阴生津为主,以清热祛湿活血为辅。药用:西洋参、沙参、麦冬、五味子、玉竹、生地、石斛、黄精、太子参等。肝肾阴虚证,治以滋养肝肾之阴为主,辅以清热解毒祛湿,活血化瘀之法,用一贯煎合六味地黄汤加减。药用:生地、山茱萸、枸杞子、女贞子、何首乌、沙参、麦冬、白芍、天冬、桑椹、旱莲草、龟板、鳖甲等。脾肾阳虚证,治以温补脾肾阳气为主,辅以化瘀通络祛湿之法,用理中汤合金匮肾气丸化裁。药用:肉桂、干姜、人参、附子、巴戟天、淫羊藿、桑寄生、补骨脂、乌药等。瘀血阻络证,治以活血化瘀,通络散结为主,以滋阴生津,清热祛湿为辅,用血府逐瘀汤加减。药用:丹参、赤芍、桃仁、红花、三七、牡丹皮、川芎、泽兰、三棱、莪术、全蝎、龟板、鳖甲、牡蛎、大黄、穿山甲等。

综上所述,慢性乙肝病因明确,病机复杂,临床表现多样,证候多相兼夹,又有气候环境、人群体质等因素的影响。因此,在临证中只有在全面考虑、综合分析、准确辨证的基础上多法联合,灵活运用,恰当选药,才能使慢性乙肝的治疗获得佳效。

杨钦河,刘菊妍,陈孝银.试论因地制宜辨治岭南慢性乙型病毒性肝炎[J].
辽宁中医杂志,2001,28(6):328-329.

四、柴蒿达原饮治疗持续性发热76例

笔者自1992年以来运用柴蒿达原饮辨证治疗持续性发热76例,获得满意疗效,报道如下。

(一)临床资料

本组76例中,男32例,女44例;年龄最大79岁,最小6岁,平均37岁;病程7～92天,平均23.8天。发热多呈持续性,体温37.5～37.9℃27例,38～38.9℃39例,>39℃10例。风温夹湿9例,暑湿13例,湿温27例,胁痛7例,泄泻8例,淋证8例,乳蛾4例;现代医学诊断为病毒感染21例,扁桃体炎4例,肺部感染7例,斯蒂尔病8例,胆道感染7例,泌尿系感染8例,肠道感染6例,溃疡性结肠炎2例,未明确诊断13例。主要症状有发热,头身困重,肢体酸楚,或咳嗽痰多,胸脘痞闷,呕恶腹胀,口干不欲饮,大便不爽,小便赤涩疼痛,舌红或略红,舌苔白腻或黄腻,脉濡数或滑数等湿热内蕴证。

(二)治疗方法

柴蒿达原饮组成:柴胡15 g,青蒿10 g(后下),黄芩12 g,赤芍12 g,知母12 g,草果6 g,厚朴10 g,槟榔10 g,甘草5 g。热盛加生石膏30 g,金银花20 g,板蓝根30 g;恶风寒酌加藿香10 g,荆芥10 g,防风10 g;湿重加苍术10 g,佩兰10 g,白豆蔻10 g;脾虚加党参15 g,白术12 g,山药20 g;气阴不足加黄芪20 g,太子参15 g,麦冬10 g,玉竹20 g;咽喉肿痛加牛蒡子15 g,射干12 g,薄荷10 g;咳嗽痰多加浙贝母10 g,桔梗10 g,远志10 g,鱼腥草20 g;关节疼痛、屈伸不利加秦艽15 g,防己15 g,木瓜15 g,薏苡仁30 g;脘痞呕恶加半夏10 g,茯苓15 g,砂仁6 g;腹痛胀满、大便不爽加黄连10 g,白芍15 g,广木香10 g;小便不利加滑石30 g,车前草20 g,黄柏12 g,白花蛇舌草30 g。水煎服,日1剂,重者日2剂。5天为1个疗程,一般治疗1～2个疗程。治疗期间停服其他药物。

(三)疗效标准

痊愈:经治疗,体温降至正常,诸症消除;有效:体温降至正常或基本正常,余症基本消失;无效:体温未降或降后复升,诸症无明显好转。

(四)治疗结果

76 例中痊愈 68 例,有效 5 例,无效 3 例,总有效率 96.1%。疗程最短 3 天,最长 3 周,一般 3~5 剂症状明显减轻,6~10 剂体温降至正常。

(五)病案举例

男,19 岁,1994 年 8 月 5 日初诊。患者反复发热,伴食欲不振、乏力 10 余天。在某医院检查血、尿、大便常规,胸片,进行血培养、肥达试验、结核菌素试验检查等均无异常,诊断为"病毒感染",住院治疗 20 余天,用中西药后发热有所下降,但停药后体温复升,每次发热体温波动在 37.6~38.7 ℃,如此反复发热月余不愈。症见发热不恶寒,午后为甚,头昏,口干不欲饮,胸脘痞闷,食欲不振,倦怠乏力,小便黄,大便略干,舌质略红,舌苔黄白滑腻,脉濡稍数。检查:T 38.6 ℃,咽部略红,软腭滤泡增生。实验室检查:WBC 8.0×10^9/L,N 0.57,其他相关检查无异常。中医诊断:湿温病,湿热郁阻三焦。治宜清热祛湿,调畅气机,宣通三焦。予柴蒿达原饮加味:柴胡 15 g,青蒿(后下)10 g,黄芩 12 g,赤芍 12 g,知母 12 g,草果 6 g,厚朴 10 g,槟榔 10 g,甘草 5 g,石菖蒲 10 g,广木香(后下)6 g,砂仁(后下)6 g,车前草 15 g。水煎服,日 1 剂。服药 2 剂,体温降至 37.9 ℃,继进 3 剂,体温正常,食欲增加,精神好转,除稍感乏力外,余症全部消失。随访半年,未见复发。

(六)讨论

持续性发热是内科临床的常见疑难病症,属中医外感发热或内伤发热范畴。对本病的治疗,我们常在西医明确诊断的基础上对辨证属湿热郁遏或湿浊内阻之证者,运用达原饮以赤芍易白芍加柴胡、青蒿辨证化裁治疗该病症,均疗效满意。方中柴胡、青蒿味辛气清宣透邪热以外达,黄芩、知母苦寒清热,厚朴、槟榔行气通滞,草果辛烈燥湿,且柴胡疏肝解郁配厚朴、槟榔增强理气之功,青蒿气味芳香配草果提高祛湿化浊之效,赤芍活血以助行气祛湿之能,所谓"湿病活血能增效",甘草调和诸药。共奏芳香化浊,清热祛湿,宣畅气机,透达邪热之功效。用于治疗持续性发热属湿热内蕴之证者,切中病机,故获佳效。

杨钦河,陈孝银,孙升云,等.柴蒿达原饮治疗持续性发热 76 例[J].山东中医杂志,2001,20(8):470-471.

五、柴蒿达原饮治疗暑湿病67例

暑湿病是由暑湿病邪所致的一种急性外感热病,为夏秋季节的常见病和多发病,在南方特别是岭南地区尤为多见。笔者根据本病的病因病机和发病特点,1992年以来运用柴蒿达原饮辨证治疗暑湿病67例,获得满意疗效,现总结报道如下。

(一)临床资料

1. 一般资料

本组67例,男性38例,年龄8~77岁;女性29例,年龄6~73岁。病程1~3天37例,4~7天22例,大于7天17例。体温(腋温)最高41.2℃,最低37.8℃,平均39.1℃;37.8~38.9℃者29例,39.0~39.9℃者23例,40.0℃以上者15例。

2. 中医诊断

按照彭胜权、李惠德主编《温病学》(广东高教出版社,1990年第1版)中关于暑湿病的诊断为标准。辨证分为暑湿郁遏肌表证13例,暑湿壅滞肺气证23例,暑湿郁阻少阳证12例,暑湿困阻中焦证8例,暑湿弥漫三焦证11例。

3. 病种分布

西医诊断为上呼吸道感染28例,流行性感冒10例,急性扁桃体炎3例,急性气管支气管炎12例,肺部感染3例,肠炎5例,泌尿系感染6例。排除肿瘤,结核病,心、肺、肝、肾功能严重异常和孕妇等患暑湿病者。

(二)治疗方法

以柴蒿达原饮为基本方,组成:柴胡15~30 g,青蒿(后下)10~20 g,黄芩10~15 g,赤芍10~20 g,知母10~15 g,草果6~10 g,厚朴6~10 g,槟榔6~10 g,甘草3~5 g。水煎服,每日1剂,重者每日2剂。热盛加生石膏、银花、板蓝根,恶风寒酌加藿香、香薷,湿重加苍术、佩兰、薏苡仁、白蔻仁,脾虚加党参、白术、山药,气阴不足加黄芪、太子参、麦冬、玉竹,津气耗伤重加西洋参、五味子,咽喉肿痛加牛蒡子、薄荷、岗梅根,咳嗽、痰多黄稠加浙贝、桔梗、鱼腥草,关节疼痛、屈伸不利加秦艽、防己、木瓜,脘痞呕恶加半夏、竹茹、砂仁,腹痛胀满、大便泻痢加黄连、白头翁、白芍、广木香,小便不利、赤涩疼痛加滑石、车前草、黄柏、白花蛇舌草。

(三)疗效判定标准

痊愈:经治疗 96 小时,体温降至正常,症状、体征消失;有效:经治疗 96 小时,体温降至正常或基本正常,症状、体征基本消失;无效:经治疗 96 小时,体温未降或上升,症状、体征无明显好转或加重。

(四)治疗结果

痊愈 63 例,治愈率 94.02%;有效 4 例,有效率 5.97%;总有效率 100%。

(五)典型病例

顾某,女,25 岁,农民,1993 年 6 月 21 日初诊。患者 2 天前与夫房事后不慎感受暑湿病邪,始觉腰酸、小便不适,并未在意,继而发热恶寒、腰痛、小便频急,遂来诊。症见壮热,微恶风寒,头昏面赤,脘痞欲呕,肢体酸楚,腰酸腰痛,少腹坠胀,溲短频急涩痛,舌红苔黄腻,脉弦滑数。检查:T 39.5 ℃,双肾区叩击痛明显。外周血分析:白细胞计数(WBC)$17.6×10^9$/L,中性粒细胞百分比(N)0.85,淋巴细胞百分比(L)0.18。尿检:白细胞(++++),红细胞(++),蛋白(++),颗粒管型(+),菌落计数阳性。西医诊断:急性肾盂肾炎。中医诊断:暑湿病,暑湿弥漫三焦兼邪遏肌表。属卫气同病之证。治宜透邪达表,涤暑祛湿,宣通三焦。方用柴蒿达原饮加味:柴胡 20 g,青蒿(后下)15 g,藿香 10 g,黄芩 15 g,赤芍 20 g,知母 15 g,草果 10 g,厚朴 10 g,槟榔 10 g,滑石 30 g(包煎),车前草 30 g,黄柏 15 g,白花蛇舌草 30 g,甘草 5 g。水煎 2 次混匀,分 3 次口服,每日 1 剂。服药 2 剂,症状体征明显缓解。继进 2 剂,诸症消失,化验正常,病告痊愈。为防反复,嘱患者注意生活起居,随访半年,未见复发。

(六)讨论

岭南地区(主要包括广东、广西、海南等地)地势低洼,濒海傍水,气候炎热,潮湿多雨,夏季持续时间长,一般从 5 月份至 10 月份,暑湿病邪尤为肆虐,故民患暑湿病者最为常见。笔者运用达原饮以赤芍易白芍加柴胡、青蒿辨证加味治疗该病均疗效显著。方中柴胡、青蒿味辛气清宣透邪热以外达,二者均为解热之要药。青蒿为治暑热之佳品,配黄芩、知母清解暑热力胜,厚朴、槟榔行气通滞,草果辛烈温燥除湿力强,且柴胡配厚朴、槟榔增强理气之功,青蒿配草果提高祛湿化浊之效,赤芍活血以助行气祛湿之能,甘草调和诸药。诸药共奏涤暑清热,祛湿化浊,宣畅气机,透达邪热之功效。立法用药切中主要病因病机,所以临床应用疗效良好。在具体的运用中要根据暑热之盛衰、湿邪之轻重、病情之缓急决定柴胡、青蒿、黄芩、知母、草果等药轻取还是重用是获效的关键。柴蒿达原饮治疗暑湿病效果显著的作用机制可能与其较好的解热、抗菌、抗病毒等功效及其整体的协同作用有关,其确切的机制值得进一步研究。

杨钦河,沈英森,陈孝银,等.柴蒿达原饮治疗暑湿病 67 例[J].四川中医,2001,19(8):39-40.

六、柴蒿达原饮治疗湿热型外感发热 139 例

笔者从 1992 年 2 月至 2000 年 11 月运用柴蒿达原饮辨证治疗湿热型外感发热 139 例,获得满意疗效,现总结报道如下。

(一)临床资料

139 例中男 76 例,年龄 7 ~ 69 岁;女 63 例,年龄 8 ~ 75 岁。病程 1 ~ 3 天者 47 例,4 ~ 7 天者 61 例,>7 天者 31 例,最长 32 天。发热(腋温)37.5 ~ 37.9 ℃者 43 例,38 ~ 38.9 ℃者 63 例,39 ℃以上者 33 例。139 例中有 35 例用过中成药和(或)中药汤剂,有 41 例用过抗生素治疗而未获效。外周血分析:WBC(3.27 ~ 13.2)×10^9/L,其中有 34 例 WBC>10.0×10^9/L,14 例 WBC<4.0×10^9/L;中性粒细胞百分比 0.316 ~ 0.894,其中>0.75 者 16 例。胸片提示支气管炎 33 例、肺炎 10 例。尿分析:WBC(+ ~ ++++)9 例,RBC(+ ~ ++) 9 例,蛋白(+ ~ ++)5 例。全部病例中医诊断属风温夹湿 43 例,暑湿 67 例,湿温 29 例。现代医学诊断为急性上呼吸道感染 48 例,流行性感冒 26 例,急性扁桃体炎 7 例,急性气管、支气管炎 33 例,肺炎 10 例,急性肠炎 6 例,急性泌尿系感染 9 例。临床以发热,或微恶风寒,头身困重,肢体酸楚,或咳嗽痰多,胸脘痞闷,呕恶腹胀,大便不爽,小便赤涩疼痛,舌红或略红,舌苔白腻或黄腻,脉濡数或滑数等为主症。

(二)治疗方法

柴蒿达原饮组成:柴胡 15 ~ 30 g,青蒿(后下)、赤芍各 10 ~ 20 g,黄芩 10 ~ 15 g,知母 10 ~ 15 g,草果、厚朴、槟榔各 6 ~ 10 g,甘草 3 ~ 5 g。按照三焦辨证及湿热轻重加味用药,病在上焦者加金银花、藿香、鱼腥草,病在中焦者加黄连、半夏、广木香,病在下焦者加黄柏、滑石、白花蛇舌草,热盛者加生石膏、栀子,湿重者加苍术、白蔻仁。水煎服,每日 1 剂。病情重者加用抗生素或支持疗法。

(三)疗效标准

痊愈:经治疗,体温降至正常,诸症消除;有效:体温降至正常或基本正常,余症基本消失;无效:体温未降或降后复升,诸症无明显好转。

(四)治疗结果

治愈135例,治愈率97.12%;有效2例;无效2例;总有效率98.56%。1天体温恢复正常者28例,2天者40例,3天者38例,3天以上者29例,有78.52%在3天内体温恢复正常。热退后其他临床症状如咳嗽、纳呆、小便不利等大多在1周内消失。

(五)讨论

外感发热属湿热、暑湿或温热夹湿为患者在南方较为多见。由于南方特别是岭南地区濒海傍水,纬度较低,气候炎热,雨量充沛,湿气常盛,湿热病邪尤为肆虐,故发病多见湿热或湿邪为患之证,常见胸闷、脘痞、身重、苔腻等症。笔者用达原饮以赤芍易白芍清热祛湿,理气活血化浊,加柴胡、青蒿增强宣透邪热、祛湿化浊之功。运用本方治疗湿热型外感发热是针对其病因病机而设,所以效果良好。我们认为,湿病加用活血之品可提高疗效,故临床中常以赤芍易白芍而收功。柴胡、青蒿为治疗外感发热之佳品,常根据热势的高低而决定轻取或重用,每获良效。笔者曾用柴胡40 g、青蒿20 g为主药治疗一上呼吸道感染高热74岁老妇,服药2剂热退身凉而安,未见"柴胡劫肝阴"之征。本组病例外周血白细胞总数及分类大多正常,从临床资料综合分析,以病毒感染为主。现代医学对病毒性疾病尚缺少有效的治疗方法和药物,柴蒿达原饮对病毒性外感发热疗效显著,其作用机制值得进一步研究。

杨钦河,陈孝银,姜杰,等.柴蒿达原饮治疗湿热型外感发热139例[J].陕西中医,2001,22(6):346.

七、祛湿活血法为主治疗脂肪肝 56 例

近年来,笔者以祛湿活血法为主治疗脂肪肝 56 例,取得了满意疗效,现报道如下。

(一)临床资料

56 例脂肪肝患者中,男 33 例,女 23 例;年龄 27～66 岁,平均 41.8 岁。病程最短 3 个月,最长 6 年,平均 23.5 个月。全部病例均为肥胖型体质。有肝炎病史者 10 例,嗜酒史者 11 例,均无营养不良史和药物中毒史。按照叶维法主编《临床肝胆病学》(天津:天津科学技术出版社,1985:927-933)中的标准明确脂肪肝诊断。中医诊断参考原中华人民共和国卫生部《中药新药临床研究指导原则》中的痰湿证、血瘀证分型标准。其中轻度 16 例,中度 30 例,重度 10 例;ALT 升高者 15 例,但最高不超过 3334 nmol·s^{-1}/L;血清胆固醇(TC)升高者 43 例,甘油三酯(TG)升高者 47 例。大部分患者有不同程度的脘腹胀满,食欲不振,倦怠乏力,肝区不适,大便溏薄,小便黄浊,舌质暗红等表现。

(二)治疗方法

基本方:泽泻、炒苍术、三七、茵陈、柴胡、厚朴、白术、何首乌等。腹胀、纳差明显加炒莱菔子、炒麦芽;恶心、呕吐加法半夏、生姜;肝区胀痛加佛手、川楝子;脾虚甚加黄芪、山药;湿热重加龙胆草、车前草。每天 1 剂,水煎 2 次混合,分早晚温服。30 天为 1 个疗程,用药 3 个疗程进行疗效评价。全部病例治疗前后均进行肝功能、血脂化验及 B 超检查,观察 ALT、TC、TG,以及肝脏大小、管道回声情况的变化,并进行治疗前后临床症状和体征的观察。

(三)疗效标准与治疗结果

1.疗效标准

临床治愈:症状和体征消失,B 超提示肝脏回声、大小恢复正常,或回声基本恢复正常,实验室检查正常;显效:症状和体征消失,B 超提示肝脏回声、大小基本恢复正常,ALT 及 TG 下降 40% 以上,TC 下降 20% 以上;有效:症状明显减轻,B 超提示肝脏回声近场增强,远场衰减不明显,ALT 及 TG 下降 20% 以上,TC 下降 10% 以上;无效:症状改善不明显,治疗前后 B 超无变化,ALT 及 TG 下降 20% 以下,TC 下降 10% 以下。

2. 治疗结果

临床治愈 26 例（46.4%），显效 20 例（35.7%），有效 7 例（12.5%），无效 3 例（5.4%），总有效率 95%。

3. 血脂及 ALT 变化情况

治疗后 TC、TG、ALT 较治疗前均有明显下降，经统计学处理，差异有显著性意义（$P < 0.01$）。

（四）体会

脂肪肝是由中性脂肪在肝内蓄积过多所致的常见的弥漫性肝病之一。随着人们生活水平的提高和生活方式的改变，近年来，脂肪肝的发病率正在不断增加，如不及时治疗，部分患者可发展为肝纤维化，甚至肝硬化。笔者根据当今脂肪肝的发病和病因病机特点，并在查阅调研大量有关文献的基础上，结合临床实践，认为脂肪肝的发生发展主要责之于肝脾肾三脏气化无权，但以肝脾为主。脂肪肝的临床表现以肝失条达，脾不健运，痰湿内停，瘀血阻络证候最为常见，虽然虚实兼夹，但以邪实为主。水湿、痰浊、瘀血是脂肪肝的主要病因，痰湿、瘀血在脂肪肝的发生发展过程中起关键作用。因此，以祛湿活血为主立法，选用炒苍术、泽泻、茵陈祛湿运脾以绝痰源，三七活血化瘀通络，柴胡、厚朴疏肝理气解郁，白术、何首乌益气健脾，滋养肝肾。现代研究表明，泽泻、茵陈、何首乌、柴胡等均有较好的降脂作用。诸药合用，治疗脂肪肝具有较好的临床效果，且未发现有毒副作用。

杨钦河,陈孝银,徐云生,等.祛湿活血法为主治疗脂肪肝 56 例[J].新中医,2002,34(2):60-61.

八、降脂宁肝胶囊治疗脂肪肝 53 例

笔者自 1999 年以来,用降脂宁肝胶囊治疗脂肪肝 53 例,取得较为满意的疗效,现总结报道如下。

(一)临床资料

1. 一般资料

53 例脂肪肝均系门诊患者,男 39 例,女 14 例,年龄 25 ~ 68 岁,平均 38.5 岁;病程最短 2 个月;最长 11 年,平均 22 个月;其中肥胖 37 例,长期饮酒史 18 例,2 型糖尿病病史 10 例,慢性肝炎病史 15 例。均无营养不良史和药物中毒史。

2. 诊断标准

按照叶维法主编《临床肝胆病学》(天津:天津科学技术出版社,1985:927–933)中的标准明确脂肪肝的诊断。辨证分为肝气郁结(13 例)、脾虚湿盛(12 例)、肝胆湿热(19 例)、痰瘀阻络(9 例)4 种证型。

3. 实验室检查

B 超提示脂肪肝 53 例,轻度 17 例、中度 24 例、重度 12 例,ALT 升高 32 例、TC 升高 34 例、TG 升高者 41 例。

(二)治疗方法

降脂宁肝胶囊是笔者临床应用治疗脂肪肝的经验方,主要药物有泽泻、苍术、三七、厚朴、柴胡、茵陈等,经现代制剂技术提炼制成工艺稳定、质量可控的新剂型,每粒 0.5 g,相当于生药 3.37 g,每次 4 粒,每天 3 次,口服。30 天为 1 个疗程,用药 3 个疗程进行疗效评价。嘱患者服药期间停用其他各类降脂药物,并加强体育锻炼,调整饮食结构,控制体重,忌嗜烟酒,积极治疗原发病。

(三)疗效标准与治疗结果

1. 疗效标准

临床治愈:症状和体征消失,B 超提示肝脏回声、大小恢复正常,或回声基本恢复正

常,实验室检查正常;显效:症状和体征消失,B超提示肝脏回声、大小基本恢复正常,ALT、TG下降40%以上,TC下降20%以上;有效:症状明显减轻,B超提示肝脏回声近场增强,远场衰减不明显,ALT、TG下降20%以上,TC下降10%以上;无效:症状改善不明显,治疗前后B超无变化,或症状和体征等表现加重,ALT、TG下降20%以下,TC下降10%以下。

2. 血脂、ALT、B超变化情况

用药3个疗程后,TC、TG、ALT较治疗前均有明显下降,肝脏B超下表现较治疗前有明显改善,经统计学处理,差异均有显著性意义($P<0.01$)。

3. 治疗结果

临床治愈22例(41.5%)、显效16例(30.2%)、有效10例(18.9%)、无效5例(9.4%),总有效率90.6%。各临床证型之间经统计学处理差异无显著意义($P>0.05$),说明该药对各种原因所致的脂肪肝均有较好的疗效,其作用机制值得进一步探讨。

(四)病案举例

袁某,男,41岁,干部。因肝区胀满不适2月余就诊。患者于1年前健康体检时发现有脂肪肝,未引起重视,近2个月来自感肝区胀满不适。诊见:肝区胀满不舒,时有隐痛,形体较胖,面色略暗,脘腹痞闷,口苦,倦怠,大便略干,小便黄浊,舌红稍暗、苔黄腻,脉弦滑数。化验:TC 7.65 mmol/L,TG 3.92 mmol/L,ALT 4250.85 nmol·s^{-1}/L,AST 1616.99 nmol·s^{-1}/L。查体:肝肋下2.5 cm,剑突下3 cm。B超提示:肝内光点细密,近场回声明显增强,远场回声明显衰减,肝内血管结构不清晰,难以辨认。西医诊断:脂肪肝(重度)。中医诊断:胁痛,证属肝胆湿热夹瘀。服用降脂宁肝胶囊1个疗程后,体重有所下降,精神转佳,除肝区略感不适、舌质仍稍暗、舌苔略腻外,其他诸症消失。TC 6.55 mmol/L,TG 3.22 mmoL/L,ALT 2417.15 nmol·s^{-1}/L,AST 1116.89 nmol·s^{-1}/L。肝脏B超下表现改善不明显。继续服药2个疗程,上述诸症得除,血脂、肝功能及肝脏大小结构均恢复正常。嘱患者注意调节饮食,适当运动。随访1年未见复发。

(五)体会

根据其临床表现,脂肪肝多归属中医的胁痛、痰症、湿阻、积聚等范畴。脂肪肝的病因病机多为过食厚味、饮食失节、嗜酒无度、情志不调等,导致脾失健运,肝失疏泄,肾之气化无权,水湿、痰浊、瘀血内停,化生脂浊,留滞肝络而成,因此以祛湿活血化痰、健脾疏肝益肾立法用药,取得满意疗效。方中苍术、泽泻祛湿运脾以绝痰源,三七活血通络,改善微循环,柴胡、厚朴疏肝理气解郁,茵陈等清肝泄浊,宣壅除滞,白术益气健脾,制何首

乌滋养肝肾,以防祛邪伤阴耗血之弊,顾其肾水涵木,肝木体阴用阳之生理特点。诸药合用,湿(痰)瘀同治,气血并调,共奏祛湿化痰清热、活血通络除滞、疏肝解郁利胆、健脾养肝益肾之功,使肝木条达,脾土健运,肾气得充,气机宣通,血脉畅行,水精四布,湿(痰)瘀得除,脂浊难凝,则其病难成。故用其治疗脂肪肝收效较好,除少数人服药开始阶段大便次数略有增多,继续服用则大便转为正常外,未发现有其他毒副作用。

杨钦河,陈孝银,徐云生.降脂宁肝胶囊治疗脂肪肝 53 例[J].新中医,2003,35(4):53.

九、加味四逆散治疗慢性布鲁菌病25例

我们在中医学理论指导下,运用中医药辨证治疗慢性布鲁菌病(简称布病)25例,取得满意效果,现报道如下。

(一)临床资料

1.病例选择

本组病例均为河南省新乡市制革厂职工,男16例,女9例。男女之比为1.8:1,年龄25~64岁,病程3~25年,平均病程13年。

2.诊断标准

参照姜顺求主编《布鲁氏菌病防治手册》而制订:①具有明确的流行病学接触史;②有较明显的临床症状及体征;③试管凝集试验1:100以上;④半胱氨酸试验1:25以上;⑤皮肤变态反应在2.5 cm×2.5 cm/48小时以上;⑥病程超过6个月。凡具备①②⑥项,或②⑥兼③④⑤中任何1项,并排除关节炎、类风湿关节炎、伤寒、疟疾、结核等病者,方可选为观察对象。所选病例均为经抗生素、皮质激素等治疗无效或效果不显著的慢性期布病患者。

辨证分型:根据邪毒、瘀血、阴虚在慢性布病临床表现中的侧重不同,将本病辨证分为邪毒留伏、瘀血痹阻、阴津亏虚3种证型。①邪毒留伏:发热或不规则冷热,乏力,多汗,关节疼痛游走不定,或痛处固定不移,甚或红肿、屈伸不利,便秘尿黄,舌质暗红,苔黄,脉弦数。②瘀血痹阻:关节疼痛固定不移,甚或强硬变形、屈伸不利,肢体麻木不仁,乏力,汗出,口唇青紫,面色晦暗苍黄,舌质瘀暗或见瘀斑瘀点,脉沉涩。③阴津亏虚:自觉低热,或五心烦热或午后、夜间发热,关节酸痛,头晕,乏力,夜寐盗汗,口干咽燥不欲饮,舌质暗红少津,甚或裂纹,少苔或无苔,脉细数或细涩。

(二)治疗方法

本组病例均以清热解毒、活血化瘀、养阴生津为基本治法,以加味四逆散为基本方。药物组成:柴胡10 g,连翘20 g,黄芩10 g,丹参20 g,桃仁10 g,延胡索10 g,防己10 g,秦艽15 g,木瓜12 g,豨莶草15 g,生白芍20 g,生甘草10 g,山药15 g,枳壳10 g。根据辨证分型而调整治法,随证加减。具体用药情况如下。①邪毒留伏:以清热解毒为主,基本方

减白芍、甘草用量,加黄连 10 g、黄柏 12 g。②瘀血痹阻:重用活血化瘀之法,基本方去黄芩、连翘,加制乳香、制没药各 9 g,当归 10 g。③阴津亏虚:养阴化瘀并重,基本方去黄芩、连翘、柴胡,加麦冬、枸杞子各 15 g,当归 10 g。上述药物每日 1 剂,水煎服,早晚各服 1 次,15 天为 1 个疗程,共服 2 个疗程,停药 5 天后进行疗效判定。

(三)治疗结果

1.疗效标准

治愈:体温恢复正常,临床症状和体征消失,功能、劳动能力和体力均恢复。显效:体温恢复正常,主要临床症状及体征基本消失,体力和劳动能力基本恢复。好转:临床症状和体征较治疗前有不同程度的改善,体力和劳动能力也有一定恢复,劳累后有短暂不适。无效:治疗前后无变化。

2.治疗结果

治愈 11 例、显效 9 例、好转 4 例、无效 1 例,总有效率为 96%。

(四)讨论

中医学虽无布病的记载,但根据其临床特点,多归属于痹证、虚损、疫病等范畴。慢性布病患者临床表现以乏力、多汗、关节痛,尤以大关节疼痛为特征,同时亦多见有面色晦暗、口唇紫暗、舌质瘀暗等血瘀征象,以及不规则发热、口渴、尿黄、脉数、盗汗、口咽干燥、低热或五心烦热、舌质暗红少津等邪毒内蕴,阴津亏虚之证。慢性布病临床上常反复发作,缠绵难愈。

方中连翘、黄芩、柴胡清热解毒,透达邪热;丹参、桃仁、延胡索活血化瘀,通络止痛;木瓜、秦艽、防己、豨莶草舒筋活络消节肿;枳壳调理气机;山药、白芍、甘草养阴生津扶助正气;诸药合用,熔清热解毒、活血化瘀、通络止痛、养阴扶正于一炉,既能祛邪又能扶正,以祛邪为主,扶正为辅,且祛邪而不伤正,扶正而不恋邪,使邪毒得清,血脉畅通,阴津得复,诸症自除。

杨钦河,陈孝银,周文川,等.加味四逆散治疗慢性布鲁菌病 25 例[J].中医杂志,2003,44(10):769.

十、祛湿活血法为主在脂肪肝治疗中的应用

随着社会的进步,人们生活方式和饮食结构改变,脂肪肝的发病率有上升趋势。中医无脂肪肝这一病名,根据其临床特点,我们认为可将本病归为"胁痛""积证"范畴,其多由痰湿、瘀血停积于肝所致,在临床中以祛湿活血为主立法治疗,取得了较好的效果。现就此观点陈以管见,供同道参考。

(一)痰湿、瘀血为形成脂肪肝的病理关键

现代医学认为,脂肪肝是由多种原因引起的肝脏脂肪代谢功能障碍,致使肝内脂质蓄积过多的一种病理变化。对于脂质的认识,《黄帝内经》有"膏人""肉人""脂人"之论。张志聪在补注《黄帝内经》时指出:"中焦之气,蒸津液化,其精微……溢于外则皮肉膏肥,余于内则膏肓丰满。"生理情况下,血脂作为津液的一部分,由水谷精微化生,并经脾的转输散精作用而布散营养周身。其中肝主疏泄,助脾运化,肾藏精、主水,对于脂质的正常代谢也起重要作用。我们通过临床观察发现,脂肪肝患者多为 40 岁以上的中老年人,他们常喜食高脂、高糖类食物或嗜酒,且多缺乏体力活动或体育锻炼。因嗜食肥甘厚味、过度饮酒或劳逸失常可损伤脾胃,使脾失健运,脂质不归正化,生湿化痰,痰湿内蕴即发为本病。如《景岳全书》中所说:"痰即人之津液,无非水谷之所化……但化得其正,则形体强,营卫充……若化失其正,则脏腑病,津液败,而血气即成痰涎。"或因情志失调,肝失疏泄,木不疏土,致脾失健运,水谷精微不归正化而脂浊痰湿内生。或因年长体衰,肾中精气不足,蒸腾气化无权,津液脂质停聚亦可为痰为湿。由于痰湿内蕴,或肝失疏泄,均可使气血运行不畅,血滞为瘀,进而痰湿、瘀血内结,停积于肝,遂形成"胁痛""积证"(脂肪肝)。如《古今医鉴》所说:"胁痛者……或痰积流注于血,与血相搏"。《灵枢·百病始生篇》也说:"温气不行,凝血蕴里而不散,津液涩渗,著而不去,而积皆成矣。"

临床有研究发现,痰湿证及痰湿夹瘀证患者血液聚集性、黏滞性及凝固性(主要包括血小板聚集性、全血黏度、红细胞压积)均升高,而脂肪肝患者全血黏度、血浆黏度、红细胞压积也都显著提高,且以痰瘀互结证明显提示了脂肪肝患者有痰湿、瘀血等病理产物的存在。

(二)祛湿活血是治疗脂肪肝的重要方法

综上所述,我们认为脂肪肝是由多种原因导致肝脾肾三脏功能失调,痰湿、瘀血内

生,停积于肝而成。其病位在肝,与脾胃肾密切相关,属本虚标实之证。临床症状常见胁肋不舒或疼痛,腹胀满,食欲不振,头晕耳鸣,肢体困倦,腰膝酸软,肝大,舌暗红或有瘀斑,舌苔厚腻,脉弦滑等。因津血同源,痰瘀可以互生互化,痰、瘀等病理产物又可成为新的致病因素,使病情缠绵或加重发展为肝纤维化甚至肝硬化。所以,我们认为本病虽为本虚标实之证,但以标实为主,当急则治标。故拟祛湿活血为主要治法,祛湿化瘀以安其正,佐以疏肝健脾益肾,扶正以绝痰瘀化生之源。据此,我们创制了治疗脂肪肝的基本方:泽泻、炒苍术、三七、茵陈、柴胡、厚朴、白术、何首乌等。方中泽泻、茵陈利湿,炒苍术、白术、厚朴燥湿健脾以绝痰源,如《景岳全书》说:"湿痰宜燥之,非渗利不除也。"因"血积既久,亦能化为痰水""但去瘀血则痰水自消"(《血证论》),故用三七活血化瘀通络,使湿祛痰消瘀化。朱丹溪说:"善治痰者,不治痰而治气,气顺则一身之津液亦随气而顺矣"(《丹溪心法》)。方中配以柴胡疏肝理气解郁,以调畅气机。因本病多有肾中精气不足,故用何首乌补肝肾,益精血,补先天以助后天使脾运健,脂浊得化。诸药合用,祛邪扶正,标本兼治。现代研究表明,泽泻、茵陈、何首乌、柴胡等有较好的调脂作用,用于治疗脂肪肝效果较好。此外,尚可临证加减,以增强疗效。如腹胀、纳差明显,加炒莱菔子、炒麦芽、山楂以消食化积;恶心、呕吐,加法半夏、生姜、竹茹以止呕;肝区胀痛明显,加佛手、川楝子行气止痛;脾虚甚,加黄芪、山药补脾;湿热重,加龙胆草、车前草清热利湿。

(三)病案举例

卢某某,女,40岁,2002年9月13日初诊。主诉:右胁肋部不适1年余,疼痛1周。患者有脂肪肝史1年余,平素嗜食肥甘之品。1周前进食油腻食物后觉右胁肋部胀痛伴恶心欲呕,神疲肢倦,口干,纳果,腹胀,大便秘结,小便黄。查体见形体肥胖,巩膜无黄染,右上腹轻度压痛,墨菲征阴性,肝右肋下1 cm,边光滑,质中,轻触痛。舌暗红苔黄腻,脉弦滑。查血常规正常;肝功能:TBil 24.2 μmol/L,ALT 63 U/L,AST 43 U/L,TBA 17 μmol/L;血脂:TC 5.81 mmol/L,TG 2.14 mmol/L(日立706全自动生化仪);HBsAg(-)。B超示:脂肪肝(中度),胆囊炎。中医辨证:胁痛(肝胆湿热,痰瘀互结)。西医诊断:①脂肪肝(中度);②胆囊炎。治予清热利湿活血法。处方:柴胡9 g,茵陈15 g,泽泻20 g,栀子9 g,竹茹9 g,白术9 g,川楝子9 g,赤芍15 g,三七9 g,生大黄5 g(后下)。每日1剂。服10剂后,胁痛减轻,恶呕止,大便转溏,小便清,仍腹胀、纳果。上方去竹茹、生大黄,加厚朴9 g、炒莱菔子10 g,续服20剂,精神好转,胁肋不痛,仍偶有胁肋不适,腹胀减轻,纳食增,二便正常。复查肝功能正常。血脂:TC 5.52 mmol/L,TG 1.91 mmol/L。再处以柴胡9 g,茵陈12 g,泽泻20 g,炒苍术9 g,白术9 g,厚朴9 g,川楝子9 g,赤芍15 g,三七9 g,生首乌15 g。先后略有加减,连服3个月,诸症痊愈,复查B超、肝功能、血脂均正常。嘱清淡饮食、适当锻炼,以防复发。

(四)体会

通过临床观察,我们认为脂肪肝是由多种原因引起肝脂质代谢紊乱,痰湿内蕴,瘀血内停所致。痰瘀互结又可使病情进一步发展,成为肝纤维化甚至肝硬化。故临床辨治多从痰湿、瘀血等病理特点着手,运用祛湿活血为主治疗,既可祛除病因,又可防止演变,效果较好。西医认为引起脂肪肝的病因有多种,常见的有肥胖、营养失调、酗酒、糖尿病、肝炎和药物损伤等。故在辨证治疗的同时,尚可结合病因治疗,如肥胖者减肥,营养失调者调整饮食,酗酒者戒酒,糖尿病、妊娠、肝炎等治疗原发病,药物损伤者停药。还可配以合理的饮食和适当运动。如此,辨证与辨病相结合,治病与防病相结合,针对性更强,效果会更佳。

潘丰满,杨钦河,沈英森,等.祛湿活血法为主在脂肪肝治疗中的应用[J].四川中医,2004,22(6):23-24.

十一、咳宁方辨证治疗岭南外感咳嗽 121 例

我们运用多年临床经验方咳宁方辨证治疗岭南外感咳嗽,并与蛇胆川贝液作对照进行临床观察,取得了满意疗效,现将结果报道如下。

(一)临床资料

1.病例选择

全部病例均来自 1997 年 7 月—1999 年 2 月广州中医药大学第一附属医院的门诊患者。西医诊断标准:参照戴自英主编《实用内科学》、陈灏珠主编《内科学》、何礼贤主编《肺部感染性疾病》中关于急性上呼吸道感染、急性气管支气管炎、流行性感冒及肺炎的一般诊断标准进行。中医诊断标准:参照国家中医药管理局 1994 年发布实施的《中医病证诊断疗效标准》中关于"咳嗽"的辨证分型,结合岭南外感咳嗽的临床特点进行分型并制订诊断标准。临床辨证分为痰热型咳嗽和痰湿型咳嗽 2 个证型。①痰热型咳嗽:咳嗽气粗,痰多稠黄,烦热口干,舌红苔黄腻,脉滑数。可兼卫表证。②痰湿型咳嗽:咳声重浊,痰多色白,胸闷脘痞,纳少,舌苔白腻,脉滑或濡滑。可兼卫表证。咳嗽轻重分级原则:依据临床的不同情况将咳嗽分为轻、中、重 3 级。①轻度咳嗽:白天间断咳嗽,不影响工作和生活;②重度咳嗽:昼夜频繁咳嗽,影响睡眠和工作;③中度咳嗽:咳嗽连声较频繁,介于上述二者之间。咯痰的分级原则:根据临床不同情况将咯痰的多少轻重分为 4 级。①0 级:无痰;②1 级:昼夜咯痰 5~50 mL,为少痰,用(+)表示;③2 级:昼夜咯痰 51~100 mL,用(++)表示;④3 级:昼夜咯痰>100 mL,为多痰,用(+++)表示。

2.一般资料

173 例岭南外感咳嗽患者,辨证属痰热型咳嗽 95 例,痰湿型咳嗽 78 例,随机将其分为 3 组。咳宁Ⅰ方组 63 例,男 33 例,女 30 例,平均年龄(42.35±8.91)岁;急性上呼吸道感染 24 例,急性气管支气管炎 34 例,流行性感冒 3 例,肺炎 2 例;咳嗽轻度 15 例,中度 34 例,重度 14 例;病程(8.14±2.36)天。咳宁Ⅱ方组 58 例,男 31 例,女 27 例,平均年龄(40.41±10.53)岁;急性上呼吸道感染 23 例,急性气管支气管炎 32 例,流行性感冒 2 例,肺炎 1 例;咳嗽轻度 12 例,中度 31 例,重度 15 例;病程(7.72±2.15)天。蛇胆川贝液对照组 52 例,男 27 例,女 25 例,平均年龄(37.87±7.78)岁;急性上呼吸道感染 22 例,急性气管支气管炎 27 例,流行性感冒 2 例,肺炎 1 例;咳嗽轻度 10 例,中度 29 例,重度 13 例;病程(7.41±2.65)天。

(二)治疗方法

痰热型咳嗽用咳宁Ⅰ方治疗(药物组成:紫菀 12 g,白前 10 g,百部 10 g,黄芩 12 g,鱼腥草 15 g 等),痰湿型咳嗽用咳宁Ⅱ方治疗(药物组成:白前 10 g,百部 10 g,半夏 12 g,茯苓 20 g,陈皮 5 g 等)。水煎饭后服,1 日 2 次。对照组用蛇胆川贝液治疗(广州潘高寿药业股份有限公司生产,批号:970411),每次 10 mL,每日 2 次,口服。3 组辨证用药:兼风寒表证加荆芥、防风、紫苏;兼风热表证加桑叶、菊花、柴胡;兼燥邪加北沙参、桑叶、麦冬、杏仁;邪热盛加生石膏、金银花、贯众、大青叶;痰热盛加贝母、桔梗、海浮石、枇杷叶;痰湿盛加旋覆花、橘红、远志、紫苏子;暑湿盛加香薷、青蒿、藿香、薏苡仁;喉痒加薄荷、蝉蜕、细辛;咽喉肿痛加岗梅根、山豆根、牛蒡子;挟瘀加桃仁、红花、丹参;喘促加麻黄、地龙、旋覆花;气阴不足者加太子参、五味子、北沙参、百合。4 天为 1 个疗程,连续治疗观察 2 个疗程。

(三)治疗结果

1.疗效标准

参照国家中医药管理局 1994 年发布实施的《中医病证诊断疗效标准》中对"外感咳嗽"的疗效标准,制订相应的有关标准如下。治愈:咳嗽及其他临床症状、体征消失;好转:咳嗽及其他主要症状和体征减轻;未愈:症状无明显改变或加重。

2.各组总体疗效比较

咳宁Ⅰ方组 63 例,痊愈 51 例、好转 8 例、未愈 4 例,治愈率为 80.95%,总有效率为 93.65%;咳宁Ⅱ方组 58 例,痊愈 48 例、好转 8 例、未愈 2 例,治愈率为 82.76%,总有效率为 96.55%;对照组 52 例,痊愈 29 例、好转 6 例、未愈 17 例,治愈率为 55.77%,总有效率为 67.30%;咳宁Ⅰ、Ⅱ方组治愈率、总有效率与对照组比较,差异均有显著性($P<0.05$),明显为优。

(四)讨论

咳宁方是以岭南外感咳嗽的病因病机为主要立法组方依据。根据岭南外感咳嗽多见痰热壅肺和痰湿阻肺的临床特点,组成了以清化痰热、宣降肺气为主要功效的咳宁Ⅰ方及以燥湿祛痰、宣降肺气为主要功效的咳宁Ⅱ方。此二方是岭南温病学家彭胜权教授经过长期临床实践结合岭南的气候特点,总结出治疗外感咳嗽的有效方药。本研究结果显示,尽管药物组成不同,但根据临床辨证分型,分别用于治疗岭南外感咳嗽疗效显著,体现了中医辨证论治,同病异治的原则。

杨钦河,陈孝银,徐云生,等.咳宁方辨证治疗岭南外感咳嗽 121 例[J].
中医杂志,2004,45(7):530.

十二、中西医结合治疗非淋菌性尿道炎46例

非淋菌性尿道炎(NGU)是由沙眼衣原体和支原体等病原体引起的非化脓性泌尿生殖道黏膜炎性改变,为目前主要的性传播疾病之一。本病在中医学中主要属"淋证""尿浊"等范畴。笔者自1993年以来,采用中西医结合的方法治疗本病46例取得较为理想的疗效,并与单纯应用西药治疗的39例进行对照观察,现总结报告如下。

(一)资料与方法

1.一般资料

85例患者全部为男性门诊患者,均符合NGU的诊断。具体标准:①有不同程度的NGU临床症状和体征;②有不洁性交史;③尿道分泌物检测淋球菌阴性而多核白细胞>5个/每高倍视野,沙眼衣原体及解脲支原体有1项或2项阳性。按照就诊的先后顺序随机分成两组。其中观察组46例,年龄最大57岁,最小19岁,平均33岁;病程最短5天,最长15.5个月,平均31天;单纯衣原体感染13例,单纯支原体感染23例,两种混合感染10例。对照组39例,年龄最大55岁,最小20岁,平均35岁;病程最短4天,最长15个月,平均30天;单纯衣原体感染12例,单纯支原体感染19例,两种混合感染8例。全部患者均有不洁性交史。有半数以上病例已用四环素、诺氟沙星、头孢菌素等抗生素治疗,效果不明显或无效。临床主要表现有尿道刺痒、微痒或灼热,尿道口轻度红肿,有少量黄白色黏性分泌物,晨起有"尿道封口"现象,或伴程度不同的尿急、尿频、尿痛及排尿困难。两组资料经统计学处理,差异无显著性($P>0.05$),具有可比性。

2.治疗方法

观察组口服中药剂,以程氏萆薢分清饮(《医学心悟》)为主化裁。处方:萆薢15 g,黄柏10 g,白花蛇舌草30 g,蒲公英15 g,土茯苓30 g,车前子20 g(包煎),乌药10 g,石菖蒲10 g,茯苓20 g,白术10 g,丹参15 g。水煎服,1日1剂。辨证加减:热重加黄连、黄芩、败酱草,湿重加泽泻、薏苡仁、苍术,瘀重加赤芍、牡丹皮、牛膝,小便涩痛加白茅根、滑石、萹蓄,尿道瘙痒不适加蒲黄、琥珀、地肤子;迁延日久,正气不足加黄芪、党参、山药;会阴不适胀痛加延胡索、郁金、川楝子。同时给予美满霉素100 mg早晚2次口服,首次200 mg。14天为1个疗程,可治疗2个疗程。停药1周后复查,观察疗效。对照组单纯给予美满霉素口服,其用法、剂量及疗程均同观察组。治疗期间戒烟酒及忌食辛辣刺激之物,禁房

事,并注意对性伴侣进行必要的检查或同时进行治疗。

3.疗效判断标准

①痊愈:临床症状和体征消失,实验室检测结果阴性;②有效:临床症状和体征消失,但实验室检测结果未转阴,或临床症状未完全消失,但实验室检测结果已转阴;③无效:临床症状和体征改善不明显,实验室检测结果未转阴,或临床症状和体征无好转。

4.统计学方法

采用 χ^2 检验。

(二)结果

两组疗效见表1。

表1　两组疗效比较　　　　　　　　　　　　　　　　　　　单位:例(%)

组别例数	痊愈	有效	无效	总有效
观察组46	43(93)**	3(7)	0(0)	46(100)*
对照组39	28(72)	5(13)	6(15)	33(85)

与对照组比较 * $P<0.05$, ** $P<0.01$。

(三)讨论

NGU 是临床上常见的性传播疾病之一,其病原体主要为沙眼衣原体和支原体。由于广谱抗生素的滥用和耐药菌株的出现等,NGU 的治疗越来越困难。本病如不及时治愈,男性常常合并前列腺炎、附睾炎,女性常合并宫颈炎、宫颈糜烂、子宫内膜炎、输卵管炎等,导致不孕、不育等疾病的发生。笔者用程氏萆薢分清饮加减配合美满霉素治疗NGU 取得较为满意的疗效,其治愈率和有效率均明显优于单纯应用美满霉素($P<0.01$ 和 $P<0.05$),而且治愈率方面尤为显著,说明程氏萆薢分清饮辨证加减并配合美满霉素对NGU 有较好的协同治疗作用,也显示出中西医结合在本病治疗中的良好前景。同时,据笔者观察,单纯用中药或西药治疗 NGU 的效果均没有中西医结合的效果好,特别是对那些 NGU 病程较长、久治不愈的患者采用中西医结合的方法治疗则效果更为明显,并未发现有不良反应。而单用美满霉素等西药长期服用常常会出现恶心、呕吐、食欲不振、上腹不适、头晕、乏力等副作用,患者难以接受。

NGU 属中医"淋证""尿浊"范畴,多因不洁性交,感受湿热秽浊之邪,下注膀胱,熏灼尿道而成。中医辨证属湿热下注膀胱为主,多兼见气滞挟瘀之证,因此,对本病的中医药治疗应以清利下焦湿热为主,佐以理气化瘀之法。方中萆薢、黄柏、土茯苓、白花蛇舌草、车前子、蒲公英清热解毒,利湿通淋;石菖蒲、茯苓、白术祛湿化浊,而白术、茯苓又有健脾扶正之意,对日久不愈者更加合适;丹参、乌药理气化瘀,且乌药性温有制约他药苦寒太过之用。诸药相伍,药证相符,功专力宏,并与美满霉素联合应用,治疗 NGU 可明显缩短病程,提高疗效。笔者认为,程氏萆薢分清饮辨证加减治疗本病取得显著疗效的机制,可能是该方改善局部微循环和病灶环境,抗病原微生物,促进炎症的吸收,减轻美满霉素的不良反应,以及整体调节等多途径、多种药理作用的结果。因此,中西医结合治疗 NGU 的方法值得推广,对其协同增效机制有必要作进一步的研究和探讨。

杨钦河.中西医结合治疗非淋菌性尿道炎 46 例[J].广东医学,
2004,25(12):1467-1468.

十三、中西医结合治疗性病后前列腺炎59例

笔者自1993年以来,采用中西医结合的方法治疗淋病、非淋菌性尿道炎后所致的前列腺炎59例,取得满意的疗效,现总结报道如下。

(一)临床资料

1.诊断标准

①发病前均有不洁性交史和淋病或非淋菌性尿道炎病史。②有前列腺炎的主要临床表现:会阴、耻骨上区、阴囊及睾丸、小腹部的不适或胀痛,尿急,尿频,尿痛,尿末滴白,小便变细,排尿不畅。③前列腺液镜检:WBC>10个/HP,卵磷脂小体减少或消失;前列腺液病原体培养或检测阳性。④排除前列腺增生和前列腺肿瘤等。

2.病例选择

59例全部为门诊患者,均符合上述诊断标准。年龄最小21岁,最大59岁,平均年龄34.5岁;病程2~32个月。全部患者均接受过抗生素或其他相关治疗,效果不明显或治疗后复发。前列腺液病原体检测,单纯淋球菌(NG)阳性6例,解脲支原体(UU)阳性20例,沙眼衣原体(CT)阳性14例,UU与CT阳性6例,NG与UU阳性者4例,UU与金黄色葡萄球菌阳性者3例,金黄色葡萄球菌阳性者2例,白色葡萄球菌阳性者2例,大肠杆菌阳性者1例,分枝杆菌阳性者1例。中医辨证以湿热蕴结、脉络瘀滞为主。

(二)治疗方法

口服中药汤剂,以程氏萆薢分清饮(《医学心悟》)为主化裁。处方:萆薢15 g,黄柏10 g,白花蛇舌草30 g,王不留行15 g,蒲公英15 g,土茯苓30 g,乌药10 g,石菖蒲10 g,茯苓20 g,白术10 g,丹参15 g,泽兰15 g,车前子(包煎)20 g。水煎服,每日1剂。辨证加减:热重加黄连、黄芩、败酱草;湿重加泽泻、薏苡仁、苍术;瘀重加赤芍、牡丹皮、牛膝;小便涩痛加白茅根、滑石、萹蓄;尿道痒加蒲黄、琥珀、地肤子;气虚加黄芪、党参、山药;阴虚加生地黄、女贞子、旱莲草;肾虚加山茱萸、杜仲、巴戟天;会阴、小腹胀痛不适加玄胡索、川楝子、郁金;附睾、睾丸胀痛加橘核仁、制乳香、制没药。同时给予美满霉素100 mg早晚2次口服,首次200 mg。14天为1疗程,可治疗1~3个疗程。停药1周后复查,观察疗

效。治疗期间停用其他药物,戒烟酒及忌食辛辣刺激、油腻生冷之物,禁房事,并注意检测肝肾功能。

（三）疗效标准

痊愈:临床症状和体征消失,前列腺液检查 WBC<10 个/HP、卵磷脂小体有所恢复,未检出病原体。有效:临床症状和体征消失或明显好转,前列腺液检查较治疗前改善,未检出病原体。无效:临床症状和体征均无明显好转或病情加重,病原体检查仍为阳性。

（四）治疗结果

59 例患者,痊愈 47 例(79.66%)、有效 10 例(16.95%)、无效 2 例(3.39%),总有效率 96.61%。

（五）病案举例

张某,男,45 岁。1995 年 11 月 12 日初诊。患者自诉尿道灼热,排尿不适,小便频数,尿后余沥滴白,会阴部胀痛牵引到双侧腹股沟 10 个月。有非淋菌性尿道炎病史。曾以"慢性前列腺炎"服用中西药治之罔效。肛诊:前列腺略大,质稍硬,压痛明显。前列腺液检查:衣原体和支原体均阳性,白细胞(++++),脓细胞(+++),卵磷脂小体(+)。舌质暗红、苔黄腻,脉弦数。西医诊断:慢性前列腺炎。中医诊断:淋证,属湿热蕴结膀胱,兼夹瘀滞之证。上方加牡丹皮 12 g,赤芍 15 g,玄胡索 15 g。水煎服。美满霉素 100 mg,首次加倍,每日 2 次,口服。服药 7 天,症状、体征明显好转,经 1 个疗程治疗后,症状、体征基本消失。原方加减继服 1 个疗程后,症状、体征消失。前列腺液检查:衣原体和支原体阴性,WBC 2 个/HP,未发现脓细胞,卵磷脂小体(+++),随访 1 年未见复发。

（六）讨论

近年来由性传播疾病导致前列腺炎的发病率正在逐渐增加,该病多由性病失治、误治或治疗不彻底,而使病原体在侵袭尿道黏膜或黏膜下尿道腺体的基础上向上蔓延,引起前列腺炎的发生。本病在中医学中属"淋证""尿浊"范畴。其病因病机主要是房事不洁,湿热秽浊之邪外侵,流注下焦,蕴结膀胱,阻滞气机,郁闭经脉,湿瘀互结。因此,对本病的中医药治疗,应以清热利湿化浊、理气活血通络为主要治法。方中草薢、黄柏、土茯苓、白花蛇舌草、车前子、蒲公英清热解毒,利湿通淋;石菖蒲、茯苓、白术祛湿化浊,而白术、茯苓又有健脾扶正之意,对日久不愈者更加合适;乌药、泽兰、丹参、王不留行理气活血,化瘀通络,且乌药性温有制约它药苦寒太过之用。诸药相伍,药证相符,并与美满霉素联合应用,中西医结合,取长补短,标本兼治,疗效满意。笔者认为,程氏萆薢分清饮辨证加减治疗本病取得显著疗效的机制,可能是该方改善前列腺的局部微循环和病灶环境,抗病原微生物,减轻美满霉素的不良反应,促进美满霉素的渗透和炎症的吸收,以及整体调节等多途径、多种药理作用的结果,其确切的机制值得进一步研究和探讨。

杨钦河.中西医结合治疗性病后前列腺炎 59 例疗效观察[J].中国医药学报,
2004,19(12):760.

十四、岭南外感咳嗽的中医证型研究

外感咳嗽主要是由风、寒、暑、湿、燥、火六淫之邪犯肺所致。风、寒、暑、湿、燥、火六气皆能致咳,但是由于四时气候变化的不同,人体所感受的致病外邪亦有区别。又由于岭南独特的地理环境、气候因素和人群体质,临床上外感咳嗽的发生发展均具有其特殊性。因此,对岭南外感咳嗽发病机制和中医辨证规律的研究和探讨,实属必要。基于此,笔者在广东省中医药管理局科研基金的资助下,于 1996 年 10 月—1997 年 6 月对岭南外感咳嗽的中医证型进行了初步研究,现报道如下。

(一)临床资料

全部 138 例外感咳嗽患者均为广州中医药大学第一附属医院门诊病例,其中男性72 例,女性 66 例;年龄最大 76 岁,最小 5 岁,平均 38 岁;病程最长 3 个半月,最短 1 天,平均 7.8 天;病种有急性上呼吸道感染、急性气管支气管炎、流行性感冒、肺炎。

(二)诊断标准

本资料所选 138 例,均采用中西医双重诊断标准进行。

1.西医诊断标准

参照戴自英主编《实用内科学》、陈灏珠主编《内科学》、何礼贤主编《肺部感染性疾病》中关于急性上呼吸道感染、急性气管炎支气管炎、流行性感冒及肺炎的一般诊断标准进行诊断。

2.中医诊断标准

参照国家中医药管理局 1994 年发布实施的《中医病证诊断疗效标准》中关于"咳嗽"的辨证分型,结合岭南外感咳嗽的临床特点进行分型并制订诊断标准。

(1)风热咳嗽

咳嗽气粗,咯痰黏白或黄,咽痛或咳声嘶哑,或有发热,微恶风寒,口微渴。舌尖边红,苔薄白或黄,脉浮数。

(2)风寒咳嗽

咳嗽声重,咯痰稀薄色白,恶寒,或有发热,无汗。舌苔薄白,脉浮紧。

（3）燥热咳嗽

干咳少痰，咯痰不爽，鼻咽干燥，口干。舌尖红，苔薄黄少津，脉细略数。

（4）痰热咳嗽

咳嗽气粗，痰多稠黄，烦热口干。舌红，苔黄腻，脉滑数。可兼卫表证。

（5）痰湿咳嗽

咳声重浊，痰多色白，胸闷脘痞，纳少，舌苔白腻，脉滑或濡滑。可兼卫表证。

3. 纳入标准

凡符合上述中西医诊断标准的病例均为入选对象。

4. 排除标准

（1）中医排除标准

凡非因外邪侵袭肺系引起，而由脏腑功能失调、他脏及肺、内邪干肺所致的咳嗽均予排除。

（2）西医排除标准

凡慢性支气管炎、肺结核、支气管扩张症、肺心病、肺部肿瘤、硅肺、肺纤维化等以咳嗽为主症者，或上述疾病合并急性呼吸道感染者均予排除。

（三）观察结果

1. 外感咳嗽的临床表现

见表1和表2。

表1　138例外感咳嗽的常见症状及体征分布

症状及体征	例数	百分率/%
咳嗽无痰	16	11.59
咳嗽少痰	54	39.13
咳嗽多痰	68	49.28
咳嗽痰黄	64	46.38
咳嗽痰白	58	42.03
咳嗽痰稀	48	34.78
咳嗽痰稠或黏	74	53.62
喉痒	57	41.3
咽痛	38	27.54
咽部淋巴滤泡增生	41	29.71

续表1

症状及体征	例数	百分率/%
发热	37	26.81
微恶风寒	56	40.58
流涕	50	36.23
胸闷	70	50.72
纳少	61	44.2
口淡或黏	56	40.58
口干或渴	47	34.06
大便干	15	10.87
大便溏	21	15.22
舌边尖红或舌红	60	43.48
舌苔白或白腻	63	45.65
舌苔黄或黄腻	58	42.03
脉滑	119	86.23
脉濡	62	44.93
脉数	67	48.55
脉浮	56	40.58
脉紧	8	5.8

表2 138例外感咳嗽的主要临床表现分布情况

临床表现	例数	百分率/%
痰多	68	49.28
痰稠或黏	74	53.62
痰黄	64	46.38
痰白	58	42.03
喉痒	57	41.3
微恶风寒	56	40.58
胸闷	70	50.72
纳少	61	44.2
口淡或黏	56	40.58
舌红或边尖红	60	43.48

续表2

临床表现	例数	百分率/%
舌苔白或白腻	63	45.65
舌苔黄或黄腻	58	42.03
脉滑	119	86.23
脉濡	62	44.93
脉数	67	48.55
脉浮	56	40.58

由表1可知外感咳嗽的临床表现除咳嗽外,主要有痰稠或黏、痰多、喉痒、胸闷等,其出现频率均在40%以上,具体内容见表2。

由表2可知外感咳嗽的临床表现主要与痰、湿、热和表邪有关。提示临床上应针对此4种不同病邪制订相应的治法和方药。

2. 外感咳嗽的中医证型分布

由表3可知,痰热、痰湿型咳嗽是岭南外感咳嗽中最为多见的证型,这可能与岭南地区独特的地理环境、气候因素和人群体质有关。因此,针对痰热、痰湿制订正确的理、法、方药是治疗岭南外感咳嗽取效的关键。

表3 138例外感咳嗽的中医证型分布

证型	例数	百分率/%
痰热	52	37.68
痰湿	47	34.06
风热	15	10.87
风寒	9	6.25
燥邪	7	5.07
其他证	8	5.79

(四)讨论

外感咳嗽不但为岭南地区的常见病和多发病,而且又有特殊的临床表现和证候类型,这主要是由岭南独特的地理环境、气候因素和人群体质所决定的。由于岭南地区濒海傍水,雨量充沛,常年气温较高,湿度较大。诚如喻昌在《医门法律·热湿暑三气门》中说:"天之热气下,地之湿气上,人在气交之中,受其炎热,无隙可避。"人长期处在湿热的气候环境中脾胃运化功能极易呆滞。这是因为当大气中相对湿度较高时,人感既热且闷,若肺虚气化无权,或超过肺的气化生理限度,则吸入肺中湿热之气不能及时从口鼻、皮毛蒸发宣化,既会着而伤肺,又常留着困脾。此外,岭南之人多喜贪凉饮冷,嗜食生猛海腥、犬龟蛇杂等,更致脾胃受伤,运化失常,水津输布失司,则湿邪痰浊易内生为患,故临床上外感咳嗽常见痰热、痰湿或湿热表现。

通过对138例岭南外感咳嗽中医证型的研究表明,痰热和痰湿型咳嗽最为多见,分别占37.68%和34.06%,共占总数的71.74%。急性气管支气管炎、急性肺炎中痰热或痰湿表现尤为突出,多按中医外感咳嗽等病论治,已为众多医者所公认。那么急性上呼吸道感染、流行性感冒中湿邪或痰湿的表现如何? 笔者曾对广州、湛江、汕头、厦门四城市738例急性上呼吸道感染病例进行中医证型调查研究表明,其中有中医"湿证"表现者650例,占总数的88.1%。张氏等在365例流行性感冒进行中医治疗中观察到有313例挟有湿邪,占88%。从另一个侧面说明了岭南外感咳嗽多见湿邪或痰热为患,故治疗中只有针对痰热、痰湿立法处方用药才是获得疗效的根本所在。

杨钦河,夏棣其,彭胜权.岭南外感咳嗽的中医证型研究[J].时珍国医国药,
2005,16(9):836-837.

十五、疏肝健脾法治疗非酒精性脂肪肝 35 例

我们于 2006 年 10 月—2007 年 2 月,采用疏肝健脾法治疗非酒精性脂肪肝(NAFLD) 35 例,取得满意疗效,现报告如下。

(一)临床资料

所选病例均为广东省清远市人民医院保健科体检者和门诊患者,共 60 例,采用随机双盲对照法,分为治疗组 35 例和对照组 25 例。治疗组男性 19 例,女性 16 例,年龄 24 ~ 60 岁,平均年龄 33.34 岁。对照组男性 8 例,女性 17 例,年龄 23 ~ 61 岁,平均年龄 33.41 岁。治疗组自感乏力 10 例,其中伴消化不良 10 例,伴肝区隐痛 3 例;血清丙氨酸转氨酶(ALT)、天冬氨酸转氨酶(AST)正常、轻度、中度升高者分别为 12 例、15 例、8 例;血脂轻、中度升高者分别为 12 例和 23 例。对照组自感乏力 6 例,其中伴消化不良 5 例,伴肝区隐痛 2 例;血清 ALT、AST 正常、轻度、中度升高者分别为 6 例、16 例、3 例;血脂轻、中度升高者分别为 9 例和 16 例。两组患者 B 超均提示肝脏大小正常或轻度增大,光点增粗,未见占位。两组在年龄、性别、病情程度等方面经统计学比较,差异无显著性($P>0.05$),具有可比性。

西医临床诊断标准:凡具备下列① ~ ⑤项和⑥或⑦项中任何一项即可诊断为 NAFLD。①饮酒史或饮酒折合乙醇量男性每周<140 g,女性每周<70 g。②除外病毒性肝炎、药物性肝病、全胃肠外营养、肝豆状核变性等可导致脂肪肝的特定疾病。③除原发疾病临床表现外,可有乏力、消化不良、肝区隐痛、肝脾肿大等非特异性症状及体征。④可有体重超重和(或)内脏性肥胖、空腹血糖增高、血脂紊乱、高血压等代谢综合征相关组分。⑤血清 ALT、AST 和 γ-谷氨酰转肽酶(γ-GT)水平可有轻至中度增高(小于 5 倍正常值上限),通常以 ALT 增高为主。⑥肝脏影像学表现符合弥漫性脂肪肝的影像学诊断标准。

中医辨证标准:临床表现为胁肋胀痛,心情抑郁不舒,乏力,纳差,脘腹痞闷,便溏,舌淡红,苔薄,脉弦细或沉细。主症:①肝区胀痛;②心情抑郁不舒;③舌不红。次症:①脘腹痞闷;②乏力;③纳差;④便溏。辨证要求:在排除湿热内蕴证的基础上,具备主症①③及次症中任一项,即属本证;具备主症②③及次症中任一项,即属本证。

（二）治疗方法

治疗组给予疏肝健脾方。药物组成：柴胡 6 g，川芎 5 g，枳壳 5 g，陈皮 6 g，白芍 5 g，香附 5 g，炙甘草 6 g，党参 15 g，白术 15 g，茯苓 15 g，薏苡仁 9 g，砂仁 6 g，山药 15 g，桔梗 6 g，莲子 9 g，扁豆 12 g。每日服 1 剂，水煎分 2 次饭后服。对照组给予东宝肝泰片治疗，每次 3 片，每天 3 次。实验期间禁用可能影响肝功能、血脂的药物。两组患者动态观察症状的改善情况，每 2 周复查肝功能、血脂、血糖，每月复查 B 超观察肝脏形态学的改变，总疗程 3 个月。

（三）治疗结果

1. 疗效标准

治愈：临床症状消失，ALT、AST、γ-GT、血脂和肝脏 B 超恢复正常；显效：临床症状消失，ALT、AST、γ-GT、血脂和肝脏 B 超接近正常；有效：临床症状好转，ALT、AST、γ-GT、血脂和肝脏 B 超有好转；无效：临床症状持续存在，辅助检查无变化甚至 ALT、AST、γ-GT 升高，B 超示光点继续增粗或纤维化。

2. 治疗结果

治疗组治愈 25 例，显效 8 例，有效 2 例，愈显率 94.3%。对照组治愈 15 例，显效 7 例，有效 2 例，无效 1 例，愈显率 88%。但差异无显著性意义（$P>0.05$）。

3. 治疗组治疗前后肝功能及血脂变化比较

ALT 治疗前后分别为（72.48±42.05）U/L、（35.87±20.38）U/L；AST 分别为（64.83±40.91）U/L、（24.63±10.32）U/L；血清胆固醇（TC）分别为（7.14±1.08）mmol/L、（4.94±0.47）mmol/L；甘油三酯（TG）分别为（4.09±1.43）mmol/L、（2.27±0.39）mmol/L；低密度脂蛋白胆固醇分别为（4.49±0.79）mmol/L、（2.62±0.48）mmol/L。治疗前后比较差异均有显著性意义（$P<0.01$）。

（四）讨论

我们在临床上发现，从初期到中期的 NAFLD 患者多为肝郁脾虚证，故确立以疏肝健脾法作为脂肪肝的基本治法，并选用了经典方柴胡疏肝散及参苓白术散合方作为治疗方药。其中，柴胡疏肝散是疏肝理气法的代表方之一，是在《伤寒论》四逆散的基础上加陈皮、川芎、香附而成，具有疏肝解郁、行气止痛的功效。参苓白术散是健脾益气法的代表方，具有益气健脾、渗湿止泻的功效。二方合用治疗 NAFLD 可收到较好效果。

李玉权,杨钦河,谢维宁,等.疏肝健脾法治疗非酒精性脂肪肝 35 例[J].中医杂志,2007,48(9):824-825.

十六、炙甘草汤联合移精变气法治疗心脏神经官能症临床研究

心脏神经官能症是由于中枢神经功能失调,影响自主神经功能,造成心血管功能紊乱所产生的一种综合征。目前,临床医师对本病的治疗尚缺有效的针对性措施。西医治疗以小剂量镇静剂、自主神经调节剂、β受体阻滞剂为主,近期效果尚可,远期疗效不佳。中医虽然没有明确指出心脏神经官能症的病名,但运用中医经典理论辨证论治可取得满意疗效。本研究笔者在常规西药治疗基础上予炙甘草汤联合移精变气法治疗心脏神经官能症,观察治疗效果,结果报道如下。

(一)临床资料

1. 一般资料

选取 2016 年 6 月—2018 年 4 月在暨南大学医学院附属黄埔中医院住院和门诊治疗的 60 例心脏神经官能症患者,随机分为治疗组和对照组各 30 例。治疗组男 12 例,女 18 例;年龄 20~65 岁,平均(43.22±5.92)岁;病程 2 个月~1 年,平均(4.17±1.81)个月。对照组男 11 例,女 19 例;年龄 21~64 岁,平均(44.01±5.65)岁;病程 1 个月~1 年,平均(4.43±1.98)个月。两组一般资料比较,差异均无统计学意义($P>0.05$),具有可比性。

2. 诊断标准

参考 1997 年出版的《现代中医心病学》(苏诚炼,沈绍功主编,北京科学技术出版社)拟定心脏神经官能症的诊断标准。①心血管系统功能失调表现:心悸,运动或情绪激动时更明显;心前区不固定、一过性刺痛或持续性隐痛。②自主神经功能紊乱的表现:多汗,手足冷,两手震颤,失眠,睡眠不深或多梦,头昏。③心悸、心率增快等症状服用 β 受体阻滞剂后大多能改善。④β 受体阻滞剂能使心电图 ST-T 改变恢复正常,并使运动负荷试验由阳性转为阴性。⑤症状反复和加重常与精神刺激、情绪波动有关。汉密尔顿抑郁量表(HAMD)评分>24 分。

3. 辨证标准

参考《中医病证诊断疗效标准》中胸痹心痛及心悸的辨证标准,辨为气阴两虚证。主症:心悸,胸闷;次症:气短,头晕,神疲乏力,五心烦热,自汗盗汗;舌脉:舌质淡,脉迟缓或细弱,或涩。凡具备主症和次症,结合舌象、脉象,即可辨为气阴两虚证。

4. 纳入标准

①符合以上诊断标准及辨证标准;②无器质性心脏疾病;③既往无精神疾病史,意识清楚,无理解障碍;④患者知情同意并接受试验。

5. 排除标准

①有严重智能障碍者,简易智力状态检查量表(MMSE)评分<24 分,有失语、失认、失写等;②有精神错乱、自杀倾向及躁狂发作病史者;③妊娠或哺乳期妇女;④有药物过敏史;⑤依从性差,不予配合者。

(二)治疗方法

1. 对照组

给予常规西药治疗。酒石酸美托洛尔片(阿斯利康制药有限公司),每天 2 次,每次 12.5 mg;谷维素片(广东恒健制药有限公司),每天 3 次,每次 20 mg。

2. 治疗组

在常规西药治疗基础上加炙甘草汤联合移精变气法治疗。

炙甘草汤处方:生地黄、火麻仁各 30 g,炙甘草、党参、阿胶(烊化)、麦冬各 15 g,桂枝 10 g,每天 1 剂,水煎取汁 400 mL,分早、晚 2 次口服,每次 200 mL。

移精变气法包括以下几个方面。①语言开导:医护人员使用一些安慰性、鼓励性、劝说性或积极暗示性的语言,主动与患者交流,引导患者谈话,了解其心理状态,并给予相应指导。做好病情解释工作,向患者告知所有能公开的治病方案、计划、步骤及治疗过程中可能出现的变化,让患者理解,从而使其心安神定,消除疑虑心理。②移情易性:根据患者平时的兴趣爱好、性格、修养、社会经济地位和不同的病情,选择琴、棋、书、画、音乐等,移情易性,转移患者对疾病的注意力。③心理暗示:医护人员通过表情、手势、态度与含蓄的语言等进行心理暗示,影响并改变患者的感受、认识、情绪、态度与行为,帮助患者重建合理的认识和良好的心境。④饮食睡眠调护:指导患者睡前用热水泡脚,揉搓涌泉穴;嘱患者睡前不喝咖啡、浓茶等兴奋中枢神经之物,不看惊险恐怖紧张的电视、电影、小说等;晚饭不宜过饱,食用易消化之物。两组均治疗 2 周。

(三)观察指标与统计学方法

1. 观察指标

①两组临床疗效:根据中医证候的改善情况评估疗效,中医证候包括心悸、胸闷、气短、头晕、神疲乏力、五心烦热、自汗盗汗 7 项症状,0 分无症状,2 分症状轻微,4 分中度症状,6 分为重度症状,舌象、脉象有则记 2 分,无则记 0 分;②两组治疗前后 HAMD 评分:

HAMD 作为判定抑郁严重程度的主要疗效指标,包括 24 项,总分<7 分为正常,7~17 分为可能有抑郁症,18~24 分为肯定有抑郁症,大于 24 分为有严重抑郁症。

2. 统计学方法

采用 SPSS 14.0 统计学软件处理数据。计量资料以($\overline{X}\pm s$)表示,采用 t 检验;计数资料以率(%)表示,采用 χ^2 检验。$P<0.05$ 表示差异有统计学意义。

(四) 疗效标准与治疗结果

1. 疗效标准

显效:临床症状、体征明显改善,中医证候积分减少≥70%;有效:临床症状、体征均有好转,30%≤中医证候积分减少<70%;无效:临床症状、体征均无明显改善,甚或加重,中医证候积分减少<30%。

2. 两组临床疗效比较

见表1,治疗组总有效率90.0%,对照组总有效率56.7%,两组比较差异有统计学意义($P<0.05$)。

表1 两组临床疗效比较

组别	n	显效	有效	无效	总有效率/%
治疗组	30	13	14	3	90.0[①]
对照组	30	7	10	13	56.7

①与对照组比较,$P<0.05$。

3. 两组治疗前后 HAMD 评分比较

见表2,治疗前,两组 HAMD 评分比较差异无统计学意义($P>0.05$)。治疗后,两组 HAMD 评分均较治疗前下降,差异均有统计学意义($P<0.05$);治疗组 HAMD 评分低于对照组,差异有统计学意义($P<0.05$)。

表2 两组治疗前后 HAMD 评分比较($\overline{X}\pm s$)

组别	n	治疗后	治疗前
治疗组	30	23.2±2.1	13.7±2.5[①②]
对照组	30	24.1±1.9	18.6±2.2[①]

①与同组治疗前比较,$P<0.05$;②与对照组治疗后比较,$P<0.05$。

（五）讨论

中医虽无心脏神经官能症病名，但根据其心悸、心前区疼痛等临床特点可按胸痹心痛、心悸、怔忡等进行辨证论治。王金梅认为，情志失调是心脏神经官能症的主要致病因素。肝郁是心脏神经官能症的致病之本。张琪认为，本病多因情绪激动、惊吓、情志不遂、劳困过度而发作。病机为肝郁火盛挟以心阳气虚，实中夹虚，兼挟痰浊瘀血。李应东认为，本病属于本虚标实之证，以气血两虚为本，情绪失调导致肝气郁结、气滞血瘀为标。赵春妮等认为，本病的发病多因患者素体虚弱，或失血过多，病后失调，或思虑劳神过度，与精神情志刺激有关。病位主要在心，病机以心之气血不足为主，兼脾虚、肝郁、肾虚、肺虚等。笔者临床所见，心脏神经官能症患者多有气短、头晕、神疲乏力、五心烦热、自汗盗汗等气阴两虚的表现，又有胸胁胀痛、善太息、焦虑不安等肝郁不舒的症状。因此，笔者认为，本病为本虚标实之证，病位在心，与肝密切相关。内因多为先天禀赋不足，或久病失血、劳心过度等造成气血阴阳亏虚。外因多为情志刺激，肝气郁结。治宜标本同治，针对气血阴阳亏虚之本，予炙甘草汤加减；针对情志刺激，肝气郁结之标，予移精变气法进行心理疏导，移情易性。

炙甘草汤最早出自《伤寒论》，书中提到"伤寒，脉结代，心动悸，炙甘草汤主之"，方后详细列举了方药组成、剂量和煎服法，有益气滋阴、通阳复脉之功。笔者有如下运用体会：①谨遵方证对应之法。张仲景治悸有多方，但脉结代而又心动悸者，此方对功能性心脏疾病效果尤佳。正如曹颖甫弟子姜佐景曰："余用本方，无虑百数十次，未有不效者"。辨清主症，谨守病机，遵方证对应之法，方能取效。②辨清病机及使用指征。本证的病机为阴阳气血俱虚，但气血阴阳之虚又应以阴虚、血虚为主。若除心动悸、脉结代外，见典型的阴虚体征、舌象，使用本方最为合理。③药物剂量。其一，本方虽以炙甘草为名，但方中生地黄重用达 500 g，为张仲景方用生地黄量最重者。笔者常予生地黄 30 ~ 45 g，甚至用到 60 g。李浩澎认为，病程短的病例，生地黄一般使用 30 g 有效，但对顽固的频繁期前收缩效果差，生地黄用量加大到 45 ~ 60 g，则可以很快收到效果。其二，本方炙甘草用量亦为张仲景方中用炙甘草之重者，其养液之功不可忽视。笔者运用本方时炙甘草在15 g 以上，甚至达 30 g。邢锡波认为，本方以炙甘草为君药，是有其强心作用，然必用大量方能有效，若用 3 ~ 5 g 往往难以收效。其三，笔者运用本方时桂枝用量虽不大，但认为桂枝在本方中也起到关键作用。经方多用桂枝治"悸"，桂枝甘草汤是治"悸"的基础方。桂枝辛温走散，为通心阳的要药。其四，配伍党参、大枣益心气，补脾气，以滋气血生化之源；阿胶、麦冬、火麻仁滋心阴，养心血，充血脉，共为臣药。

本病与精神心理状态密切相关，在服用炙甘草汤基础上配合移精变气法可提高治疗效果。中医学向来强调情志的作用，并将精神疗法作为治疗疾病的重要方法。《黄帝内经》详尽地描述了情志致病的机制及发病原因。《素问·移精变气论》是关于精神疗法的重要篇章,原意是运用精神疗法转移患者的注意力,改善患者忧虑恐惧、烦躁不安的心理状态,从而达到治愈疾病的目的。故称"移精变气"。笔者运用移精变气法对心脏神经官能症患者进行综合的心理治疗,包括语言开导、移情易性、心理暗示、饮食睡眠调护。通过上述的具体措施,转移患者的注意力,改变人体气机紊乱的状态,使"精神内守",气血调畅,以达到治病的目的。

本研究针对心脏神经官能症的特点,充分发挥中医经方的优势,以经典名方辨证施治,治疗阴阳亏虚之本,缓解躯体症状。同时以移精变气法对患者进行心理疏导,减轻患者的情志症状。研究结果表明,炙甘草汤联合移精变气法对改善心脏神经官能症患者的生活质量和抑郁情况均有较好的效果,值得进一步研究和推广。

程善廷,杨钦河.炙甘草汤联合移精变气法治疗心脏神经官能症临床研究[J].
新中医,2019,51(1):59-62.

十七、桂枝茯苓丸合当归芍药散治疗代谢综合征的临床研究

代谢综合征(MS)是一种因营养物质代谢紊乱而表现为肥胖、糖调节受损、高血压、高血脂,以及高尿酸血症等的临床症候群,是导致心脑血管疾病等发生的重要因素。MS在人群的患病率很高,国际糖尿病联盟(IDF)估计全球约1/4人口为MS。MS是糖尿病和心血管疾病患病率及病死率增高的重要因素,已成为21世纪全球面临的具有挑战性的重大卫生问题。祖国医学积累了丰富的经验,以中医理论为指导及运用经典方药治疗MS临床取得满意疗效。我们在常规治疗基础上予桂枝茯苓丸联合当归芍药散进行治疗,结果如下。

(一)临床资料

1. 一般资料

全部60例均为2017年12月20日至2018年7月30日暨南大学医学院附属黄埔中医院住院和门诊的代谢综合征患者,随机分为两组。治疗组30例,男13例,女17例;年龄最大75岁,最小24岁,平均(53.17±6.22)岁,病程平均(9.74±5.31)年。对照组30例,男14例,女16例;年龄最大74岁,最小25岁,平均(55.05±6.56)岁,病程平均(10.00±5.39)年。一般资料比较两组间差异无统计学意义($P>0.05$)。

2. 诊断标准

(1)西医MS诊断标准

诊断标准采用IDF于2005年4月颁布的全球统一的定义。①血脂异常:甘油三酯(TG)>1.7 mmol/L(150 mg/dL),或已接受治疗;高密度脂蛋白胆固醇(HDL-C)<1.03 mmol/L(男),<1.3 mmol/L(女)或已接受治疗。②腰围:以腰围进行判断,腰围>90 cm(男),>80 cm(女)。③血压升高:收缩压≥130 mmHg或舒张压≥85 mmHg,或已接受相应治疗,或此前已诊断高血压。④血糖升高:空腹静脉血糖≥5.6 mmol/L或已接受相应治疗,或此前已诊断2型糖尿病;若空腹静脉血糖≥5.6 mmol/L,则强烈推荐进行OGTT。⑤中心性肥胖伴至少有上述4项中的2项即可确诊。

(2)中医诊断标准

主症:心胸阵痛,如刺如割,痛有定处,固定不移;胸闷如窒,心悸不宁。次症:形体肥

胖;胸腹痞闷,口干不欲饮;面色晦暗;皮肤粗糙,鳞屑增多;舌紫暗或有斑点,舌下络脉青紫,舌苔腻;脉弦滑或结代。痰瘀互结型的辨证标准:具备主症 2 项,或主症 1 项加次症 2 项,即可诊断。

(3)排除标准

①妊娠或哺乳期妇女;②伴有急性冠脉综合征;③伴有恶性肿瘤、肝肾功能不全;④药物因素所致向心性肥胖者;⑤精神疾病不能配合治疗者;⑥对本方药物过敏者。

3. 治疗方法

两组均给予常规西医治疗:接受 MS 生活方式干预,如告知患者选择纤维素含量高、清淡、富含维生素、高钙等食物,嘱三餐要定时定量;进行适量运动,根据自身情况选择散步、快走、打太极拳等运动方式,切忌过度劳累;加强 MS 健康教育,避免焦虑心理,树立战胜疾病的信心;并根据患者存在血糖、血压以及血脂增高的不同,分别予二甲双胍(格华止)0.5 g,每天 3 次,每天 1 次;盐酸贝那普利片(洛丁新)5 mg,每天 1 次,口服;阿托伐他汀钙(立普妥)20 mg,每晚 1 次,口服。治疗组则在此基础上加服桂枝茯苓丸合当归芍药散。组方:当归 15 g,赤芍 15 g,茯苓 25 g,白术 15 g,泽泻 20 g,川芎 15 g,桂枝 10 g,牡丹皮 15 g,桃仁 15 g。用法:上方以水 600 mL 煎取 200 mL,早晚各 1 次。疗程均为 28 天。

4. 观察指标

(1)中医证候积分

参照 2002 年《中药新药临床研究指导原则》的中医症状分级量表,治疗前及治疗后第 4 周各测定 1 次,共 2 次。按各临床症状的轻、中、重程度分别记 1、2、3 分(如心悸:偶见轻微心悸记 1 分,心悸阵作记 2 分,心悸怔忡记 3 分),计算总分并观察其变化情况,据此计算疗效指数并拟定疗效标准。疗效指数(N)=(治疗前总积分−治疗后总积分)/治疗前总积分×100%。显效:临床症状、体征明显改善,$N > 70\%$。有效:临床症状、体征均有好转,$30\% \leqslant N < 70\%$。无效:临床症状、体征均无明显改善,甚至加重,$N < 30\%$。

(2)身体状况

计算体重指数(BMI),测量血压。其中 BMI=体重(kg)/身高(m^2);血压测定采用台式血压计,每天早餐前取坐位测右上臂肱动脉收缩压(SBP)、舒张压(DBP),连续测量 2 次取平均值。

(3)实验室指标

治疗前后甘油三酯(TG)、总胆固醇(TC)、低密度脂蛋白胆固醇(LDL-C)、高密度脂蛋白胆固醇(HDL-C)、体重及空腹血糖(FBG)。所有受试者禁食 8 小时后,于次日清晨取外周静脉血,测定 TC、TG、HDL-C、LDL-C、FPG。治疗前后各 1 次,血脂、血糖均送本院检验科进行测定。

5.统计方式

采用 SPSS 15.0 统计软件分析,等级资料用秩和检验,计数资料用卡方检验,计量资料用 t 检验。得出 $P<0.05$ 为有统计学意义。

(二)结果

1.中医证候积分

治疗前,两组患者中医证候总积分差异无统计学意义($P>0.05$)。治疗后,治疗组中医证候总积分较治疗前显著降低($P<0.05$),对照组差异则无统计学意义($P>0.05$);治疗组治疗后中医证候总积分显著低于对照组($P<0.05$),见表1。

表1 两组中医证候总积分治疗前后比较($\overline{X}\pm s$,分)

组别	n	治疗前	治疗后
治疗组	30	29.1±5.1	15.6±4.7[①②]
对照组	30	28.8±4.9	26.5±4.9

注:①与治疗前比较,$P<0.05$;②与对照组比较,$P<0.05$。

2.临床疗效

治疗组总有效率为93.3%,对照组总有效率为60.0%;两组总有效率差异有统计学意义($P<0.05$),治疗组显著高于对照组,见表2。

表2 两组临床疗效比较

组别	n	无效	有效	显效	总有效率/%
治疗组	30	2	16	12	93.3[①]
对照组	30	12	10	8	60.0

注:①与对照组比较,$P<0.05$。

3.身体状况

治疗前,两组患者 SBP、DBP、BMI 差异均无统计学意义($P>0.05$)。治疗后,治疗组 SBP、DBP、BMI 均较治疗前显著降低($P<0.05$),对照组差异则无统计学意义($P>0.05$);治疗组治疗后 SBP、DBP、BMI 均显著低于对照组($P<0.05$),见表3。

表3　治疗前后两组收缩压、舒张压、BMI 比较($\bar{X} \pm s$)

组别	时间	BP/mmHg	DBP/mmHg	BMI/(kg/m²)
治疗组 (n =30)	治疗前	149.6±14.6	90.2±8.4	27.1±2.9
	治疗后	131.2±12.5①②	81.6±6.7①②	24.8±2.1①②
对照组 (n =30)	治疗前	148.9±15.3	90.4±7.9	27.3±3.1
	治疗后	142.4±11.8	87.1±5.6	26.1±2.3

注:①与治疗前比较,$P<0.05$;②与对照组比较,$P<0.05$。

4.实验室指标

治疗前,两组患者 TG、TC、LDL-C、HDL-C、FPG 差异均无统计学意义($P>0.05$)。治疗后,两组 TG、TC、LDL-C、HDL-C、FPG 均较治疗前显著降低($P<0.05$);治疗组治疗后 TG、HDL-C、FPG 均显著优于对照组($P<0.05$),TC、LDL-C 差异则无统计学意义($P>0.05$),见表4。

表4　治疗前后两组血脂、空腹血糖水平比较($\bar{X} \pm s$)

组别	时间	TG/(mmol/L)	TC/(mmol/L)	LDL-C/(mmol/L)	HDL-C/(mmol/L)	FPG/(mmol/L)
治疗组 (n =30)	治疗前	3.01±1.62	6.12±1.32	3.41±0.88	1.04±0.19	7.26±2.22
	治疗后	1.36±1.25①②	5.02±1.11①	2.99±0.69①	1.35±0.21①②	6.03±0.98①②
对照组 (n =30)	治疗前	3.02±2.01	6.15±1.29	3.38±0.92	1.05±0.22	7.29±2.16
	治疗后	2.13±1.31①	5.12±1.01①	3.01±0.77①	1.19±0.18①	6.85±1.15①

注:①与治疗前比较,$P<0.05$;②与对照组比较,$P<0.05$。

(三)讨论

代谢综合征(MS)是人体的蛋白质、脂肪、碳水化合物三大营养物质等发生代谢紊乱而形成的一组复杂的临床症候群,是导致糖尿病、心脑血管疾病的危险因素。中医学无代谢综合征病名,多属于"头痛""眩晕""胸痹""消渴"等范畴。本病的发生除先天禀赋因素外,还与后天饮食失宜、情志失调、过度安逸、环境变化、年老体衰、病后失养等有关。

在中医学的整体观念、辨证论治思想精髓的指导下,运用中医中药防治代谢综合征取得了满意的疗效且积累了丰富的经验。代谢综合征的发生、发展与血瘀、气滞、痰湿关系密切,三者互为因果,贯穿始终。《诸病源候论·痰饮病诸候》指出:"诸痰者,此由血脉壅塞,饮水积聚而不消散,故成痰也。"痰阻则血难行,血凝则痰难化,痰饮内阻,血行不畅易致瘀血内生;血瘀阻络,气化不行,聚津成痰,痰瘀互结,互为因果。单祛痰则瘀血不化，单化瘀则痰浊不去。因此，在治疗上应以化痰祛湿、调气活血为法，以当归芍药散联合桂枝茯苓丸治疗。当归芍药散由当归（三两），芍药（一斤），茯苓（四两），白术（四两），泽泻（半斤），川芎（半斤，一作三两）六味药组成。本方见于《金匮要略·妇人妊娠病脉证并治》："妇人腹中诸疾痛，当归芍药散主之""妇人怀娠，腹中㽲痛，当归芍药散主之"。本方原用治妇人肝虚气郁，脾虚血少，肝脾不和之证，有活血利水，行气通络之功。方中当归、芍药滋阴养血柔肝，川芎活血行气止痛，白术益气健脾燥湿，茯苓、泽泻健脾渗湿。《别录》记载"茯苓，止消渴，大腹，淋沥，膈中痰水，水肿淋结"，可以改善体形肥胖，治疗胸闷、痰多、容易困倦、身重不爽、大便不实、小便不多或微混等。现代药理表明，泽泻有降低血脂的作用，可以抑制主动脉内膜增厚以及斑块形成。桂枝茯苓丸出自《金匮要略·妇人妊娠病脉证并治》："妇人宿有癥病，经断未及三月，而得漏下不止，胎动在脐上者，为癥痼害。妊娠六月动者，前三月经水利时，胎也。下血者，后断三月，衃也。所以血不止者，其癥不去故也，当下其癥，桂枝茯苓丸主之。"本方由桂枝、茯苓、牡丹、桃仁、芍药组成。原用治瘀阻胞宫，胎癥互见，血不归经而溢于脉外所致漏下不止。桂枝茯苓丸具有活血化瘀，通阳利水之功。《金匮玉函经二注》言"桂枝、桃仁、牡丹皮、芍药能去恶血；茯苓亦利腰脐间血，即是破血，然有散有缓、有收有渗、结者散以桂枝之辛；肝藏血，血蓄者肝急，缓以桃仁、牡丹皮之甘；阴气之发动者，收以芍药之酸；恶血既破，佐以茯苓等之淡渗，利而行之。"方中桂枝配牡丹皮、芍药、桃仁，温经活血，桂枝配茯苓通阳利水，适宜于治疗血瘀水停，痰结血瘀的病症，切中代谢综合征的病机。此外，本方原意为缓消癥块，妊娠时亦可服用，药味平和。方中三血药归、芎、芍活血而不峻猛，补血而不滞血；三水药泽、术、苓健脾而不碍湿，利水而不伤脾，泻中寓补，灵活机变。祛瘀利水渗湿而不伤正，安全性高，特别适合老年人、慢性病患者。两方合用，异病同治，既扩大了经方的使用范围，又增强了临床疗效，对于气滞、血瘀、水停所致的代谢综合征有着良好的效果。但是，从文献报道及临床观察所见，单纯运用中药治疗代谢综合征效果不太满意，临床往往需要中西医结合，还要干预患者生活方式等综合治疗才能取得满意效果。

　　运用经方时可考虑合方使用。仲景本身就是合方使用的高手，比如桂枝麻黄各半汤、桂枝二越婢一汤、柴胡桂枝汤等都是合方使用的典范。但运用经方时要遵仲景方意，不可随意加减。仲景方，其结构缜密，法度严谨，如非有充分理由不宜随意加减。若随意加减即改变了仲景方意，令原方面目全非，则不足为法也。仲景方中一味药有变，"法"亦随之而变，经方"经典"的魅力也许就在这些细微的变化上。《伤寒论》用药的法度，有因人、因病、因时、因地、因证、因药、因方剂等多方面的考虑，诚有待病机的抽丝剥茧与病症辨治的思维，更需谨守仲景思路细细斟酌才能取效。

　　尤其需要指出的是，还要指导患者改变不良生活方式，注重日常养生保健，包括饮食调养和运动保健。所谓"厚酒肥肉，甘口而病形"，因此患者应多食粗粮、蔬菜、山楂、荷叶等，少吃肥甘油腻、寒凉之品。不可暴饮暴食或饮食过量。平时应少睡多动。正如《金匮要略方论·血痹虚劳病脉证并治》曰:"夫尊荣人,骨弱肌肤盛"。养尊处优之人,易成"骨弱肌肤盛"。应坚持运动锻炼,根据身体素质适当选择如慢跑、打乒乓球、打羽毛球、游泳、武术等运动,量力而行,循序渐进。

本研究针对代谢综合征痰瘀互结的特点,充分发挥中医经方的优势,以经典名方辨证施治。研究结果表明,桂枝茯苓丸合当归芍药散治疗代谢综合征具有良好效果,值得进一步研究和应用。

程善廷,杨钦河.桂枝茯苓丸合当归芍药散治疗代谢综合征的临床研究[J].
按摩与康复医学,2019,10(20):56-58.

第四章　病案拾零

一、肝硬化腹水治验二则

【医案一】

黄某,男,72 岁,2022 年 12 月 11 日初诊。

主诉:腹部胀满 1 月余。

现病史:患者既往有肝硬化病史多年,1 月余前开始出现腹胀、腹部膨隆,于台山市台城社区服务中心就诊。查消化系彩超示:脾脏大小约为 147×59 mm,腹腔内液体暗区约为 53 mm,未见门静脉扩张。肝弹性测试示:肝硬度值为 13.3 kPa。予药物治疗,具体不详。腹胀未见明显缓解,并逐渐加重,晨起尤甚,遂于杨钦河教授门诊就诊。刻诊:腹部胀满不适,自觉手足冰冷,乏力,胃纳欠佳,无恶心呕吐、发热、黑便,睡眠欠佳,大便调,小便少。其舌淡苔白腻,边有齿痕,脉沉弦无力。

中医诊断:鼓胀(肝郁脾虚,阳虚水停证)。

西医诊断:肝硬化失代偿期,腹水。

治法:疏肝健脾,温阳行气,利水消肿。

处方:柴胡五苓散加减。当归 5 g,白芍 10 g,北柴胡 10 g,茯苓 45 g,白术 10 g,醋鳖甲 30 g(先煎),佛手 15 g,猪苓 15 g,枳壳 10 g,连翘 12 g,丹参 30 g,赤芍 15 g,桂枝 5 g,黄芪 30 g,川牛膝 20 g,木香 15 g(后下),鸡内金 20 g,防己 20 g,茵陈 15 g,醋三棱 10 g,南五味子 10 g。14 剂,水煎服,日 1 剂。

2022 年 12 月 26 日二诊:腹胀减轻,手足冰冷减轻,乏力减轻,胃纳转佳,睡眠欠佳,大便调,小便少。舌淡苔白略腻,边有齿痕,脉沉弦,较前有力。患者症状好转,守前方加减,前后予 50 剂。

2023 年 2 月 22 日三诊:患者 2 月 9 日于台山市台城社区服务中心复查消化系彩超示:脾脏大小约为 30 cm×13 cm,腹腔内液体暗区约为 35 mm。肝弹性测试示:肝硬度值为 12.7 kPa。无明显腹胀,手足发冷明显减轻,偶感头晕,睡眠可,大小便正常,脉同前,苔较前转净。方药:加黑顺片 15 g、赭石 15 g,予 14 剂。

2023 年 3 月 15 日四诊:无腹胀,无手足冰冷,无乏力,舌质淡红,苔白,脉弦。

按语:本案患者肝硬化多年,肝气郁结,脾胃亏虚,日久及肾,损伤肾阳,导致脾肾阳虚,脾虚不能运化水湿,肾阳亏虚不能化水,从而形成腹水,阳气亏虚,失于温煦,故手足冰冷。腹水形成后,气、水、瘀互结,更加重肝郁、脾虚、肾虚,而形成虚实夹杂之证。予疏肝健脾,温阳行气利水为治疗大法。方中以四逆散疏肝,予五苓散温阳利水。五苓散系仲景之方,功能为利水行气、健脾化湿,水湿停滞无外乎脾运失健、气化不行两端,以茯苓、泽泻、猪苓利水渗湿,白术理脾祛湿,桂枝以温命门之火,一助膀胱气化,一助脾气蒸腾,从而水液升降顺畅,自无停聚。加用木香、佛手行气以助化湿;丹参、鳖甲活血祛瘀;黄芪补气健脾以化湿;牛膝可补益肝肾、活血利水,在本方中奏补肾利水之效,亦可助桂枝温命门火;南五味子可滋养肾阴、温助肾阳,取阴中求阳之意。组方行补兼施,标本兼顾,切中病机,故能显效。用药后复诊,症状较前好转,然手脚仍感发冷,患者年高肾阳亏虚,故加黑顺片 15 g 以增强补火之力,以旺阳气。

【医案二】

韩某,男,67 岁,2022 年 4 月 4 日初诊。

主诉:确诊肝硬化 3 年余,腹胀半月余,加重 8 天。

现病史:患者 3 年前体检诊断为肝硬化(具体诊治不详),半月余前开始出现腹胀,腹部膨隆,晨起口苦,口干。近 8 天来腹胀加重。到当地医院查全腹部 CT 示:脾大、腹水、胆囊管内结石、食管胃底静脉曲张。肝胆胰脾彩超示:肝硬化、胆囊壁水肿、脾肿大,肝内多发结节样偏高回声,增生结节可能。腹腔超声:腹水。遂于杨钦河教授门诊就诊。刻症:全腹胀满,腹部膨隆,口干,口苦,喜饮温水,眼干涩,咳嗽,痰多黏稠,矢气多,乏力,嗜睡,无恶心呕吐,无畏寒发热,纳一般,大便调,小便少。舌质红、苔黄腻,脉弦数。

中医诊断:鼓胀(肝胆湿热,肝阴不足,脾气亏虚证)。

西医诊断:肝硬化失代偿期,腹水。

治法:清利肝胆湿热,益气养阴柔肝。

处方:醋柴胡 10 g,枸杞子 10 g,醋鳖甲 10 g(先煎),茯苓 30 g,党参 10 g,黄芪 10 g,麦冬 10 g,醋莪术 10 g,麸炒薏苡仁 20 g,猪苓 30 g,白术 10 g,茵陈 15 g,玉米须 30 g,桂枝 10 g,蒸陈皮 15 g,泽泻 30 g。14 剂,水煎服,日 1 剂。

2023 年 4 月 30 日复诊:腹部无明显胀满,感烦热口干,手足心发热,失眠多梦,脉同前,苔较前转净。方药:去泽泻、枸杞子,加白芍 10 g、北沙参 10 g、当归 6 g、炙甘草 5 g。14 剂,水煎服,日 1 剂。

2023 年 5 月 20 日电话随访,患者诉无腹胀,无口干,无手足心热。

按语:患者肝硬化多年,因气滞肝脉,肝气失于调达,横逆犯脾,脾失健运,水湿内停,发为腹胀满闷;肝失疏泄,胆汁泛溢,故而感口苦;肝主升发,胃主沉降,肝失调达,必然犯胃,致肝胃不和,临床表现可见胃脘胀满、矢气增多;肝阳偏亢,肝阴失养,或气滞肝脉,血运不畅,血虚不能濡养目珠,故临床见目干涩;气滞经脉,湿邪郁久不化,蕴而化热,湿热之邪上承于舌,则苔黄腻;脉弦数,为肝胆湿热之征象。方以茵陈五苓散加减,茵陈五苓散主治湿热型水肿,方中茵陈、猪苓合用,可清热利湿以清湿热;茯苓、泽泻、薏苡仁、玉米须主利水消肿,其中茯苓、薏苡仁可健脾益气以利水;佐以桂枝,一则取其温阳化气以助水行之意,二则亦可温阳以滋阴,取"阳中求阴"之力;柴胡、陈皮、醋莪术可行气解郁,活血化瘀;党参、黄芪、鳖甲、枸杞子、麦冬,共用可调补气血、补益肝肾、养阴生精,扶正气以祛邪,补肝阴;诸药合用,攻补兼施,药性相合,共奏清热利湿、养阴益气柔肝之效。复诊诉其较前好转,仍感失眠多梦、手足心热及口干,此为阴液亏损,阴不敛阳所致症状,故而以白芍、北沙参、当归等养血补阴柔肝之品代替枸杞子补益肝肾之品。

(谢激倩撰写,金玲、潘茂兴修改)

二、肝癌治验二则

【医案一】

柯某某,男,54 岁,2022 年 4 月 13 日初诊。

主诉:确诊肝恶性肿瘤 1 年余。

现病史:患者 1 年余前因胁肋部疼痛,在外院行消化系彩超检查示:肝右后叶见一个低回声灶,大小约为 40 mm×36 mm,近门脉侧可见一高回声结节,大小约 12 mm×10 mm。行肝脏 CT 检查与病理活检,确诊肝恶性肿瘤,随后行 TACE 手术治疗。术后一直右侧胁肋部疼痛、乏力、纳差。遂于杨钦河教授门诊就诊。刻诊:右侧胁肋部疼痛,乏力,胸闷,皮肤瘙痒,纳差,矢气多,口干口苦,其面色萎黄,舌红苔黄腻,脉弦滑。

中医诊断:癥积(肝郁脾虚,湿毒内蕴证)。

西医诊断:肝恶性肿瘤。

治法:疏肝健脾,清热祛湿。

处方:北柴胡 10 g,茯苓 15 g,白术 10 g,炙甘草 5 g,黄芪破壁饮片 4 g,当归 5 g,白芍 10 g,醋鳖甲 20 g(先煎),丹参 30 g,枸杞子 10 g,薏苡仁 45 g,土茯苓 15 g,连翘 24 g,猪苓 15 g,郁金 10 g,砂仁 10 g(后下),灵芝 10 g,白花蛇舌草 30 g,半枝莲 15 g,蜈蚣 3 g。7 剂,水煎服,日 1 剂。

2022 年 4 月 20 日二诊:左胁疼痛减轻,仍乏力,纳稍转佳,仍矢气多,小便黄,大便细软,舌淡红苔白。处方:当归 5 g,赤芍 15 g,醋鳖甲 20 g(先煎),丹参 30 g,黄芪破壁饮片 4 g,白术 10 g,土茯苓 30 g,茵陈 20 g,连翘 24 g,薏苡仁 60 g,布渣叶 30 g,砂仁 10 g(后下),姜黄 12 g,紫苏梗 15 g,蛇莓 20 g,灵芝 10 g,白花蛇舌草 30 g,半枝莲 15 g,蜈蚣 4 g。14 剂,水煎服,日 1 剂。中药粉剂:醋鳖甲 30 g,醋龟甲 30 g,醋莪术 30 g,全蝎 30 g,重楼 30 g,枸杞子 60 g。打粉,1 次 6 g,1 天 2 次,冲服。

2022 年 5 月 4 日三诊:面色萎黄好转,腹部隐痛,矢气减少,身痒,口干黏,尿黄,大便 2～3 次/天,质软味臭,舌红苔白腻,脉弦。超声示:肝右后叶(S6)低回声灶,范围约 23 mm×32 mm,门静脉右支内见一低回声团,7 mm×12 mm。肝功能示:ALT 51 U/L;GGT 101 U/L;ALP 179 U/L;DBil 7.9 μmol/L。处方:神曲 15 g,麦芽 15 g,土茯苓 15 g,甘草 10 g,当归 5 g,赤芍 10 g,醋鳖甲 20 g(先煎),黄芪破壁饮片 4 g,白术 10 g,茵陈 20 g,薏苡仁 60 g,布渣叶 20 g,砂仁 10 g,姜黄 10 g,神曲 15 g,麦芽 15 g,蛇莓 10 g,灵芝 10 g,白花蛇舌草 30 g,半枝莲 10 g,蜈蚣 4 g。14 剂,水煎服,日 1 剂。继续配合中药粉剂治疗。

2022 年 6 月 1 日四诊：腹胀，口苦，大便臭，舌淡苔白，有裂纹。肝功能示：ALT 42 U/L；GGT 95 U/L；ALP 158 U/L；DBil 3.2 μmol/L。处方：白术 10 g，干姜 10 g，黄芪破壁饮片 4 g，甘草 5 g，党参 30 g，当归 5 g，赤芍 10 g，醋鳖甲 20 g（先煎），蛇莓 10 g，灵芝 10 g，白花蛇舌草 30 g，蜈蚣 4 g，半枝莲 15 g，山慈菇 15 g，布渣叶 20 g，薏苡仁 45 g，茵陈 20 g，土茯苓 15 g，神曲 15 g，麦芽 45 g。14 剂，水煎服，日 1 剂。

2022 年 6 月 15 日五诊：无明显不适，精神可，纳可，二便调。以益气健脾为主，祛湿化瘀抗癌为辅之剂加减，坚持服用至今。

按语：杨教授认为，肝癌病位主要在肝，涉及脾胃，其多由情志抑郁，外感六淫，饮食不节，或疾病迁延不愈，使脏腑功能失调，气机不畅，湿热瘀毒伏于血分，日久变生癌毒，痰瘀毒互结，形成肿块，肿块形成后又进一步影响肝之疏泄、脾之健运。病属本虚标实，治宜攻补兼施，以补为主，以攻为辅，攻补兼施贯穿整个治疗过程。

该患者既往慢性乙肝病史多年，后发展至肝硬化，日久发为肝癌，行 TACE 术后。初诊见面色萎黄、胁肋部疼痛、口干口苦，为湿热瘀毒蕴结，阻滞经络，不通则痛。肝失疏泄，气机不畅，日久横逆乘犯脾胃，胃失和降，则见纳差，矢气多，湿毒浸淫，则见皮肤瘙痒，口苦口黏，舌红苔黄腻、脉弦滑皆为湿毒内盛之证。当以清化肝经湿热瘀毒，调和肝脾为基本治则治法。

本案中杨教授用逍遥散合四君子汤以疏肝健脾。黄芪益气健脾养血，枸杞子、鳖甲滋养肝肾之阴，薏苡仁、土茯苓、猪苓清热祛湿以止痒，连翘清热，砂仁行气和胃、芳化湿浊而走气分，郁金、鳖甲、丹参、白花蛇舌草、半枝莲、蜈蚣清化热毒，活血化瘀散结而走血分。其中白花蛇舌草、半枝莲、蜈蚣、灵芝尚有解毒抗癌之功效。组方严谨，兼顾气血，以血为主，肝脾同治，治肝为要。

【医案二】

龚某某，男，56 岁，2022 年 11 月 12 日初诊。

主诉：发现肝恶性肿瘤 5 月余。

现病史：患者既往有慢性乙型肝炎、乙肝后肝硬化病史，平素嗜好饮酒。2022 年 6 月查消化系彩超显示：肝右叶见范围约 11.6 cm×10.2 cm 等回声包块。行肝肿物穿刺活检确诊为肝癌。后行肝动脉灌注化疗联合卡瑞利珠单抗和阿帕替尼治疗。同年 7 月消化系彩超检查示：肝右叶见范围约 9.2 cm×5.6 cm 的稍强回声光团。11 月复查消化系彩超示：肝内低回声结节（其中一个大小约 5.0 cm×3.8 cm），胆囊多发结石，脾大。刻下症：右上腹胀满，无疼痛，纳可，矢气多，午后嗜睡，夜晚入睡困难，易在夜间 1—3 点醒，口干、二便调，舌质红苔白腻，脉弦滑。

中医诊断：癥积（肝肾阴虚，痰湿内蕴证）。

西医诊断：肝恶性肿瘤。

治法：补益肝肾，益气养阴，祛湿化痰，活血散结。

处方:藤梨根 30 g,半枝莲 15 g,牡蛎 40 g(先煎),枸杞 10 g,当归 10 g,醋鳖甲 15 g(先煎),茯苓 10,麸炒白术 10 g,党参 15 g,黄芪 15 g,麦冬 10 g,蜈蚣 3 g,土鳖虫 10 g,醋莪术 10 g,白花蛇舌草 30 g,蛇莓 15 g,鸡骨草 15 g,薏苡仁 30 g,柏子仁 15 g。14 剂,水煎服,日 1 剂。

2022 年 12 月 17 日二诊:服药后诸症好转,腹胀减轻,纳可,二便调,舌质红苔薄白,脉弦滑。上方去柏子仁,加茜草 10 g、石见穿 20 g。14 剂水煎服,日 1 剂。

2023 年 1 月 19 日三诊:腹胀继续减轻,觉口苦,二便调,舌淡红苔白腻,脉弦缓。处方:薄荷 5 g(后下),半枝莲 15 g,山慈菇 10 g,白花蛇舌草 30 g,薏苡仁 30 g,茯苓 15 g,木香 15 g,鸡内金 20 g,丹参 15 g,灵芝 10 g,炒酸枣仁 30 g,牡蛎 30 g(先煎),珍珠母 30 g(先煎),蜈蚣 3 g,炙甘草 5 g,白术 10 g,当归 5 g,醋鳖甲 30 g(先煎),枸杞子 10 g,麦冬 10 g,甘草泡蜂房 5 g。14 剂水煎服,日 1 剂。

2023 年 2 月 26 日四诊:复查上腹 CT,肝 S5/6 可见一片状稍高密度影,边界尚清,病灶大小约为 4.9 cm×2.6 cm×3.2 cm。无腹胀,无口苦,觉口干,睡眠欠佳。上方加西洋参 5 g 以益气养阴。

按语:该患者乙肝多年,长期饮酒不加控制,体内湿热毒邪互结,日久乃成肝积,形成肿块,坚硬不移,阻滞气机,影响脾胃运化,脾失健运,水湿内停,故见腹胀。丑时(凌晨 1—3 点)肝经当令,肝血不足,血不养肝,阴阳失调,故见丑时易醒。湿热毒邪日久,肝肾阴液亏耗,阴虚为热,故见舌红;苔白腻则为湿邪阻遏之征。杨教授以滋补肝肾,益气养阴,祛湿化痰,活血散结为基本治法。

本案杨教授用一贯煎、四君子汤、鳖甲煎丸合方化裁。方中枸杞子、当归养肝柔肝,麦冬滋养肺胃、佐金平木,茯苓、麸炒白术、党参、黄芪健脾益气祛湿,土鳖虫、醋莪术、醋鳖甲、牡蛎活血化瘀、软坚散结,鸡骨草、薏苡仁清热祛湿,蜈蚣、白花蛇舌草、蛇莓、藤梨根、半枝莲清热抗癌。杨教授认为,该患者初诊虽有湿热内蕴,但同时兼有肝肾之阴不足,故治疗时尤须注意补阴与除湿之间的平衡,防滋阴太过,湿邪稽留;除湿太过,又恐伤阴。因邪盛正虚,邪毒不去,损伤正气。杨教授在遣方用药尤其注重脾胃,既兼顾患者肝肾阴伤治本,又兼顾脾虚运化失司,在健脾时用药不过于滋腻。本案体现了杨教授治疗肝癌攻邪,但时时不忘顾护正气的学术思想。

(梁嘉谊撰写,金玲、汪中举修改)

三、中风治验二则

【医案一】

李某某,男,57 岁,2011 年 10 月 21 日初诊。

主诉:左侧肢体乏力 1 年余。

现病史:患者 1 年余前曾因突发左侧肢体乏力,在外院确诊为脑梗死,经救治(具体诊疗过程不详)后,遗留左侧肢体稍乏力。5 周前左侧肢体乏力加重,在外院住院,诊断急性脑梗死,病情稳定后出院,遗留左侧肢体乏力较前加重,为进一步诊治,遂诊于杨教授门诊。刻诊:患者左侧肢体乏力,精神萎靡,头晕,言语含糊不清,喉中有痰,痰色黄,纳食可,睡眠差,大便干结。查体:BP 150/90 mmHg,口角向右歪斜,左侧鼻唇沟变浅,伸舌右歪,左侧上下肢体肌力Ⅳ级,深浅感觉减弱,其舌质红苔黄薄腻,脉弦滑。

中医诊断:中风(痰瘀挟热,经脉不利证)。

西医诊断:脑梗死恢复期。

治法:潜阳熄风,祛瘀化痰,通络开窍。

处方:白芍 20 g,生地 30 g,天冬 10 g,玄参 15 g,龟甲 20 g(先煎),珍珠母 30 g(先煎),川牛膝 15 g,天麻 15 g,钩藤 20 g(后下),丹参 30 g,银杏叶 15 g,广郁金、瓜蒌仁各 15 g,僵蚕、地龙、桔梗、石菖蒲、远志各 10 g,虎杖 30 g,决明子 30 g。7 剂,水煎,口服。

中成药:血塞通软胶囊,每次 2 粒,每日 3 次,口服。

二诊:左侧肢体乏力稍减轻,头晕减轻,睡眠明显好转,大便已通,喉中痰消,余症亦有所减轻。其舌质淡红苔白略腻,脉弦。上方去桔梗、瓜蒌仁、决明子,加全蝎 5 g、水蛭 5 g、乌梢蛇 10 g,前后予 30 剂,水煎内服。中成药:血塞通软胶囊每次 2 粒,每日 3 次,口服。

三诊:上下肢肌力基本恢复正常,患者微笑时口角轻微偏斜,头晕消除,语言清晰,精神疲惫亦明显改善。处方:上方加减以善其后。嘱托:日常注意保持情绪稳定和重视饮食起居,以防病情反复。

按语:杨教授认为,中风后遗症往往病情迁延日久,病机复杂,痰瘀互结为基本病机;然患者久病正气亏虚,故治疗时以扶正祛邪为基本治法,随证加减用药。根据本证的临床症状和舌脉,辨证为痰瘀挟热,阻塞清窍,经脉不利。组方上,患者患病较久,正气已怠,病邪根深蒂固,须投以重剂,为求"重剂起沉疴"之效。

该患者同时伴歪舌,左侧肌力、感觉下降,考虑肝风内动,肝经失养,又肝主筋,故配合滋养肝阴,敛阳熄风之法;大便干亦提示患者阴伤之证。因痰湿与阴伤证治法易互助病邪,故治疗处方用药上需抽丝剥茧,根据脏腑定位,相应攻补兼施。

本案杨教授取一贯煎、天麻钩藤饮方药加减。白芍、生地、龟甲补敛肝阴;珍珠母、天麻、钩藤、僵蚕、地龙熄风通络;玄参、虎杖、广郁金清热凉肝、行气祛湿;丹参、川牛膝活血化瘀;瓜蒌仁、天冬、桔梗、银杏叶清热利咽、润肺化痰;石菖蒲、远志开窍豁痰、安神益智;决明子清肝热兼通便;同时配合血塞通中成药联合治疗。现代药理研究表明,钩藤具有降血压的功效,患者血压偏高,中西合治,堪称合拍。二诊大便已通,喉中痰去,故去决明子、瓜蒌仁、桔梗;同时,加强方中活血祛风通络之性,加用全蝎、水蛭、乌梢蛇。三诊取得良效,故效不更方,守方继进。

【医案二】

欧阳某,男,57岁,2022年5月17日初诊。

主诉:肢体乏力1年余。

现病史:患者于2020年8月26日因"蛛网膜下腔并脑室出血"在外院行"引流"治疗,具体诊疗过程不详。经治疗后,患者仍遗留认知障碍,记忆力减退,四肢乏力,双侧小腿甚,行走困难。为进一步诊治,求诊于杨教授门诊。刻下症见:患者认知障碍,四肢乏力,睡眠欠佳,易醒,醒后不容易入睡,饮食可,大便秘结,4至5日一行。体格检查:血压不稳定,波动在(170~90)/(95~60)mmHg。言语、吞咽功能正常,双侧足下垂,双侧小腿肌肉明显萎缩,其舌淡苔黄腻,脉沉细弱。既往史:高血压病史多年。

中医诊断:中风(痰湿中阻,瘀血阻络证)。

西医诊断:脑出血后遗症。

治法:化痰熄风,活血祛瘀,兼健脾祛湿。

处方:陈皮10g,姜半夏10g,茯苓15g,枳实15g,竹茹10g,苍术10g,郁金10g,川芎15g,丹参30g,粉葛30g,杏仁15g,桃仁15g,姜黄15g,制首乌15g,天麻15g,红花10g,黄芪30g,胆南星10g,赤芍15g,全蝎10g,石菖蒲15g。7剂,水煎,口服。

2022年5月24日二诊:患者诸症减轻,睡眠改善,血压稳定,仍诉双下肢乏力,大便4日一行。舌淡苔黄腻,脉沉细弱。处方:原方加制远志、火麻仁。予14剂,水煎,内服。

随后,患者多次就诊,症状逐渐好转。守前方加减,前后予60剂,水煎,内服。

2022年8月16日复诊:肢体乏力明显减轻,行走如常,认知障碍逐渐缓解。纳眠可,二便调。其舌质淡红苔白,脉弱。以参苓白术散加减善后。

按语:杨教授认为,脑出血属中医"中风"病范畴,基本病机为痰瘀阻络、肝风内动、正气亏虚,治疗以扶正祛邪为基本大法。临证需辨明痰、瘀、虚孰轻孰重,处方随证加减。初诊中见患者认知障碍、记忆力下降,为痰浊扰心,心胆气虚,结合舌脉,辨证属正虚痰实;又患者四肢肌力下降及肌肉萎缩,肝主筋,脾主肉,中焦土灌四傍,又主四肢,痰湿阻遏肝脾,则筋与肉俱损,便秘亦提示中焦病变,故选方用药上趋于祛中焦痰湿。

本案杨教授采用温胆汤合二陈汤加减。方中姜半夏、白术、茯苓、黄芪祛湿燥痰、健脾益气；枳实、陈皮、苍术、杏仁破滞散结、行气化痰；郁金、竹茹、胆南星清热祛痰；天麻、全蝎平肝熄风、祛风通络；石菖蒲豁痰开窍；丹参养心通脉；姜黄、赤芍、川芎、桃仁、红花活血祛瘀；粉葛清解阳明，《本草纲目》载"葛根乃阳明经药，兼入脾经，脾主肌肉"，故益肌肉；制首乌填补肝肾，濡养精血；甘草调和诸药。诸药清热平肝、益气养阴、活血祛风，共奏化痰之功。

便秘是中风后遗症常见症状之一，盲目长期地使用泻下药，会进一步导致阳气亏虚，因而加重便秘。故治疗便秘，攻下治标勿忘辨证求本。除遣方用药外，重视对患者健康教育，控制血压、血糖是预防和控制脑血管病变的要点，中药可同时配合降压药、降糖药，教导患者进行适度体育锻炼以达到更好的控制效果。

（甄健威撰写，金玲、潘茂兴修改）

四、胃炎治验二则

【医案一】

梁某,女,21 岁,2021 年 6 月 12 日初诊。

主诉:上腹痛伴恶心、呕吐 2 天。

现病史:患者 2 天前无明显诱因出现上腹痛,伴有恶心、呕吐、少许反酸,无腹泻,症状持续不缓解,为进一步诊治,求诊于杨教授门诊。刻诊:上腹胃脘处疼痛,伴有腹胀、恶心、呕吐、反酸,大便烂,排泄困难,小便调,其舌淡红苔黄,脉细弱。

中医诊断:胃痛(脾胃气虚,胃失和降证)。

西医诊断:胃炎。

治法:健脾和胃,降逆止呕。

处方:姜半夏配方颗粒 10 g,党参配方颗粒 20 g,黄芩配方颗粒 12 g,黄连配方颗粒 5 g,甘草配方颗粒 5 g,大枣配方颗粒 10 g,生姜配方颗粒 10 g,砂仁配方颗粒 10 g,麸炒白术配方颗粒 12 g,茯苓配方颗粒 20 g,醋香附颗粒 12 g,山药配方颗粒 20 g。7 剂,日 1 剂,冲服。

7 天后打电话随访,患者诉服药 1 天后症状已基本消除,继续服药,后续无明显不适。

按语:胃脘痛,是以胃脘近心窝处常发生疼痛为主的病症,多见于急慢性胃炎、消化系溃疡等病。常伴有痞闷、嗳气、泛酸、嘈杂、恶心、呕吐,甚或吐血、便血等症。发病常与饮食不节、情志不畅、劳累受寒有关。胃痛伴呕吐者常为气机阻滞,不通则痛,胃气失于和降而成。其病变部位在胃,与肝脾有关。本案患者平素脾胃虚弱,脾虚失于运化水湿,故湿邪困阻胃肠,湿滞大肠,故大便不通,气机阻滞,故胃痛,胃气上逆,故恶心呕吐。治疗上以理气和胃止痛为主,遂予半夏泻心汤调和脾胃。此方基础上加砂仁温中开胃,白术、茯苓、山药益气健脾,香附理气宽中,遣方用药切中病机,从而取得了良好的疗效。

【医案二】

叶某,女,31 岁,2020 年 10 月 13 日初诊。

主诉:上腹疼痛伴反酸、嗳气 3 年,再发伴加重 2 天。

现病史:患者平素饮食不规律,3 年余前因进食冰冷食物开始出现上腹胃脘部疼痛,伴有反酸、嗳气,服用奥美拉唑后缓解,此后反复出现上腹隐痛。2 天前因进食不洁食物,上腹痛再发,并较前加重,呕吐胃内容物 6 次,求诊于杨教授门诊。刻诊:上腹痛,嗳气,反酸,恶心,纳差,眠可,二便调。其舌质淡红苔白腻,脉濡缓。

中医诊断:胃痛(脾虚湿困证)。

西医诊断:慢性浅表性胃炎。

治法:健脾化湿,降逆止呕。

处方:党参配方颗粒20 g,麸炒白术配方颗粒12 g,茯苓配方颗粒12 g,甘草配方颗粒5 g,木香配方颗粒12 g,枳壳配方颗粒10 g,益母草配方颗粒15 g,厚朴配方颗粒10 g,陈皮配方颗粒10 g,生姜配方颗粒10 g,莱菔子配方颗粒10 g,海螵蛸配方颗粒20 g,鸡内金配方颗粒10 g,醋香附配方颗粒15 g,蒲公英配方颗粒15 g。7 剂,冲服,日 1 剂。

2020 年 10 月 20 日二诊:无腹痛、恶心、反酸、嗳气,为进一步巩固治疗复诊,予四君子汤加减 14 剂,补气健脾。

按语:本案患者因平素饮食不规律,损伤脾胃,脾虚失于运化水湿,水湿停聚中焦,气机不畅,故反复腹痛。本次发病由饮食不洁诱发,治法予以健脾化湿,降逆止呕。予四君子汤益气健脾,木香、枳壳、厚朴、香附、莱菔子行气导滞,海螵蛸制酸止痛,陈皮燥湿醒脾,鸡内金健胃消食。切中病机,疗效显著。嘱患者应注意饮食有节,食宜清淡,勿恣食肥甘生冷,保持心情愉快,避免精神刺激,适当参加体育锻炼。

(皮大锦撰写,金玲修改)

五、头痛治验二则

【医案一】

吴某,男,61岁,2023年6月22日初诊。

主诉:头痛2月余。

现病史:患者既往有高血压病史10余年,平素血压控制可。2月余前开始反复出现头痛,伴有耳鸣、视物稍模糊。头痛时在家自测血压偏高,波动在(150～160)/(60～80)mmHg。遂求诊于杨教授门诊。刻诊:头痛,耳鸣,烦躁,易怒,视物稍模糊,无头晕、呕吐,纳可,睡眠正常,大便干结,小便调。其舌质红苔薄黄,脉弦数。

中医诊断:头痛(肝阳上亢证)。

西医诊断:高血压3级(高危)。

治法:平肝潜阳,清肝明目,活血化瘀。

处方:天麻10 g,决明子20 g,石决明30 g,栀子10 g,泽泻15 g,盐牛膝10 g,白芍10 g,酒女贞子10 g,墨旱莲15 g,酒川芎10 g,丹参30 g,粉葛30 g,土茯苓20 g,盐杜仲15 g,枸杞子10 g,菊花10 g。14剂,水煎服,日1剂。

2023年7月6日二诊:头痛基本缓解,耳鸣减轻,视物模糊减轻,无头晕、呕吐,纳可,睡眠正常,二便调。血压在正常范围。其舌质淡红苔薄白,脉弦。予守前方加减,具体如下。处方:天麻10 g,决明子20 g,石决明30 g,栀子10 g,泽泻15 g,盐牛膝10 g,白芍10 g,酒女贞子10 g,墨旱莲15 g,酒川芎10 g,丹参30 g,粉葛30 g,盐杜仲15 g,枸杞子10 g。7剂,水煎服,日1剂。

2023年7月13日三诊:无不适,纳眠可,二便调。血压在正常范围。守前方7剂巩固疗效。

按语:高血压可归属于中医"眩晕""头痛"等范畴。本案患者头痛、视物模糊、耳鸣,舌质红苔薄黄,脉弦数,根据症状、舌脉,辨证为典型的肝阳上亢证,予平肝潜阳为法。方中天麻、石决明平肝潜阳;白芍养血敛阴、平抑肝阳;杜仲、枸杞子、女贞子、墨旱莲、牛膝补益肝肾;决明子、菊花清肝明目;栀子泻火除烦;酒川芎、丹参活血化瘀;葛根通经活络,现代药理表明葛根具有降血压的功效。全方共奏平肝潜阳、清肝明目、活血化瘀之功效。患者血压缓慢下降至正常,头痛缓解,疗效显著。

【医案二】

李某,女,41岁,1993年11月9日初诊。

主诉:反复头痛半年余,加重2周。

现病史:患者平素睡眠欠佳,诉半年余前失眠后开始出现头痛,为头部左侧或后枕部疼痛,午后发作,疼痛呈隐痛。患者曾就诊于广州多家医院,经治疗(具体治疗过程不详)后,未见明显缓解。近半年来上症反复,伴有睡眠差,心中烦闷。2周前失眠后疼痛加剧,为进一步系统诊疗,求诊于杨教授门诊。刻下症见:头部隐痛,部位在左侧及后枕部,午后发作,无头晕,无视物旋转,无耳鸣,无颈项部酸痛,无胸闷、胸痛,无恶心、呕吐,无意识障碍等不适,心情烦闷,纳可,眠差,二便正常,近期体重未见明显减轻。查体:神清,生命体征平稳,心肺腹查体未见异常,头颅无畸形、无外伤,神经系统查体无阳性体征,舌质红苔薄黄,脉稍数。

中医诊断:头痛(热郁胸膈证)。

西医诊断:头痛。

治法:清热除烦,宣发郁热。

处方:栀子豉汤。栀子15 g,荆芥穗15 g。3剂,水煎服,日1剂。

1周后电话随访,患者诉头痛基本缓解,睡眠转佳,后以原方加减继进4齐剂而愈。

按语:栀子豉汤出自《伤寒论》。《伤寒论》第78条"发汗吐下后,虚烦不得眠,若剧者,必反复颠倒,心中懊恼,栀子豉汤主之"和第79条"发汗,若下之,而烦热,胸中窒者,栀子豉汤主之"。栀子豉汤适用于发汗吐下后,出现虚烦不得眠、心中烦躁的症状,以及发汗或下后,出现烦热、胸中窒闷等症状。该患者头痛持续半年余,症状反复,多在失眠后出现,伴有心烦,其舌质红苔薄黄,脉稍数等,提示胸膈郁热,热邪上犯清窍。治疗当以苦辛相济,轻清宣泄,解胸膈之郁热为原则,故选用栀子豉汤,因当时药房缺淡豆鼓之药,遂用荆芥穗代之。方中栀子味苦性寒,泄热除烦,荆芥穗辛温散邪,且缓栀子苦寒之性,二药相合,共奏清热除烦之功。该患者虽病位在头部,但其基本病机为胸膈郁热,治病求本,以本方治之,其胸膈之郁热解除,头痛自然缓解。

(范文撰写,金玲修改)

六、发热治验二则

【医案一】

侯某,男,75岁,2022年12月24日初诊。

主诉:发热、咳嗽3天。

现病史:患者3天前开始出现发热,体温39℃,伴有畏寒、咽痒、咽痛、口干、鼻塞、流涕、咳嗽、咳白黏痰。1周前患者之子感染新型冠状病毒,并出现发热。患者与其子有密切接触史。体格检查:左下肺闻及少量湿啰音。血常规显示白细胞总数升高、中性粒细胞比例升高、淋巴细胞比例下降,C反应蛋白升高。新型冠状病毒核酸检测阳性。肺部CT检查显示左舌叶轻度感染。血氧饱和度指数为98%。刻诊:发热,体温38.8℃,畏寒、咽痒、咽痛、口干、鼻塞、流涕、咳嗽、咳白黏痰,疲倦乏力,气促,能平躺,睡眠欠佳,食欲减退,大小便正常。其舌红苔黄腻,脉浮数。

中医诊断:咳嗽(表里同病,风热犯肺,痰热蕴结证)。

西医诊断:①肺部感染;②新型冠状病毒疑似感染。

治法:疏散风热,清热化痰。

处方:鱼腥草30g,蒲公英15g,黄芩15g,牛蒡子10g,荆芥穗10g,浙贝母10g,木蝴蝶15g,桔梗10g,炙甘草5g,生地黄10g,芦根20g,桑叶10g。3剂,水煎服,日1剂。

2022年12月27日二诊:患者热退,无畏寒,无咽痛,仍有咽痒、咳嗽,痰色白清稀,痰明显减少,气喘。其舌淡苔白腻,脉滑。C反应蛋白下降,血常规示中性粒细胞比例下降。患者风热已散,内热已消,仍有痰湿蕴结于肺,予三子养亲汤加减,以温肺化痰、降气消食。处方:紫苏子15g,芥子10g,莱菔子10g,木蝴蝶15g,瓜蒌10g,芡实10g,厚朴10g。5剂,水煎服,日1剂。

2023年1月1日三诊:患者未见发热、恶寒、咳嗽、咳痰等症状。咽痒好转,轻微气喘,睡眠不佳,二便正常。其舌淡苔白,脉稍滑。守前方继续以温肺化痰、降气消食为法。处方:紫苏子15g,芥子10g,莱菔子10g,木蝴蝶15g,瓜蒌10g,芡实10g,厚朴10g,猫爪草15g,厚朴10g,山楂10g,甘草5g,合欢皮20g,牡蛎20g(先煎)。7剂,水煎服,日1剂。

1周后电话随诊,患者诉症状基本缓解,稍感乏力,嘱其在家中静养,避风寒。

按语:新型冠状病毒感染,属中医疫病范畴,病势急,病情变化迅速,稍加懈怠即可能病入危重。本案患者发病3天已见肺部感染,其表证未解,又见里证,表里同病,根据症状、舌脉,辨证为风热犯肺、痰热蕴结证,以疏散风热,清热化痰为法。予桑叶、牛蒡子、荆芥穗助疏散表邪、利咽消肿,木蝴蝶清肺利咽,鱼腥草、黄芩、蒲公英清热解毒,浙贝母、桔梗清热化痰,生地黄、芦根滋阴润燥。3剂后患者表里之热已清,但仍有咳嗽、气喘等症状,予三子养亲汤加减,本方适用于老年咳嗽、气逆痰痞者。患者年迈体虚,痰湿蕴结于肺,肺失宣降功能,因此出现咳嗽、喘逆、痰多胸闷、食欲不振等症。治疗应温肺化痰,降气消食。三诊时,患者各种症状有所缓解,守前方再加合欢皮、牡蛎以安心宁神。杨教授治疗发热时,强调首先辨明病位在表在里,区分病邪性质,灵活运用清热、疏散、温通、化痰、宣肺与肃肺的治疗法则,效如桴鼓。

【医案二】

莫某某,男,43岁,2022年12月21日初诊。

主诉:发热、恶寒3天,咽痛1天。

现病史:患者3天前无明显诱因出现发热,最高体温39.1℃,伴恶寒、头痛、身痛,自服布洛芬缓释片1片后症状缓解,体温降至38℃。热退后复升,伴随症状同前。1天前开始出现咽痛剧烈,如火烧感。遂求诊于杨教授门诊。刻下症见:高热40.0℃,午后为甚,伴恶寒、鼻流清涕、轻咳、头痛,咽痛如火烧状,吞咽加剧,全身关节肌肉酸痛,小腿以下感觉如同被冰覆盖,大便溏且呈臭秽,小便正常。查体:神清,生命体征平稳,心肺腹查体未见异常,头颅无畸形、无外伤,神经系统查体无阳性体征;舌红,尖部较甚,苔薄白腻,脉浮数。新型冠状病毒核酸检测阳性。

中医诊断:疫病(外寒内热,湿阻中焦证)。

西医诊断:新型冠状病毒感染。

治法:解表散寒、清解里热、化湿和中、扶正驱瘟。

处方:柴胡30 g,黄芩15 g,荆芥10 g,防风10 g,板蓝根20 g,葛根30 g,石膏60 g(先煎),桂枝10 g,白芷10 g,炒苍术10 g,藿香10 g,连翘15 g,黄芪20 g,甘草10 g,玄参15 g,桔梗10 g,生姜5片,大枣5枚,葱白3节。3剂,水煎服,日1剂。

患者服1剂中药后转为低热,未再服用退热西药,3剂药后未再发热,无咽痛等不适。

按语:新型冠状病毒乃疫疠之气,致病后可迅速传变。患者高热达40.0℃,伴有恶寒,为疫毒入侵肌表、正邪相争所致。外寒未解,病邪迅速入里化热,导致寒热夹杂、外寒内热之证,故鼻流清涕,轻咳,咽痛如火烧状,吞咽时加剧。疫毒较盛,困阻全身肌肉,故全身关节肌肉酸痛,病邪直犯中焦,湿阻中焦,故腹泻。其基本病机为疫毒外袭,热毒内盛,表里同病,湿浊中阻。治疗当解表散寒、清解里热、化湿和中、扶正驱瘟。杨教授选用经典名方荆防败毒散、柴胡桂枝汤、白虎汤化裁。方中柴胡、桂枝、荆芥、防风、白芷、柴胡、葱白疏散风寒、驱邪外出,黄芩、板蓝根、玄参、连翘、桔梗清热解毒利咽,石膏、葛根清泄阳明之热,藿香、炒苍术化湿和中,黄芪顾护正气,以防治疫毒进一步入里。各药相互配伍,使得外邪得散,内热得清,湿浊得化,患者服药3剂后诉诸症消除。

在使用经方时,杨教授常常教导我们:①中医治疗疾病过程中,治病用药不在贵贱,组方不在大小,而在于方证相应,辨证准确。只要能够准确辨证,选用合适的药物组合,就能取得显著的疗效。②经方既可以按照原方运用,也可以加减化裁。在临床实践中,往往需要根据患者的具体情况进行个性化辨证论治,以取得良好的疗效。③经典是中医的基础,而临床实践则是治疗的根本。传承经典是中医事业的关键,但创新是其灵魂。只有不断总结经验,结合现代医学理论进行创新,才能使中医不断发展。④对于对经方不敢用、不想用、不会用的情况,杨教授教诲学生们可以通过以下方法解决。首先,要精研经典,掌握要旨,深入领会重要的条文,熟读背诵;其次,善于学习,汲取经验,不断学习古今医家的临床经验,深入体会和感悟,并积极实践,不断总结,勤求古训,博采众方,对成功和失败的案例要及时总结经验和教训。通过这些方法,可以逐步增强对经方的认识和运用能力。

（范文撰写,金玲、欧阳敏凤修改）

七、胆结石治验二则

【医案一】

符某,女,42 岁,2022 年 6 月 3 日初诊。

主诉:反复右胁肋部胀痛 5 年余,再发 2 周。

现病史:患者 5 年余前出现进食油腻食物后发作右胁肋部胀痛,曾在外院行消化系统彩超检查提示胆囊结石。未曾系统诊治,症状反复,多于进食油腻食物后发作。2 周前因进食油腻后再次出现右胁肋部胀痛,伴有恶心、纳差,症状持续不缓解,遂于杨钦河教授门诊就诊。刻诊:右胁肋部胀痛,恶心,纳差,厌食油腻,易怒,无反酸、嗳气等,眠可,二便调。其舌质红苔黄腻,脉濡缓。

中医诊断:胁痛(肝郁化火,肝胆湿热证)。

西医诊断:胆囊结石。

治法:疏肝健脾,清利湿热。

处方:北柴胡颗粒 10 g,蒲公英颗粒 20 g,茯苓颗粒 15 g,金钱草颗粒 30 g,枳实颗粒 10 g,木香颗粒 12 g,白芍颗粒 12 g,郁金颗粒 20 g,虎杖颗粒 15 g,党参颗粒 20 g,白术颗粒 10 g,甘草颗粒 10 g,炒鸡内金颗粒 10 g。7 剂,水冲服,日 1 剂。

2022 年 6 月 10 日二诊:患者右胁肋部胀痛明显减轻,恶心、纳差、厌食油腻、易怒症状均减轻,无反酸、嗳气等,眠可,二便调。舌质红苔白腻,脉濡缓。症状减轻,治疗得当,但仍有湿热、气滞证候,守前方加茵陈颗粒 25 g 以清湿热,浙贝母颗粒 12 g 以祛痰湿,加陈皮颗粒 10 g、枳实颗粒 10 g、木香颗粒 12 g 以燥湿行气。

2022 年 6 月 17 日三诊:无右胁肋部胀痛,无恶心、纳差、厌食油腻、急躁易怒,时有汗出,无反酸、嗳气等,眠可,二便调。舌质红苔白腻,脉濡缓。患者症状缓解,守前方继续治疗;患者时有汗出,乃营卫失和之症,加桂枝颗粒 12 g、白芍颗粒 12 g 以调和营卫。7 剂,水冲服,日 1 剂。

2022 年 7 月 8 日四诊:无腹胀痛,无厌食油腻、急躁易怒,无多汗,纳可,眠可,二便调。症状明显缓解,效不更方,守前方继续服 14 剂。

半年后电话随访,患者诉半年来未再出现腹胀、腹痛等症状。

按语:胆结石属于中医学"胁痛""胆胀""黄疸""腹痛"等范畴。根据多年的临床经验,杨教授总结得出,胆石症多因情志不畅、饮食失节等导致肝胆疏泄失常,胆汁排泄受阻,瘀滞于胆内,日久成石。而"见肝之病,知肝传脾",病程日久,易致脾虚失运,因此,本案的基本治疗原则为疏肝健脾、清利湿热。方中以四逆散疏肝理气、养阴柔肝,加郁金增强疏肝解郁;四君子汤健脾补气;蒲公英、金钱草、虎杖清利湿热;鸡内金既有消结石的功效,又有消食之功,一举两得。诸药共奏疏肝健脾、清利湿热之功。另外,胆结石患者常伴有情志失调,所以临床中除药物治疗外,更要告知患者注意调整情志,放松心情。

【医案二】

张某,男,37 岁,2023 年 8 月 19 日初诊。

主诉:反复右胁肋部胀痛不适 1 年余。

现病史:患者 1 年余前开始出现右胁肋部胀痛,无明显规律,症状反复。于 2023 年 7 月在当地医院门诊检查,乙肝两对半提示乙肝表面抗原阳性。肝胆脾胰彩超示:符合肝右叶囊肿声像,肝内见一个无回声区,大小约 0.6 cm×0.5 cm×0.6 cm;符合胆囊结石声像,胆囊内见强回声团,大小约 1.3 cm×0.5 cm×1.1 cm。刻下症:右胁胀痛不适,胸闷,疲倦乏力,睡眠欠佳,难入睡、易醒,饮食、二便正常。其舌淡红苔白腻,脉沉弱。

既往史:有甲状腺癌手术史,术后复查无异常。

中医诊断:胁痛(脾虚湿阻,胆气不舒证)。

西医诊断:胆囊结石;乙肝表面抗原携带者。

治法:疏肝利胆,健脾祛湿,宁心安神。

处方:木香 15 g,青皮 12 g,郁金 15 g,佛手 10 g,法半夏 10 g,三七粉 9 g(冲服),茵陈 25 g,党参 30 g,黄芪 20 g,山药 30 g,炒麦芽 20 g,茯苓 20 g,麸炒白术 15 g,生姜 10 g,皂角刺 20 g,乌梅 15 g,炒酸枣仁 30 g,莲子 15 g,五味子 15 g,7 剂。水煎服,早晚 2 次,饭后温服,每日 1 剂。

2023 年 8 月 26 日二诊:患者服药 1 周后症状减轻,守方随证加减共治疗约 3 个月。

2023 年 11 月 18 日三诊:患者述自服用中药治疗以来胸闷已除,纳眠正常,生活作息规律,已恢复正常工作,除偶有大便稀溏外,已无不适。肝胆脾胰彩超示:胆囊切面体积不大,囊壁稍毛糙,其内可见一强回声团,后方有声影,改变体位可移动,大小约 9 mm×7 mm;胆囊附壁可见几个稍高回声,边界清,后方无声影,改变体位不移动,其中一个大小约 3 mm×2 mm。再予中药治疗 1 月余,无不适。

按语:本案患者诊断为"胆囊结石;乙肝表面抗原携带者"。初诊时患者时常感到胸闷不适,疲倦乏力,难入睡、半夜易醒,辨证为脾虚湿阻、胆气不舒之证,治以疏肝利胆、健脾祛湿、宁心安神,予以香砂六君子汤为主方加减。方用木香、青皮、郁金、佛手、法半夏、三七粉、茵陈疏肝利胆、理气化瘀;党参、黄芪、山药、炒麦芽、茯苓、白术、生姜健脾祛湿;皂角刺、乌梅软坚散结;炒酸枣仁、五味子、莲子宁心安神。服药 3 个月后,肝胆脾胰彩超提示肝囊肿消失,胆囊结石明显缩小,取得了满意疗效。

(劳思成撰写,胡四平修改)

八、慢性阴道炎治验一则

刘某,女,42岁,2022年4月1日初诊。

主诉:反复阴道瘙痒1年余,再发1周。

现病史:患者于1年余前开始出现同房后或月经后阴道瘙痒,伴有白带增多,白带色黄,有腥臭味。2021年9月曾在本院妇科行白带常规检查示:清洁度Ⅳ,白细胞+++,滴虫(-),霉菌(-)。予妇科千金片治疗好转,但症状反复发作。1周前患者上述症状再发,持续不缓解,遂于2022年4月1日到杨钦河教授门诊就诊。刻诊:阴道瘙痒,白带较多,色黄,腥臭,疲劳乏力,纳差,眠一般,二便调。其舌质红苔白腻,脉滑数无力。

中医诊断:带下病(脾气亏虚,湿热下注证)。

西医诊断:慢性阴道炎。

治法:清热解毒,祛湿止痒,补气健脾。

处方:黄柏12 g,白术15 g,麦冬10 g,盐女贞子10 g,炙甘草5 g,山药15 g,黄芪15 g,党参15 g,天麻10 g,白茅根15 g,茯苓15 g,薏苡仁15 g,土茯苓30 g,蒲公英15 g,白花蛇舌草15 g。7剂,水煎服,日1剂。

2022年4月8日二诊:患者述阴道瘙痒好转,白带色淡黄,无腥臭味,量较前减少,质较前稀薄,但在同房后阴道瘙痒略加重,疲劳乏力减轻,心情烦躁,纳一般,二便调,其舌质淡红苔白腻,脉滑。守上方山药加至30 g,以增强健脾除湿止带之功;白带色变浅,去白茅根、土茯苓;心烦,加柴胡10 g、白芍12 g以疏肝解郁、养血柔肝。7剂,水煎服,日1剂。

2022年4月15日三诊:阴道瘙痒基本缓解,白带色白、量少,症状缓解,效不更方,守前方7剂以巩固疗效;并予外用方外洗,以燥湿止痒。具体如下:蛇床子30 g,枯矾60 g,百部15 g,花椒10 g,羌活10 g,黄柏15 g,苦参30 g,黄连15 g,苍术10 g。3剂,外洗,日1剂。

2022年5月20日四诊:患者诉服中药及外洗后阴道无瘙痒,无明显不适。守前方7剂,巩固治疗。3个月后电话随访,患者阴道瘙痒无复发。

按语:阴道炎属中医"带下病""阴痒"等范畴,具有反复发作、不易治愈的特点,常伴有月经不调、闭经、不孕等。王孟英《沈氏女科辑要》曰:"带下,女子生而即有,津津常润,本非病也"。《傅青主女科》中曰"夫带下俱是湿症"。杨钦河教授认为脾肾亏虚,湿邪内盛是带下病的病机关键。湿有内湿、外湿之分,遇经期、产后等女子体虚之时,外感湿邪乘虚内侵胞宫,导致任脉损伤,带脉失约,发为带下病;内湿的产生与脏腑气血功能失调有关,如脾虚运化失职,水湿内停,下注任带,肾阳不足,气化失常,水湿内停。临证中需辨明脾虚、肾虚、湿热、寒湿的矛盾主次。如以脾虚为主,则处方以健脾补气为主,辅以燥湿、化湿;若证属肾阳不足,则治以温肾化水为主;若急性发作,白带色黄,瘙痒明显,辨证为湿热下注者,则需清利湿热,同时注意顾护正气;辨证为寒湿带下则需温阳化水、燥湿止带。

　　本案患者为慢性阴道炎急性发作,辨证为脾气亏虚、湿热下注证,予黄柏、白茅根、土茯苓清热除湿,蒲公英、白花蛇舌草清热解毒,党参、白术、山药、茯苓、薏苡仁健脾除湿,黄芪、党参、山药补益脾气,取得了满意的治疗效果。

(金玲撰写,胡四平、王凤珍修改)

九、失眠治验二则

【医案一】

何某,女,54 岁,2022 年 10 月 3 日初诊。

主诉:睡眠不佳 1 年余,头晕 1 周。

现病史:患者 1 年余前因家庭矛盾导致心情不佳,随后出现失眠,主要表现为入睡困难。长期服用安眠药治疗,仍睡眠欠佳,严重时彻夜难眠。1 周前因家庭琐事,导致失眠加重,并出现头晕。遂求诊于杨教授门诊。刻诊:失眠,入睡困难,躺下 3～4 小时方能入睡,睡眠轻浅,易醒,醒后难以再次入睡,头晕,呈晕沉感,疲劳乏力,时有胸闷、心悸,胃口一般,大小便正常,其面色晦暗,舌淡暗苔薄白,舌底脉络迂曲,脉弦细。既往有乙肝病毒携带病史、冠心病病史,自述 2022 年 4 月 4 日曾出现一过性的晕厥,醒后如常人。入院检查发现脂肪肝、肝囊肿、脑动脉硬化、颈椎病、双侧椎动脉内径变小、双侧乳腺囊肿。

中医诊断:不寐(气虚血瘀,心神不安证)。

西医诊断:失眠(非器质性)。

治法:补气活血,养心安神。

处方:黄芪 30 g,当归 6 g,赤芍 12 g,地龙 10 g,川芎 10 g,红花 10 g,桃仁 10 g,丹参 30 g,葛根 30 g,龙齿 20 g,酸枣仁 30 g,柏子仁 20 g,麦冬 30 g。7 剂,日 1 剂,水煎内服。

2022 年 10 月 10 日二诊:患者诉睡眠改善,无头晕,无胸闷、心悸,乏力减轻,效不更方,守前方续 7 剂。

按语:不寐,是以经常不能获得正常睡眠为特征的一类病证。多为情志所伤、饮食不节、劳逸失调、久病体虚等因素引起脏腑机能紊乱,气血失和,阴阳失调,阳不入阴而发病。病位主要在心,涉及肝胆脾胃肾,病性有虚有实,且虚多实少。治疗以补虚泻实,调整脏腑阴阳为原则。《素问·逆调论》:"阳明者胃脉也,胃者六府之海,其气亦下行,阳明逆不得从其道,故不得卧也。下经曰'胃不和则卧不安',此之谓也。"本案患者失眠、头晕、神疲乏力,舌质暗,舌底脉络迂曲,脉弦细。辨证为气虚血瘀、心神不安。其病机为素体正气亏虚,气虚不能运行血液,导致瘀血内阻;心血瘀阻,心失所养,导致神志不安,故失眠,气血不能上荣清窍,故头晕。予当归、赤芍、地龙、川芎、红花、桃仁活血化瘀;黄芪补气;丹参活血祛瘀、清心除烦;葛根、麦冬滋阴生津,除烦安神;酸枣仁、柏子仁养肝、安神、润肠通肠;龙齿镇静安神。切中病机,疗效显著。杨教授指出,不寐的病机虚实夹杂,一定要通过症状、体征,辨明寒热虚实的本质,切中病机,往往收效迅速。

【医案二】

陈某,男,68 岁,2023 年 2 月 10 日初诊。

主诉:反复失眠 2 年余,加重 2 月余。

现病史:患者 2 年余前开始反复出现失眠,入睡困难,长期靠服用安眠药入睡,伴有焦虑、烦躁、郁闷。2 个月前因家庭琐事导致心情不佳,失眠加重,有时彻夜不眠。遂求诊于杨教授门诊。刻诊:失眠,入睡困难,烦躁、焦虑、郁闷,耳鸣,口干口苦,纳可,小便可,大便长期不成形。其舌红苔薄黄,脉弦。

中医诊断:不寐(肝火上炎证)。

西医诊断:失眠。

治法:疏肝解郁、兼清郁热、宁心安神。

处方:牡丹皮 10 g,栀子 10 g,北柴胡 15 g,白芍 15 g,当归 10 g,茯神 20 g,麸炒白术 15 g,薄荷 10 g,炙甘草 5 g,酒女贞子 15 g,丹参 30 g,熟地黄 10 g,连翘 15 g,牡蛎 40 g(先煎),肉桂 10 g。共 7 剂,煎服,每日 1 剂。

2023 年 2 月 17 日二诊:服 5 剂药后症状明显改善,躺下 1 小时左右可入眠,烦躁减轻,焦虑感减轻,口干口苦明显减轻。查体舌红减退、苔白,脉略弦。守前方再予 7 剂。

按语:《景岳全书·不寐》:"如痰如火,如寒气水气,如饮食忿怒之不寐者,此皆内邪滞逆之扰也……思虑劳倦,惊恐忧疑,及别无所累而常多不寐者,总属真阴精血之不足,阴阳不交,而神有不安其室耳。"患者因情志所致,肝郁气滞,郁而化火,肝火上炎,神明失养,故予疏肝解郁、兼清郁热、宁心安神为法。患者为老年男性,反复失眠伴耳鸣,遂于丹栀逍遥散基础上加女贞子、熟地黄、肉桂补益肝肾,丹参清心除烦,连翘清热解毒,牡蛎滋阴潜阳、镇惊安神,治疗得当,效果良好。

杨教授指出,治疗不寐应掌握 3 个要领:①注意调整脏腑气血阴阳的平衡。如补益心脾,应佐以少量醒脾运脾药,以防碍脾;交通心肾,用引火归元的肉桂其量宜轻;疏肝清肝,注意养血柔肝,以体现"体阴用阳"之意。"补其不足,泻其有余,调其虚实",使气血调和,阴平阳秘。②强调在辨证论治基础上施以镇静安神。根据虚实调整镇静安神药物用量,体虚者慎用,用量宜轻。③注意精神治疗的作用。消除顾虑及紧张情绪,保持精神舒畅。

(皮大锦撰写,胡四平修改)

十、口腔黏膜白斑治验二则

【医案一】

黄某,男,65 岁,2022 年 4 月 11 日初诊。

主诉:口腔不适伴有白色斑块半月余。

现病史:患者为住院患者,因"口腔不适伴有白色斑块半月余"入院口腔科。入院诊断:①口腔黏膜白斑;②口腔扁平苔藓。患者入院经治疗后仍有口腔内不适感、口腔黏膜白斑,为求中医诊治,遂请杨教授会诊。刻诊症见:舌遇热、辛辣之物时感火辣感,口唇火辣感,口腔黏膜白斑,伴有体倦乏力,颈部、腰部疼痛,偶伴咳嗽,有痰,色黄。胃口一般,睡眠尚可,易醒,偶尔入睡困难,大便稀烂,每天 1 次,小便正常。有抽烟、熬夜、喝酒的习惯。查体:口腔黏膜、舌体处可见 5 处白斑,触痛,无出血。其舌淡红,苔黄白相间,脉滑。

中医诊断:口疮(中焦湿热证)。

西医诊断:口腔黏膜白斑。

治法:清热燥湿。

处方:苍术 12 g,黄柏 12 g,苦杏仁 10 g,薏苡仁 30 g,陈皮 12 g,姜半夏 12 g,茯苓 15 g,甘草 6 g,白术 12 g,厚朴 12 g,白花蛇舌草 20 g,黄连 5 g,枳实 10 g,竹茹 10 g,山慈菇 12 g。共 7 剂。用法:煎服,每日 1 剂。

2022 年 4 月 18 日二诊:口腔不适感减轻,口腔内白斑减少,无体倦乏力,颈部、腰部疼痛明显减轻,无咳嗽。胃口一般,睡眠较前改善,大便稀烂,每天 1 次,小便正常。舌红,苔黄白相间。效不更方,守前方再予 7 剂。嘱其减少喝酒、抽烟。

2022 年 4 月 28 日三诊:患者口腔内白斑较前继续减少,舌遇热、辛辣之物时火辣感继续减轻,咳嗽症状较前改善,仍伴有痰,色黄,有咽阻感。胃口一般,偶伴腹胀,无口苦,伴有口干,睡眠可,易醒,大便稀,每天 1 次,小便正常。查体:口腔黏膜、舌苔处可见 3 处白斑,触痛轻,触痛无出血。脉弦细。辅助检查结果:2022 年 4 月 11 日取口腔黏膜白斑软组织做病理检查未发现异常。守前方去陈皮、茯苓、枳实,加土茯苓 15 g、焦山楂 10 g、山慈姑 12 g、山药 15 g、葛根 20 g、麦冬 20 g、淡竹叶 10 g、金银花 10 g。7 剂。嘱戒烟,戒酒,戒辛辣、煎炸、燥热之食物。

2022 年 5 月 5 日随诊,诉口腔不适、口腔内白斑基本消退。

按语:口腔黏膜白斑是一种主要发生于颊、舌部黏膜的慢性非传染性疾病,外形多为白色或灰白色斑块状损害,也可表现为红白间杂。上皮异常增生是口腔黏膜白斑主要的病理改变特点,因此其具有潜在的癌变风险。本案患者因长期吸烟、饮酒,致聚生湿热,湿热阻中焦,熏蒸皮肤黏膜所致口腔黏膜白斑,脾虚湿困,故体倦乏力、睡眠欠佳。逐予以清热燥湿为法。黄柏、黄连清热燥湿,陈皮、姜半夏、苍术、薏苡仁、茯苓健脾利湿,行气化痰;竹茹清热化痰;厚朴、枳实行气导滞;白花蛇舌草抗癌、清热解毒;山慈菇抗癌、消肿祛瘀。湿热毒邪去除,病自痊愈。杨教授指出,口腔黏膜白斑可能导致癌前病变,要积极治疗,辨明虚实,切中病机,方能收效。为防癌变,用白花蛇舌草、山慈菇解毒抗癌,常能起到良好的疗效。另外嘱患者戒除不良生活习惯,戒烟、戒酒,注意作息,定期复诊。

【医案二】

周某,女,70 岁,2022 年 5 月 17 日初诊。

主诉:自觉口唇火辣,口腔黏膜白斑 1 年。

现病史:患者 1 年前无明显诱因出现口唇火辣、口干,进食高温食物加重,口腔黏膜白斑无触痛、出血,口中反酸,偶伴咳嗽,有痰,色白。舌红偏暗、苔有瘀点,脉弦细弱。既往史:否认高血压、糖尿病病史,有双向情感障碍、焦虑状态。

中医诊断:口疮(肝气郁结证)。

西医诊断:口腔黏膜白斑。

治法:疏肝解郁,宁心安神。

处方:北柴胡、白芍、郁金、茵陈、土茯苓、山慈菇、白花蛇舌草、麦冬、地黄、煅龙骨、煅牡蛎、石决明、牡丹皮、栀子、枸杞子、黄芪、合欢皮、甘草、茯苓、紫苏梗。

2022 年 5 月 30 日二诊:下午仍有口唇火辣感,其余时间基本缓解。舌红偏暗苔薄,脉弦细弱。治法:疏肝解郁,健脾安神。处方:北柴胡、白芍、郁金、茵陈、山慈菇、白花蛇舌草、麦冬、地黄、煅龙骨、煅牡蛎、石决明、丹参、玉竹、枸杞子、黄芪、合欢皮、甘草、茯苓、紫苏梗、百合、赤芍、炒酸枣仁。

2022 年 7 月 5 日三诊:下午仍有口唇火辣感,其余时间基本缓解。口服中药后,大便日行 2 次。治法:清肝泻火,宁心安神。处方:灵芝、白芍、郁金、茵陈、山慈菇、白花蛇舌草、麦冬、地黄、莲子、煅牡蛎、石决明、丹参、玉竹、茯神、黄芪、合欢皮、甘草、茯苓、紫苏梗、百合、赤芍、炒酸枣仁。

2022 年 7 月 12 日四诊:左侧白斑颜色变淡,右侧白斑面积变小,舌红苔薄,脉沉细。治法:清肝泻火,宁心安神。处方:灵芝、白芍、郁金、茵陈、山慈菇、白花蛇舌草、麦冬、地黄、莲子、煅牡蛎、石决明、丹参、玄参、茯神、黄芪、合欢皮、甘草、茯苓、紫苏梗、百合、枸杞子、炒酸枣仁、川芎。

2022 年 7 月 19 日五诊:下午舌头发热,舌红苔白,脉弦细。治法:清肝利湿,滋阴安神。处方:灵芝、郁金、淡竹叶、茵陈、山慈菇、白花蛇舌草、麦冬、地黄、莲子、煅牡蛎、石决明、丹参、玄参、茯神、合欢皮、白茅根、木香、紫苏梗、百合、蒲公英、炒酸枣仁、太子参、天麻、钩藤。

2022年8月16日六诊:左侧白斑逐渐变浅,边界变窄;右侧白斑消失,下午舌头火辣感较前减轻,口干、口苦较前减少,二便调,易醒,醒后可入睡。舌红苔薄,脉弦弱。处方:灵芝、郁金、淡竹叶、茵陈、山慈菇、白花蛇舌草、麦冬、地黄、党参、煅牡蛎、菊花、丹参、玄参、葛根、合欢皮、白茅根、木香、紫苏梗、百合、蒲公英、炒酸枣仁、甘草片、天麻、钩藤、北沙参。

2022年8月23日七诊:双侧口腔黏膜白斑较前变淡,面积明显缩小。二便调。舌红苔薄,脉缓略弦。处方:灵芝、郁金、淡竹叶、茵陈、山慈菇、白花蛇舌草、麦冬、地黄、党参、煅牡蛎、菊花、丹参、玄参、葛根、合欢皮、白茅根、木香、紫苏梗、百合、蒲公英、炒酸枣仁、甘草片、天麻、钩藤、北沙参、莲子。

2022年10月4日八诊:左侧仍余一二白斑,右侧白斑消失,舌头少许火辣感,口苦,夜间口干,易怒,二便调。舌红偏暗、苔薄,脉弱。处方:牡丹皮、郁金、琥珀、茵陈、山慈菇、白花蛇舌草、麦冬、地黄、黄芪、煅牡蛎、菊花、玄参、土鳖虫、木香、百合、蒲公英、甘草片、天麻、钩藤、北柴胡、蝉蜕、白芍、酒黄精。北柴胡、郁金:疏肝解郁,使肝气调达。白芍:养血柔肝,缓急。茵陈、土茯苓、山慈菇、白花蛇舌草:清热泻肝火。麦冬、地黄、煅龙骨、煅牡蛎、石决明、合欢皮:滋阴潜阳,宁心安神。牡丹皮、栀子:清热凉血。枸杞子:补肝肾。黄芪、甘草:调和脾胃。紫苏梗:理气宽中。

按语:口腔黏膜白斑常分为脾胃积热型、心火上炎型、阴虚火旺型、脾胃气虚型等,其治疗各不相同。口腔黏膜白斑以实证、热证居多。实证多为心脾内热上炎或外感湿热,虚证多为阴虚火旺或气虚。本患者因情志多焦虑、抑郁,肝气郁结,久而化火,蒸灼口腔皮肤所致。肝火上炎,神失濡养导致失眠。故疏肝解郁,宁心安神。口腔黏膜白斑以实热证居多,可酌情加黄芩、连翘、黄连、金银花、栀子等药材一起治疗。患者口腔黏膜白斑后的饮食也需要特别注意,不能吃辛辣刺激的食物,以清淡易消化的饮食为主,避免加重口腔黏膜白斑。

（皮大锦撰写,胡四平修改）

十一、痛风性关节炎治验二则

【医案一】

陈某,男,39 岁,2021 年 5 月 9 日初诊。

主诉:左侧踝关节肿痛 1 天。

现病史:1 天前患者无明显诱因出现左侧踝关节红、肿、热、痛,活动困难,无发热、恶寒。既往病史:述半年曾有痛风病史。体格检查:左侧踝关节红、肿,活动受限,局部皮温升高,压痛(+);舌淡红,苔薄白微黄,脉沉细。辅助检查:尿酸 472 μmol/L。

中医诊断:痹证(湿热痹阻证)。

西医诊断:痛风性关节炎。

治法:清利湿热、通利经脉、消肿止痛。

处方:四妙散合防己黄芪汤加减。炒苍术 10 g,黄柏 15 g,川牛膝 15 g,土茯苓40 g,薏苡仁 30 g,黄芪 15 g,白术 15 g,防己 20 g,茯苓 20 g,秦艽 15 g,忍冬藤 20 g,白芷10 g,白芍 20 g,白茅根 20 g,姜黄 15 g,炙乳香 10 g,炙没药 10 g,醋延胡索 15 g,防风10 g,徐长卿 15 g,砂仁 10 g(后下)。14 剂,水煎服,日 1 剂。

二诊:患者自诉踝关节疼痛明显好转。舌淡红,苔薄白,脉沉细。方药:效不更方,继进 14 剂。关节肿痛消除。

按语:痛风性关节炎属于痹证中的热痹,《黄帝内经》所言五脏痹、六腑痹、奇恒之腑痹、五体肢节痹,反映了痹证的基本内容,可见痹证有广义和狭义的不同,又分外痹与内痹。痹者闭也。广义的痹证,泛指机体正气不足,卫外不固,邪气乘虚而入,脏腑经络气血为之痹阻而引起的疾病,包括《黄帝内经》所指的肺痹、心痹等脏腑痹及肉痹、筋痹等络痹。狭义的痹证,即指其中的肢体经络痹,是以肌肉、筋骨、关节发生疼痛、麻木、重着、屈伸不利,甚至关节肿大、灼热为主要临床表现的病证。

邪气痹阻经络,气血运行不畅,不通则痛,故祛邪活络、缓急止痛为本病的治疗原则。中医认为正气不足是本病的重要原因,久病耗伤正气而虚实夹杂者,应扶正祛邪,且扶正有助祛邪。风邪胜者或久病入络者,祛风的同时应佐养血之品,正所谓"治风先治血,血行风自灭"也;寒邪胜者,则应温经散寒通络;湿邪胜者,佐以健脾益气之品,使脾旺则能胜湿;热邪胜者,应清热祛邪,佐以凉血养阴之品,以防热灼营阴而病深难解。益气养血、滋补肝肾是虚证、顽痹的重要治法。结合此患者症状分析,辨证应属热痹范畴,本证方用四妙散合防己黄芪汤加减,四妙散偏重于清热利湿,具有清利湿热、通利经脉、消肿止痛之功,而防己黄芪汤则偏重于益气固表和健脾利水,治疗表虚不固、外受风邪、水湿郁于肌表经络的症状,两方合用,内外湿邪并除,从而达到治疗的目的。

【医案二】

苏某,男,41岁,2022年10月25日初诊。

主诉:左膝、踝关节反复肿痛1月余。

现病史:患者诉1月余前因饮食不节出现左侧膝关节、左踝关节肿胀、疼痛,活动受限,肤温不高,无发热、恶寒。纳眠可,二便调。既往病史:痛风性关节炎病史2年。查体:舌淡胖,苔薄黄,脉沉。

中医诊断:痹证(湿热痹阻证)。

西医诊断:痛风性关节炎。

治法:清热利湿、通络止痛。

处方:四妙散加减。麸炒苍术10 g,黄柏10 g,川牛膝10 g,薏苡仁30 g,土茯苓15 g,绵萆薢15 g,秦艽10 g,威灵仙10 g,白芍10 g,甘草片10 g,防己10 g,泽泻10 g,茯苓10 g。7剂,水煎服,日1剂。

2022年11月1日二诊:左膝关节、踝关节疼痛较前缓解。纳眠可,二便调。舌淡胖,苔薄黄,脉沉。方药:上方加桂枝12 g,猪苓12 g,车前草15 g,白茅根15 g。7剂,日1剂,水煎服。

2022年11月15日三诊:关节疼痛明显好转。舌淡胖,苔薄黄,脉沉细弱。方药:效不更方。7剂,日1剂,水煎服。

按语:痹证是指人体机表、经络因感受风、寒、湿等引起的以肢体关节及肌肉酸痛、麻木、重着、屈伸不利,甚或关节肿大、变形等为主症的一类病证。临床上有渐进性或反复发作性的特点。主要病机是气血痹阻不通,筋脉关节失于濡养。痹证与外感风、寒、湿之邪和人体正气不足有关。风、寒、湿等邪气,在人体卫气虚弱时容易侵入人体而致病。汗出当风、坐卧湿地、涉水冒雨等,均可使风、寒、湿等邪气侵入机体经络,留于关节,导致经脉气血闭阻不通,不通则痛,正如《素问·痹论》所说:"风寒湿三气杂至,合而为痹"。根据感受邪气的相对轻重,常分为行痹(风痹)、痛痹(寒痹)、着痹(湿痹)。

痛风性关节炎在中医中又称为"浊瘀痹",现代医学认为与嘌呤代谢紊乱和(或)尿酸排泄减少所致的高尿酸血症直接相关。中医认为痛风发病的关键"尿酸过多"属于中医"湿浊"邪气之患,认为与肾虚水湿分化功能失调,湿浊排出不利有关。若加上饮酒过多或多食肥甘厚味、疲劳房事过多使肾气进一步虚损,促使湿浊之邪流于关节、肌肉,湿邪久留体内,郁而化热,导致气血瘀阻、不通则痛,形成湿热痹,产生关节红、肿、疼痛,结节甚至关节畸形的表现。

结合该患者临床表现,诊断为湿热痹,方用四妙散加味,配合土茯苓、绵萆薢、威灵仙等祛风湿、通经络等药味,相互配合,共同发挥清热利湿、疏风通络的功效。患者在日常生活中应当注意控制饮食,低嘌呤、低脂、低盐、低蛋白饮食,并应戒酒,以防痛风急性发作,并有利于尿酸排泄。

（宋庆良撰写,胡四平修改）

十二、强直性脊柱炎治验二则

【医案一】

梁某,男,43岁。2022年4月16日初诊。

主诉:反复腰痛18年余。

现病史:患者诉18年前无明显诱因出现腰痛,活动欠佳,经休息后缓解,但反复发作,晨起腰部僵硬不适,遇冷加重,夜间痛醒。二便正常,饮食正常,睡眠欠佳,舌淡红苔薄白,脉沉细。既往史:有胃溃疡病史、乙肝病史,乙肝经治疗病毒已转阴,肝功能正常。

中医诊断:腰痛(肝肾不足证)。

西医诊断:强直性脊柱炎。

治法:补益肝肾,疏风祛湿。

处方:防己黄芪汤合独活寄生汤加减。防己20 g,黄芪15 g,茯苓15 g,土茯苓40 g,海风藤30 g,苍术(炒)10 g,黄柏15 g,薏苡仁30 g,盐牛膝15 g,千斤拨20 g,五指毛桃20 g,白芍30 g,熟地黄20 g,盐杜仲20 g,桑寄生20 g,丹参30 g,甘草片15 g,延胡索(醋)15 g,秦艽15 g,木香10 g(后下),茵陈20 g。7剂,日1剂,水煎服。

2022年4月24日复诊:患者述睡眠情况明显好转,腰痛缓解,舌淡红苔薄白,脉沉细。继守上方,7剂,日1剂,水煎服。

按语:强直性脊柱炎属本虚标实之证,西医常使用激素、免疫抑制剂、非甾体抗炎药,药物有效,但不良反应多。杨教授总结相关病案经验后发现独活寄生汤、防己黄芪汤对风湿病有较好的疗效。补肝肾、强筋骨,与督脉扶阳、大补肾阳相得益彰,用姜灸督脉,温补先天阳气化生之原,祛风通络。

本案患者病机关键在于肝肾不足而外有风湿,故用防己黄芪汤合独活寄生汤加减治疗。防己、黄芪:益气除湿,利水消肿,补气健脾,祛风止痛。黄柏、苍术、薏苡仁、牛膝(四妙丸):清热利湿。桑寄生、(盐)杜仲、茯苓、白芍、熟地黄、甘草、秦艽(独活寄生汤):祛风湿,止痹痛,益肝肾,补气血。海风藤:祛风湿,通经络,止痹痛。千斤拨:祛风利湿,消瘀解毒。五指毛桃:健脾补肺,利湿疏筋。延胡索(醋)、木香、丹参:行气活血,镇静止痛。茵陈:清利肝胆。此外还应注重关节功能锻炼。因强直性脊柱炎易累及胸椎、腰椎、颈椎、髋部等中轴关节,严重者可致脊柱强直,严重影响患者的日常工作及生活,所以配合关节的功能锻炼是十分重要的。

【医案二】

杨某,女,34岁,2022年5月首诊。

主诉:反复腰痛9月余,加重2天。

现病史:患者9月前出现腰痛,之后反复发作。2天前因步行过久复发腰痛,伴右侧臀部牵涉痛,夜间疼痛加重,彻夜难眠。腰部活动困难,前屈、后伸、旋转皆受限,伴右侧下肢外侧明显放射痛,放射至膝关节内,无法行走,需坐轮椅。检查:双侧腰肌紧张,各腰椎椎旁皆有明显压痛,右侧直腿抬高试验(+)。舌淡暗,苔白腻,脉沉。辅助检查:HLA-B27(+)。

中医诊断:痹症(寒湿阻络,肝肾亏虚证)。

西医诊断:强直性脊柱炎。

治法:疏风散寒,通络止痛。

处方:独活寄生汤加减。独活15 g,寄生15 g,杜仲12 g,川断12 g,牛膝12 g,防风9 g,秦艽12 g,细辛3 g,肉桂6 g(后下),川芎9 g,当归9 g,白芍9 g,熟地黄12 g,木瓜15 g,茯苓12 g,甘草9 g。7剂,日1剂,水煎服。加督脉灸治疗。

按语:独活寄生汤出自孙思邈的《备急千金要方》,现代研究表明独活寄生汤具有抗炎、镇痛的作用,可明显改善微循环及调节免疫功能。现代中医针灸、督脉灸也是治疗强直性脊柱疗效确切的手段之一。现代研究发现督脉灸能减慢HLA-B27基因复制。杨钦河教授在治疗强直性脊柱炎方面,坚持针灸、药物、运动三者相结合,在其编写《常见老年病中医证治》的类风湿关节炎章节,介绍了长蛇灸与温针治疗类风湿关节炎的方法。

中医药治疗强直性脊柱炎有诸多方法,病情较轻者,通过单纯中药治疗病情即可缓解,但对于一些急剧进展型强直性脊柱炎患者,单纯中药治疗并不能控制病情的发展,应多法同用以提高强直性脊柱炎的治疗效果,而不拘泥于一法。

本案辨证分析为寒湿痹,方用独活寄生汤加减治疗,方中独活辛苦微温,长于祛下焦风寒湿邪,蠲痹止痛,为君药。防风、秦艽祛风胜湿;肉桂温里祛寒;细辛辛温发散,祛寒止痛,均为臣药。佐以寄生、杜仲、川断补益肝肾,强壮筋骨;牛膝活血祛瘀通络,又可以引诸药下行;川芎、当归、白芍、熟地黄以活血养血,取"治风先治血,血行风自灭"之意;木瓜舒筋活络,除湿和胃,既能温散风湿,又能补阴津,使筋有所养;茯苓健脾宁心。甘草为使调和诸药。诸药相伍,使风寒湿邪俱除,气血充足,肝肾强健,腰痛得以缓解。

(宋庆良撰写,胡四平修改)

十三、神经性耳鸣治验二则

【医案一】

谢某,女,34岁,2022年4月12日首诊。

主诉:反复耳鸣2周。

现病史:患者述2周前无明显诱因出现耳鸣,呈吱吱作响,无伴头痛、头晕、目眩,休息后症状未减轻,听力欠佳,体倦乏力,腰部酸软不适。大便稀烂,容易腹泻,睡眠欠佳,平素作息不规律时有情绪不稳。1个月前因月经量多,予以曼月环治疗,至今月经未来潮。舌淡尖红,舌苔厚腻偏黄,脉弦细。

中医诊断:耳鸣(脾肾亏虚证)。

西医诊断:神经性耳鸣。

治法:健脾升阳,补肾通经,燥湿清热。

处方:补肾聪耳方合交泰丸加减。丹参30 g,川芎12 g,郁金15 g,葛根40 g,石菖蒲15 g,杜仲20 g,桑寄生15 g,炒山药30 g,山茱萸15 g,益智仁15 g,黄连6 g,肉桂3 g(后下),龙齿30 g(先煎),党参20 g,炒白术10 g,炒酸枣仁15 g。14剂,水煎服,日1剂。

2022年4月26日复诊:患者述口服中药配合针灸、颈椎推拿治疗后症状减轻,但因感冒症状反复,曾到南方医科大学附属南方医院就诊,听力测试较前改善。经口服药物治疗,感冒未愈,听力模糊,伴鼻塞、咳嗽,咳痰色黄,无咽痛,无发热,但时感全身不适。舌淡红,苔薄白,脉弦浮。方药:上方去益智仁、黄连、肉桂,加虎杖、黄芪、黄芩、升麻。丹参30 g,川芎12 g,郁金15 g,葛根40 g,石菖蒲15 g,杜仲20 g,桑寄生15 g,山药30 g,山茱萸15 g,龙齿30 g(先煎),党参20 g,炒白术10 g,炒酸枣仁15 g,虎杖20 g,黄芪20 g,黄芩10 g,升麻10 g。14剂,水煎服,日1剂。另以连花清瘟颗粒、咳特灵胶囊对症处理。

按语:神经性耳鸣是临床常见耳部疾病,病因尚未明确,发病早期1周至1个月内治疗,疗效较好,一般1～3年后出现听力明显下降,甚至继发耳聋。该病病情易反复,迁延不愈。

中医认为脾胃是气血生化之源,脾主运化,胃主受纳,两者共同负责食物的消化吸收,转化为气血以滋养全身。脾胃虚弱可能导致气血生化功能不足,耳窍失去气血的濡养,进而出现耳鸣。脾主升清,脾气虚弱可能导致清阳不升,耳窍失养,发为耳鸣。脾虚可能导致运化功能失常,湿浊内生,痰湿上壅,阻塞耳窍,引起耳鸣。药用丹参、川芎活血祛瘀通络,改善供血;郁金疏肝解郁;葛根生发清阳;石菖蒲、益智仁化痰开窍;龙齿、酸枣仁安定神志;山茱萸、杜仲、桑寄生滋补肝肾,强筋骨;党参、白术、山药健脾气,使肝肾精血充养有源;虎杖、黄芩、黄连清热除湿,泻火解毒;黄芪、升麻升阳举陷;肉桂纳气归肾,引火归元。诸药合用,以健脾养肝益肾,解郁通络开窍为主。配合针灸、颈椎推拿,疏筋通络,相得益彰,故能取得满意疗效。

【医案二】

梁某,女,37岁。2022年4月25日初诊。

主诉:睡眠欠佳伴听力下降3年。

现病史:患者诉3年前因产后加之工作紧张,出现睡眠欠佳,入睡困难,易醒,耳鸣如蝉响。2年前遇天气变冷,突发耳鸣加重,左侧听力明显下降,听力仅存40%,伴头晕、头痛,平素月经正常。舌淡胖有齿印,脉沉细。

中医诊断:耳聋(肝肾不足,心脾两虚证)。

西医诊断:神经性耳鸣。

治法:补肾填精,益气升阳,祛瘀通窍。

处方:六味地黄汤加减。盐山茱萸15 g,山药20 g,熟地黄15 g,茯苓15 g,牡丹皮10 g,川芎15 g,粉葛60 g,黄芪40 g,当归10 g,白术15 g,虎杖15 g,升麻10 g,枸杞子15 g,石菖蒲15 g,郁金10 g,炙甘草10 g,磁石(煅)60 g(先煎),蒲黄炭30 g,桂枝15 g。7剂,水煎服,日1剂。

2022年5月3日复诊:患者述睡眠明显改善,听力下降症状有所缓解,舌淡胖有齿痕,脉沉细。效不更方,遂守上方继续治疗。7剂,水煎服,日1剂。

按语:暴聋,中医病名。系指耳内骤感胀闷堵塞,听力急剧下降的急性耳病。《灵枢·寒热病》已提到本证的针灸治疗:暴聋气蒙,耳目不明,取天牖。《针灸甲乙经》进而提到"卒气聋,四渎主之"。之后从唐代的《备急千金要方》到清代的《神灸经纶》多部针灸著作中都有针灸治疗本病证的内容。现代医学中某些急性听力减退或丧失的病症以及癔病性耳聋等可归入本证范畴。中医认为本病多因风热邪毒由口鼻而入,侵袭胆经,阻滞经气,致耳窍闭塞不通而听力剧降;亦有因情志过极,肝失疏泄,郁而化火,循肝胆经脉上窜耳窍,发为暴聋。本案患者因产后气血两虚,作息不规律,外感风寒爆发所致,治宜补肝肾,行气活血通经。

暴聋也是多种疾病的常见症状之一,如能及时治疗引起暴聋的各种疾病,则听力可以提高、恢复或不继续加重。有些暴聋患者非其他疾病所并发,即临床所称突发性聋。如能在发病1周内开始进行正确治疗,80%以上可以痊愈或提高听力。病程超过1个月者,也不应放弃治疗,因为此时病变可能仍在恢复过程中。若延误治疗,会明显影响听力的恢复。若放弃治疗,往往可导致终生耳聋。治疗期间应定期或根据患者的主观感觉反复做听力检查,对听力尚在逐步改善者,不论病程已有多久,治疗均不宜中断。若多次复查听力均无改善者,可按渐聋治疗。

　　该患者因长期劳累、睡眠障碍,精不上承,髓海空虚,水不上济,清气不升,耳窍不通,导致耳鸣耳胀、耳聋耳闷;又阴损及阳,肾阳也虚,髓不充脑,故见头晕、头痛。以六味地黄汤滋阴补肾填精,精气充沛,则髓海得以填充,耳窍得以充养。磁石聪耳明目、石菖蒲化浊开窍;升麻升阳养阴清头目;又久必成瘀,瘀则血行不畅,故加郁金、蒲黄炭活血祛瘀,如是则共达耳窍通、听觉敏。

（宋庆良撰写,邓远军修改）

十四、脏躁治验二则

【医案一】

刘某,女,52岁,2022年8月9日初诊。

主诉:子宫切除术后3月余,反复潮热、盗汗2个月。

现病史:患者述近2个月来出现潮热,下午3点左右开始,蒸蒸郁热,自汗,夜间寒热往来,盗汗。入睡困难,易醒,醒后难以入睡,无手心发热,饮食正常,二便通调。患者曾就诊妇科,建议口服激素治疗,患者不愿服用激素,遂于杨钦河教授门诊寻求中医治疗。既往史:高血压,规律服用厄贝沙坦片3年。否认糖尿病、冠心病、胃炎、肺结核、肝病病史。查体:BP 144/99 mmHg,心率67次/分。舌体偏红,苔薄黄。脉弦细。

中医诊断:脏躁(肝肾阴虚,虚热内扰证)。

西医诊断:围绝经期综合征。

治法:滋阴潜阳,清肝泄热,宁心安神。

处方:白芍20 g,天冬10 g,醋龟甲15 g(先煎),牡蛎30 g(先煎),煅赭石30 g(先煎),茵陈20 g,龙骨20 g(先煎),珍珠母30 g(先煎),地骨皮15 g,牡丹皮10 g,栀子10 g,墨旱莲20 g,菊花10 g,盐女贞子10 g,地黄10 g,川牛膝10 g。7剂,水煎服,日1剂。

二诊:潮热、盗汗、寒热往来改善明显,入睡较前改善,仍易醒,醒后入睡可。查体:BP 134/89 mmHg,心率89次/分。舌淡苔薄白,脉弦细。处方:原方加麦冬10 g,炒酸枣仁20 g。7剂,水煎服,日1剂。

三诊:潮热、盗汗、寒热往来基本缓解,睡眠明显改善。BP 142/91 mmHg,舌淡苔薄,脉弦细。处方:上方加夏枯草15 g,土茯苓20 g。7剂,水煎服,日1剂。

按语:脏躁,是一种以精神情志异常为主的病证,出自《金匮要略·妇人杂病》篇。本病之发生与患者体质因素有关,脏躁者,脏阴不足也。精血内亏,五脏失于濡养,五志之火内动,上扰心神,以致脏躁。可发生于妇女各个时期,易发于阴液不足之体,临床以虚证多见。本案患者处于女性更年期,肝肾亏虚,虚热内扰,治宜清肝柔肝,滋阴潜阳,宁心安神。本方以镇肝熄风汤为主,兼用地骨皮饮、二至丸而滋阴潜阳,清肝泄热,宁心安神。重用牡蛎、煅赭石、龙骨、珍珠母以平肝潜阳、镇静安神;白芍、天冬、醋龟甲滋阴柔肝、敛阴止汗;茵陈、栀子、菊花清肝泄热;地骨皮、牡丹皮清虚热;墨旱莲、盐女贞子、地黄滋补肝肾;川牛膝引血下行。

【医案二】

董某某,女,51 岁,2022 年 11 月 19 日初诊。

主诉:睡眠困难半年。

现病史:患者半年前无明显诱因出现入睡困难,易醒,醒后难入睡,伴夜尿频多,次数可达 4 次以上;潮热,盗汗,手心发热,夜间加重,伴口干,无口苦,无情绪烦躁,反复便秘,饮食可,现在已停经 2 个月。既往史:有高血压、糖脂代谢紊乱病史,诉经过减重后,血压、血糖、血脂、尿酸控制良好。查体:BP 124/85 mmHg,心率 76 次/分,舌淡、苔薄黄、有齿印,脉右侧弦细、左侧沉缓。辅助检查:子宫肌瘤可能。

中医诊断:脏躁(肝郁脾虚,郁热上扰证)。

西医诊断:女性更年期综合征。

治法:疏肝健脾,兼清郁热。

处方:党参 20 g,栀子 10 g,茯神 15 g,蒲公英 20 g,地黄 30 g,白芍 15 g,北柴胡 10 g,当归 5 g,白术 10 g,甘草 5 g,柏子仁 20 g,大腹皮 10 g,麦冬 10 g,盐女贞子 10 g,墨旱莲 15 g,石决明 40 g(先煎),牡丹皮 10 g。7 剂,水煎服,日 1 剂。

二诊:患者自觉睡眠困难、潮热、盗汗较前改善,大便正常,夜尿稍减少。查体:BP 124/74 mmHg,心率 77 次/分。舌淡、苔薄黄、有齿印,脉右侧弦细、左侧沉缓。处方:上方加山药 30 g,淡竹叶 10 g,黄柏 10 g,炒苍术 10 g。7 剂,水煎服,日 1 剂。

按语:本案患者为更年期女性,辨证为肝郁脾虚,郁热上扰证,方用丹栀逍遥散加减以疏肝健脾,兼清郁热。墨旱莲、盐女贞子合用乃二至丸组方,具有补益肝肾、滋阴养血、壮筋骨、乌须发功效,用于治疗肝肾阴虚症候。茯神、柏子仁宁心安神、润肠通便;地黄、麦冬滋补阴液,制虚火上炎;蒲公英清热解毒;石决明平肝潜阳;大腹皮行气利水。杨教授认为,在临证时要注意:①辨体求因;②体病结合;③消补相宜。在诊治时,要辨清其病理因素,针对性及早调理,但又非阴虚仅补阴,阳虚仅补阳,需阴阳兼顾。在治疗过程中虽见肝郁化火之症候,但需注意肝肾不足之体,勿清泄过火,致阳气受损,失眠症状加重。

(沈海燕撰写,邓远军修改)

十五、月经不调治验二则

【医案一】

梁某某,女,42岁,2022年5月10日初诊。

主诉:月经周期紊乱半年余。

现病史:患者诉半年前无明显诱因出现月经周期紊乱,时有提前或延后至少1周,伴有月经量少,经期2~3天,无痛经,无恶心呕吐,伴右侧乳房有包块,每次月经来临疼痛加重。曾到当地乳腺科就诊,予乳房包块穿刺病理检查排除恶性病变(具体不详)。舌淡黯而胖,有齿印,脉弦细。辅助检查:彩超提示子宫及附件未见异常。

中医诊断:月经先后不定期(肝郁脾虚证)。

西医诊断:月经紊乱。

治法:疏肝健脾,养血调经。

处方:柴胡10 g,炒白术10 g,茯苓15 g,炒白芍15 g,当归10 g,川芎10 g,女贞子(酒)15 g,益母草30 g,制香附10 g,王不留行20 g,党参30 g,佛手10 g,牡蛎(煅)30 g(先煎),合欢皮20 g,木香10 g(后下),郁金10 g,炙甘草5 g。7剂,水煎服,日1剂。

2022年5月17日二诊:经过治疗后,乳房包块明显缩小,疼痛较前改善。查体:舌黯红,苔腻,脉沉细。处方:原方加川牛膝10 g、川木通10 g、枸杞子10 g、薏苡仁15 g。7剂,水煎服,日1剂。

先后随诊调理2月余,患者月经周期恢复正常,月经量较前明显增多,乳房包块基本消失。

按语:月经不调,指月经的周期、经期、经量异常为主症或伴随月经周期前后出现明显症状为特征的疾病。中医治疗月经不调,一般采用补肾、健脾、疏肝、调理气血、调治冲任,以及调控肾-天癸-冲任-胞宫轴的治法。患者日常工作压力大,肝气不舒,肝脾失调,日久气滞血瘀。治宜疏肝解郁,益气健脾,活血通经。本病方选逍遥散、柴胡疏肝散和四君子汤加减。逍遥散、柴胡疏肝散疏肝解郁,养血调经,理气止痛;四君子汤益气健脾以充气血生化之源。加郁金、佛手、木香增强疏肝理气止痛之功;女贞子、益母草补益肝肾、活血调经;王不留行、牡蛎活血通经、轻坚散结。诸药合用,共奏疏肝健脾,养血调经,通络散结之功。

【医案二】

何某某,女,48 岁,2022 年 5 月 30 日初诊。

主诉:月经经期延长 1 个月。

现病史:患者诉近 1 个月来劳累后,出现月经经期延长,持续至今 20 余天,月经量明显增加,色暗质稠,伴有血块增多,腰酸、乏力。睡眠可,小便常,大便偏烂。子宫彩超示:子宫内膜异常增生。查体:舌淡红,苔薄白,脉弦。

中医诊断:崩漏(脾肾亏虚证)。

西医诊断:功能失调性子宫出血(无排卵型)。

治法:补肾健脾。

处方:仙鹤草配方颗粒 30 g,当归配方颗粒 12 g,黄芪配方颗粒 40 g,蒲黄炭配方颗粒 15 g,丹参配方颗粒 15 g,川芎配方颗粒 10 g,白芍配方颗粒 15 g,熟地黄配方颗粒 15 g,枳壳配方颗粒 15 g,酒女贞子配方颗粒 15 g,白术配方颗粒 10 g,鱼腥草配方颗粒 20 g,白花蛇舌草配方颗粒 20 g,山萸肉配方颗粒 20 g。7 剂,水冲服,日 1 剂。

二诊:患者经血已干净,无腹痛;腰酸、乏力明显改善。舌淡红,苔薄白,脉弦缓。

按语:崩漏,是月经的周期、经期、经量发生严重失常的病证,其发病急骤,暴下如注,大量出血者为"崩";病势缓,出血量少,淋漓不绝者为"漏"。可发生在月经初潮后至绝经的任何年龄,足以影响生育,危害健康。属妇科常见病,也是疑难急重病证。相当于西医病名功能失调性子宫出血(无排卵型)。清代《傅青主女科》指出"止崩之药不可独用,必须于补阴之中行止崩之法",创制了治疗气虚血崩的"固本止崩汤"和治血瘀致崩的"逐瘀止血汤",均为后世常用。本病的病因主要是肾-天癸-冲任-胞宫轴的严重失调。冲任损伤,不能制约经血,使子宫藏泄失常。患者脾虚,气虚不能固摄血。脾虚生湿,湿邪重着。崩漏以无周期性的阴道出血为辨证要点,临证时结合出血的量、色、质变化和全身证候辨明寒、热、虚、实。治疗应根据病情的缓急轻重、出血的久暂,采用"急则治其标,缓则治其本"的原则,灵活运用塞流、澄源、复旧三法。处方中包含了多个经典方剂的思路,包括四物汤、补中益气汤、六味地黄丸、血府逐瘀汤和二至丸等。诸方合用加减,发挥补益气血、调经止痛、活血化瘀、清热解毒等功效。

(沈海燕撰写,邓远军修改)

十六、冠心病治验二则

【医案一】

梁某某,女,73 岁,2020 年 1 月 6 日初诊。

主诉:反复心悸、胸闷 20 年,加重伴头晕、头痛 3 天。

现病史:患者于 20 年前开始出现心悸、胸闷,无胸痛,呈发作性,时轻时重。曾在广东省人民医院门诊就诊,行心脏彩超示:左室舒张功能减退;轻度二尖瓣反流;轻度主动脉瓣反流;轻度三尖瓣反流。颈动脉彩超:双侧颈动脉硬化。冠状动脉螺旋 CT:冠状动脉轻度狭窄。诊断:冠心病。平素口服"波立维 75 mg 每日 1 次、立普妥 20 mg 每晚 1 次"等治疗,心悸胸闷仍时有发作。3 天前上述症状再发,心悸,胸部胀闷感,伴头晕、头痛,有跳动感,无恶心、呕吐,无恶寒、发热。自测血压 150/87 mmHg,由家属陪同就诊。刻症见:神清,精神疲倦,心悸,胸部胀闷感,头部两侧胀痛感,头晕,呈漂浮感,左侧下肢麻木感,膝关节疼痛,无恶心、呕吐,无恶寒、发热,无腹痛、腹胀,无耳鸣、耳聋,双下肢无浮肿,口干不多饮,纳可,眠差,夜尿 1 ~ 2 次,大便干。舌淡,苔黄厚,脉涩。

中医诊断:心悸(枢机失运,心阳不振证)。

西医诊断:冠心病。

治法:疏肝健脾,温通心脉。

处方:柴胡 10 g,桂枝 10 g,黄芩 15 g,牡蛎 30 g(先煎),炙甘草 5 g,白术 15 g,天花粉 15 g,补骨脂 10 g,杏仁 10 g。7 剂,每日 1 剂,水煎服。

2020 年 1 月 13 日二诊:血压正常,精神好转,心悸偶发,胸部胀闷感消失,头部两侧胀痛感、头晕明显减轻,左侧下肢麻木感、膝关节疼痛减轻,口干不多饮。纳可,眠差改善,夜尿 1 次,大便正常。舌淡,苔干略厚,脉涩。症状减轻,继续服用上方 7 剂。

2020 年 1 月 20 日三诊:血压正常,心悸、头部两侧胀痛感、头晕明显消失,左侧下肢麻木感、膝关节疼痛明显减轻。纳眠正常,夜尿 1 次,大便正常。舌淡,苔淡黄,脉细。效不更方,守前方继续服 14 剂,诸症消失。

按语:杨教授认为,少阳不和、太阴脾虚、三焦失畅可致胸阳不振、血脉不利。心悸病位虽在心,但细审其因,谨辨其证,还涉及肝、胆、脾、三焦,治宜和解少阳,温补脾阳,畅达三焦,通利心脉。

该患者肝胆气郁,经气不利,故以头部两侧胀痛为主,少阳气郁易化热伤阴,可见苔干黄厚、脉涩;久病太阴脾虚,气血亏虚,故舌淡、精神疲倦;脾阳不足,清阳不升,脑窍失养,出现头晕;三焦气机不利,致胸阳不振,无形之气凝结不开,故心悸、胸部闷胀感;三焦气化失常,气不化津,津液不能输布上承,且筋脉失于滋润濡养,故口干不多饮、左侧下肢麻木、膝关节疼痛。

本案杨教授予以柴胡桂枝干姜汤加减,方中柴胡、黄芩合用,一散一清,旨在和解少阳;桂枝、天花粉并用,一温一寒,功在寒热同调,既能通阳化气亦能清热生津;然观其脉证,尤以热证为甚,遂去辛温之干姜,重用咸寒之牡蛎,散气机之凝结,兼以重镇安神;佐以杏仁开降胸中之气,俾全身气机通畅,则一身津液流畅,同时又能润燥滑肠;配伍补骨脂、白术温补脾肾、固精缩尿;配用甘草合桂枝辛甘化阳,以振奋胸阳、通行心脉。本方药简力宏,取仲景经方之义,并结合患者体质,辨其寒热虚实,灵活加减化裁,旨在疏肝健脾,畅达三焦,化气生津,通利心脉。

【医案二】

易某某,女,79 岁,2020 年 1 月 9 日初诊。

主诉:胸闷、气促 1 个月,加重伴烦躁 1 天。

现病史:患者 1 个月前无明显诱因出现胸闷、气促,活动后加重,无胸痛,无肩背放射痛,无头晕、头痛,无恶心、呕吐,无偏侧肢体乏力、麻痹等不适。曾在广州祈福医院住院治疗,行心脏彩超示:主动脉硬化,右侧膈基底段稍增厚;左室舒张动能减低,支持高血压性心脏改变;主动脉瓣、二尖瓣及三尖瓣轻度反流。诊断:冠心病;心力衰竭;高血压 3 级(很高危)。予抗血小板聚集、调脂稳斑、改善循环、营养心肌等治疗后好转出院。1 天前上述症状再发,出现胸闷、气促,活动后加重,烦躁,行为怪异,头晕,无胸痛,自行服药(具体不详),休息后不能缓解,遂来我院中医科就诊。刻症见:患者神清,精神疲倦,近期记忆减退,烦躁,行为怪异,胸闷、气促,活动后加重,无胸痛,无头晕、头痛,无肩背放射痛,无恶心、呕吐,无偏侧肢体乏力、麻痹等不适。二便调,纳差,夜间时有幻觉,眠差。舌质红,少津,苔黄腻,脉弦涩。

中医诊断:胸痹(少阳郁热,痰瘀闭阻证)。

西医诊断:冠心病;心力衰竭;高血压 3 级很高危组。

治法:和解少阳,宁心安神,化痰祛瘀。

处方:桃仁 15 g,红花 10 g,石菖蒲 15 g,远志 15 g,党参 15 g,酒川芎 10 g,龙骨 30 g(先煎),牡蛎 30 g(先煎),柴胡 10 g,黄芩 10 g,炙甘草 5 g,姜半夏 15 g。7 剂,每日 1 剂,水煎服。

2020 年 1 月 12 日二诊:患者神清,精神好转,近期记忆有所恢复,烦躁消失,未出现行为异常,胸闷,无胸痛,无头晕、头痛。二便调,纳眠改善。舌质红,多津,苔薄黄,脉弦涩。继续服用上方 7 剂。

2020 年 1 月 19 日三诊:诸症明显减轻,效不更方,守前方 7 剂巩固治疗。

按语:该患者年老体虚,脏腑功能日渐衰退,心气不足,胸阳不振,则运血无力,致瘀血内停,而瘀滞则气阻,气阻则痰凝;痰瘀互结,郁久发热,故苔黄腻;痰瘀痹阻心脉,心脉失养,故胸闷、气促,活动后加重;少阳三焦不利,气郁化热,胆热上扰于心,心主神明功能异常,出现记忆减退、烦躁、行为怪异、夜间时有幻觉;舌淡,脉弦涩均为心气不足,痰瘀痹阻之象。

杨教授认为,本病病位在心,属本虚标实之证,心气不足为本,痰瘀痹阻为标,治宜和解少阳,宁心安神,化痰祛瘀。采用柴胡加龙骨牡蛎汤加减,方中柴胡、黄芩相配伍,专走少阳以解胸膈之满闷;重用龙骨、牡蛎矿石类药物镇心安神;辅以远志、石菖蒲安神益智、开窍豁痰;佐以姜半夏燥湿化痰,加用桃仁、红花、川芎以助活血祛瘀、通利心脉;党参、甘草调和诸药、益气和中。全方立足于和解少阳,配合化痰祛瘀之法,使三焦通利,气化以行,热祛魂安,心脉通畅。

(潘金月撰写,邓远军修改)

十七、慢性乙型病毒性肝炎治验三则

【医案一】

患者,男,47岁,2023年9月30日初诊。

主诉:右上腹疼痛不适1月余。

现病史:患者1月前无明显诱因出现右上腹疼痛不适,呈隐痛,部位固定,进食油腻食物后右上腹隐痛加重,疼痛持续2~3分钟后可自行缓解。曾查肝胆胰脾彩超示:肝脏实质回声增粗;胆囊壁稍强回声团(符合胆囊息肉样病变声像)。肝脏瞬时弹性成像检查示:肝脏硬度11.7 kPa。乙肝两对半定量检查示:乙肝病毒表面抗原6426.0 IU/mL(↑)、乙肝病毒e抗体0.006 IU/mL(↓)、乙肝病毒核心抗体0.01 IU/mL(↓)。乙肝病毒DNA定量检查:1.54E+05。刻症见:右上腹隐痛,部位固定;精神欠佳,胃纳差,睡眠欠佳,二便正常,近期体重未见明显变化;舌淡红,苔薄白腻,脉弦。

中医诊断:积聚(肝郁脾虚,痰瘀互结证)。

西医诊断:慢性乙型病毒性肝炎,肝纤维化(F2~F3),胆囊息肉。

治法:健脾祛湿,活血行气,软坚散结。

处方:赤芍10 g,茵陈15 g,茯苓15 g,猪苓15 g,干姜5 g,净山楂20 g,丹参30 g,醋莪术15 g,醋三棱15 g,牡蛎30 g(先煎),山药15 g,白术10 g,炒白扁豆20 g,当归10 g,醋鳖甲30 g(先煎),麦冬5 g,黄芪破壁饮片4 g,猫爪草15 g,溪黄草30 g。7剂,水煎服,日1剂。

随后4个月,患者多次复诊,自诉腹部疼痛等症状好转,守上方随证加减治疗。

2024年1月29日复诊:患者服上述中药4个月后,自觉右上腹疼痛发作次数明显减少,二便正常。查肝胆胰脾彩超示:肝光点稍增粗;胆、胰、脾未见明显异常声像。肝脏瞬时弹性成像检查示:肝脏硬度9.79 kPa。乙肝两对半定量检查示:乙肝病毒表面抗原>250 IU/mL(↑)、乙肝病毒e抗体2.23 IU/mL(↑)、乙肝病毒核心抗体>10 IU/mL(↑)。

按语:肝主疏泄而藏血,与胆府相表里,性喜条达而恶抑郁。疏泄正常,则气机疏通畅达,通而不滞,散而不郁;若肝失疏泄,则脾气不运、胆失通降,胆汁排泄失畅,郁积胆腑,发为积聚。治以疏肝利胆、健脾祛湿、活血行气、软坚散结。

该患者已有肝胆慢性疾患,肝胆不利,疏泄失常,致脾失健运,脾土壅滞,而脾主大腹,可见右上腹隐痛;脾虚不运,湿浊不化,食气难消,故纳差、进食油腻后隐痛加重;肝胆气机疏泄不利,进而气病及血,导致经络瘀阻,因此疼痛部位固定,是以病在血分。

本案杨教授予以参苓白术散加减，方用茯苓、猪苓、白术、炒白扁豆、黄芪、净山楂以益气健脾补肾，以助脾胃运化之功；醋莪术、醋三棱、醋鳖甲、猫爪草、牡蛎、丹参、当归、赤芍以软坚散结、养血活血、化瘀行气消积；茵陈、溪黄草以清热祛湿利胆腑。恐清利湿热及消伐太过，伤胃劫阴，故佐干姜温中、麦冬滋阴益胃。诸药合用，共奏健脾祛湿、活血行气、软坚散结之功，俾使肝气条达，气血周流，彰显"见肝之病，知肝传脾，当先实脾"之义。

【医案二】

何某，男，25岁，2024年1月24日初诊。

主诉：右上腹疼痛不适3年余。

现病史：患者诉3年来反复出现右上腹胀满疼痛，曾在当地医院检查及对症治疗，仍反复发作。8个月前查肝胆胰脾彩超示：肝实质回声明显增粗增强；肝右前叶实性结节声像（肝血管瘤？ 10 mm×8 mm）；脾大（125 mm×52 mm）。刻症见：右上腹疼痛不适，乏力，时有口干，胸痞脘闷；纳食可，夜寐欠佳，多梦，二便正常；舌质暗红，苔厚腻，脉弦细。

中医诊断：肝积（肝郁脾虚，气滞血瘀证）。

西医诊断：慢性乙型病毒性肝炎，肝硬化。

治法：疏肝健脾，行气活血，软坚散结。

处方：乌梅15 g，薏苡仁30 g，夏枯草15 g，山慈菇15 g，鸡内金10 g，皂角刺20 g，土鳖虫10 g，猫爪草15 g，淡竹叶10 g，醋莪术15 g，醋三棱15 g，醋鳖甲30 g（先煎），茵陈15 g，牡蛎45 g（先煎），黄芪30 g，丹参30 g，赤芍20 g，白术10 g，木香15 g（后下），桂枝10 g，当归10 g，陈皮10 g，党参15 g。30剂，水煎服，日1剂。

2024年2月19日二诊：患者诉右上腹疼痛有所缓解，乏力、胸闷脘痞减轻，睡眠改善，无明显口干。上方去淡竹叶，加六神曲15 g、干姜5 g，继服30剂。

2024年3月18日三诊：患者诉右上腹仍有轻微胀痛，无明显乏力、胸闷脘痞，夜寐安。前方去桂枝，加肉桂5 g（后下）、虎杖20 g，继服30剂。

2024年4月17日四诊：患者诉今晨血压150/85 mmHg，右上腹无明显胀痛，无其他特殊不适。2024年4月13日查肝胆胰脾彩超示：肝粗图像；肝右前叶稍强回声结节（5 mm×5 mm）；脾大（123 mm×39 mm）。前方再加鸡内金10 g、夏枯草15 g、钩藤30 g（后下），继服30剂。

按语：杨教授认为，肝体阴而用阳，以血为体，以气为用，气血正常运行，肝脏方可条达疏畅；若气滞血瘀，导致肝络失和，则会形成癥瘕，治宜行气活血、软坚散结。

该患者久病伤及气血，局部气血不通，郁于肝经，形成积聚，故右上腹疼痛不适、舌质暗红、脉弦细；津血同源，由于瘀血阻络，气机阻滞，化源不足，津液不能上承于口，则出现口干；病程日久，脾虚失运，气血亏虚，则四肢不荣，出现乏力；脾虚导致水液代谢失常，痰湿由生，枢机不利，故胸痞脘闷、舌苔厚腻。

本案杨教授予以鳖甲煎丸加减,方中重用鳖甲、牡蛎潜镇之品以软坚散结,活血消癥,配山慈菇、猫爪草、皂角刺以加强清热化痰散结之功,丹参、赤芍、当归、陈皮、木香以活血化瘀、行气止痛,三棱、莪术、土鳖虫助破血行气、消积散痞,佐夏枯草、茵陈、薏苡仁、淡竹叶、乌梅以清热祛湿、生津止渴,黄芪、党参、白术、桂枝、鸡内金以补气健脾、温中通阳、健胃消食。全方配伍严密,立足于气血同调,使气滞得通、血瘀得散,气血通畅,则癥瘕得消、痞块得散。

【医案三】

赵某某,男,59岁,2022年7月19日初诊。

主诉:右胁肋部疼痛不适2月余。

现病史:患者诉30年前感染乙型肝炎病毒,间断服用抗病毒药物"恩替卡韦"治疗。2个月前无明显诱因出现右胁肋部疼痛不适,痛如针刺,疼痛频发,伴巩膜黄染、口干口苦。肝胆胰脾彩超示:弥漫性肝损伤,考虑肝硬化,内见类结节样稍高回声,增生结节?胆囊壁毛糙,胆囊沉积物声像;脾稍大。肝功能:AST 45 U/L(↑)、ALP 218 U/L(↑)、TBil 21 μmol/L(↑)、IBil 15 μmol/L(↑)。刻诊见:精神疲倦,右胁肋部疼痛不适,如针刺,剑突下少许胀感,巩膜发黄,伴口干口苦,呕吐痰涎、饮食一般,睡眠差,大便正常,夜尿多;舌黯苔黄腻,脉弦滑。

中医诊断:肝积(湿热内蕴,气血凝结证)。

西医诊断:慢性乙型病毒性肝炎,肝硬化失代偿期。

治法:清利湿热,活血行气,软坚消癥。

处方:北柴胡20 g,白芍10 g,甘草10 g,枳壳10 g,鸡骨草20 g,茵陈30 g,蒲公英15 g,丹参30 g,郁金15 g,煅牡蛎30 g(先煎),牡丹皮15 g,赤芍20 g,枸杞子10 g,醋鳖甲30 g(先煎),醋龟甲15 g(先煎),醋延胡索15 g。14剂,每日一剂,水煎早晚口服。

2022年8月16日二诊:精神良好,肝区疼痛减轻,剑突下无胀感,巩膜轻微黄染,少许口干口苦,无呕吐痰涎;饮食尚可,入睡难,大便可,夜尿多;舌暗红苔黄腻,脉弦滑。上方加炒酸枣仁15 g,盐杜仲15 g,继续服用14剂。

2022年9月20日三诊:精神良好,肝区、剑突下无特殊不适,巩膜黄染、口干口苦诸症皆减;纳佳,睡眠较前改善,二便尚可;舌红苔黄,脉弦缓。守方继进4月余。

2023年2月18日复查:AST、ALP、TBil、IBil恢复正常,彩超示肝脏回声稍增粗。

按语:杨教授认为,湿热疫毒内侵肝胆,邪盛日久,致肝失条达,疏泄无权,气机不畅,血络失和,最终形成肝硬化,治宜清利湿热,活血行气,软坚散结。

本案患者感受湿热疫毒多年,损及肝体,致肝失疏泄,气机郁滞,久则血伤入络,故肝区以刺痛为主、舌黯;湿遏热伏,熏蒸肝胆,导致胆汁外溢,故巩膜发黄;湿热困阻脾胃,致使脾不运化,清阳不升,浊阴上逆,故精神疲倦、饮食一般、呕吐痰涎;舌苔黄腻、脉弦滑均为湿热互结之象。

　　本案杨教授予以鳖甲煎丸加味,方中鸡骨草、茵陈、蒲公英、牡丹皮以清热利湿、利胆退黄、保肝降酶,北柴胡、枳实、郁金以疏肝解郁、理气宽中,丹参、赤芍、醋延胡索以活血化瘀、通络止痛,枸杞子、白芍、煅牡蛎、醋鳖甲、醋龟甲以补养肝肾、滋阴潜阳、软坚消癥。本方运用清、利、疏、活诸法,以使湿热瘀毒之邪得解,肝胆气机条达,血脉畅行,则所患疾病得愈。

（潘金月撰写,邓远军修改）

十八、糖尿病及其并发症治验二则

【医案一】

马某某,男,46 岁,2022 年 9 月 28 日初诊。

主诉:确诊糖尿病 1 年余。

现病史:患者 1 年余前体检,空腹血糖 8.2 mmol/L,餐后 2 小时血糖 11.6 mmol/L;总胆固醇 6.3 mmol/L,甘油三酯 2.4 mmol/L。肝胆胰脾彩超示:轻度脂肪肝。在当地医院确诊为 2 型糖尿病,未规律诊治。刻下症:腹型肥胖,肝区时感不适,口略干,口苦,多食,口气较重,倦怠乏力,腹胀,大便溏薄,每日 1~2 次。舌质淡红,苔薄黄腻,脉缓略弱。

个人史:生活不规律,恣饮酒浆,嗜食肥甘厚味。

中医病证:消渴(脾虚湿热证)。

西医诊断:2 型糖尿病;脂肪肝。

治法:辛开苦降,健脾祛湿。

处方:法半夏 10 g,黄芩 10 g,黄连 10 g,干姜 10 g,党参 20 g,炒白术 10 g,茯苓 20 g,炒山药 20 g,桂枝 10 g,泽泻 15 g。7 剂,煎服,每日 1 剂。

2022 年 10 月 7 日二诊:服药 1 周,空腹血糖下降至 6.4 mmol/L,诸症好转。效不更方,继服 7 剂。后电话随访,患者诉血糖控制平稳,诸症基本消失。

按语:杨教授认为,糖尿病属中医"消渴"病范畴,《灵枢·师传》中提出"胃中热则消谷,令人悬心善饥"及"寒温中适"的治疗原则,故取方用药宜寒温并用、调和阴阳。该患者属湿热蕴阻,但同时兼有脾虚之象,故清利湿热时需勿忘健脾。湿与热搏结,需开泄邪气,叶天士在《温热论》中提出"或透风于热外,或渗湿于热下,不与热相搏,势必孤矣",故常采用辛开苦降法以因势利导、分解合邪。《素问·阴阳应象大论》亦指出"气味辛甘发散为阳,酸苦涌泄为阴",故选用辛味、苦味之药。

本案杨教授采用半夏泻心汤加减化裁。方中法半夏、干姜、桂枝味辛性温,辛散温通,畅达气机,以助脾气之上升,取叶天士"太阴湿土,得阳始运"之意。黄芩、黄连苦寒沉降,下气燥湿,两药合用,既可制约辛燥之药化热之性,又可除内蕴中焦之湿热。党参、白术、茯苓、山药、泽泻益气健脾以化湿浊。诸药合用,辛开苦降,寒温并用,共奏调畅气机,益气健脾,清热祛湿之功。

【医案二】

朱某某,男,58 岁,2022 年 5 月 15 日初诊。

主诉:确诊糖尿病 5 年余,右脚趾溃烂疼痛 1 个月。

现病史:患者 5 年前确诊为糖尿病,未规律使用降糖药物(具体药物不详),血糖控制情况不详。近 1 月来,无明显诱因出现右侧小腿暗红、欠温、局部发热。右足第一趾溃烂坏死脱落三分之一,第二趾坏死脱落二分之一,皆趾骨暴露;第三趾溃烂稍轻。刻下症:面色萎黄、头晕、纳食欠佳、时有口干、大便不畅,舌质淡红,苔淡黄兼白而腻,脉沉细弱。

辅助检查:空腹血糖最高 24.42 mmol/L,餐后 2 小时血糖 16.8 mmol/L,糖化血红蛋白 10.7%,糖化血清蛋白 557 μmol/L,超敏 C 反应蛋白 25.43 mg/L,血沉 86 mm/h。个人史:嗜好烟酒,已戒除。

中医诊断:消渴、脱疽(气阴亏虚,湿热内蕴,瘀血阻滞证)。

西医诊断:2 型糖尿病,糖尿病足。

治法:益气滋阴,清热祛湿,活血通脉。

处方:黄芪 60 g,白术 15 g,黄精 20 g,生地 30 g,麦冬 12 g,玄参 15 g,当归 10 g,枸杞子 20 g,怀牛膝 15 g,丹参 30 g,毛冬青 30 g,赤芍 30 g,红花 10 g,地龙 15 g,桂枝 10 g,黄连 20 g,金银花 24 g,苍术 12 g,白茅根 30 g,地骨皮 20 g,决明子 30 g,干姜 10 g,枳实 15 g,槟榔 10 g。14 剂,每日 1 剂,水煎服。中成药:脉血康胶囊 4 粒,每日 3 次。

西药:甘精胰岛素注射液,14 ~ 18 IU(根据血糖调整),每晚 1 次;盐酸二甲双胍片 0.5 g,每日 3 次;阿卡波糖片 50 mg,每日 3 次。

2022 年 6 月 4 日二诊:患者血糖水平和右小腿、脚趾均有好转。仍诉四肢欠温,大便仍不通畅。舌苔白厚腻,脉沉细而弱。处方:上方去白茅根、地骨皮,加制附子 10 g(先煎),薏苡仁 30 g,火麻仁 20 g,山楂 24 g。14 剂,每日 1 剂,水煎服。

2022 年 6 月 3 日化验:空腹血糖 16.78 mmol/L,糖化血红蛋白 10.7%,糖化血清蛋白 482 μmol/L,超敏 C 反应蛋白 11.13 mg/L,血沉 74 mm/h。

患者于杨教授门诊就诊共 9 个月,其间守方并随证加减进退,右小腿颜色恢复正常,脚趾溃烂坏死局部愈合,脱落脚趾重新生长出部分。空腹血糖控制于 6.5 mmol/L,糖化血红蛋白和糖化血清蛋白略高,其他均无明显异常。

按语:杨教授认为,糖尿病基础病机为气阴不足,糖尿病足属中医脱疽疾病范畴,其病机属正气不足,瘀血阻络。此案患者足趾脱落、溃烂坏死属脱疽末期。足肤不温属气血不荣,瘀血阻滞,结合舌苔黄腻,知证伴湿热。消渴病治疗遵守"寒温中适"的原则,益气养阴,结合脱疽病机特点,重点辅以活血化瘀对证方法。患者患病日久,结合"重剂起沉疴"之法,药方采用大方重剂可通滞气瘀血,除中医治疗外,同时需配合西医药物积极控制原发病的发展,有效控制血糖。

本案杨教授采用血府逐瘀汤加减。方中重用黄芪配合白术、苍术健脾益气;黄精、麦冬、生地、枸杞子、当归滋阴养血;丹参、赤芍、红花、地龙、桂枝活血通脉;黄连、毛冬青、金银花、白茅根、玄参、地骨皮清热祛湿;枳实、槟榔破滞行气;干姜温中护阳;决明子清热通便;怀牛膝引血下行。杨教授在遣方用药时,注重见效守方,同时根据证型变化进一步化裁加减。患者复诊诸症改善,阳虚之证仍未改善,故去部分清热药,加用附子。

（甄健威撰写,邓远军修改）

十九、老年咳喘病治验一则

李某某,男,78 岁,2015 年 6 月 13 日初诊。

主诉:咳喘反复发作 18 年,加重 2 周。

现病史:患者 18 年前开始反复咳喘,遇天气变化咳喘加重,曾在外院诊断为"慢性支气管炎,肺气肿"。每逢发作,经抗生素、氨茶碱等药物治疗后缓解。近 2 年症状发作更频繁且服药效果减弱。2 周前受凉后,初见恶寒,头稍痛,咳嗽,气喘,服维 C 银翘片、小柴胡颗粒,恶寒、头痛缓解,但咳嗽、气喘加重,痰多,色白兼黄,夜间不能平卧,纳差,腹胀,便溏,夜尿 3~5 次。口唇发绀,舌质淡黯,苔黄白相兼略滑,杵状指,脉沉弱兼涩。

中医诊断:咳喘(肺肾两虚,痰热阻肺证)。

西医诊断:慢性支气管炎,肺气肿。

治法:补肺益肾,化痰平喘,兼以清热。

处方:桂枝 15 g,麻黄 10 g,五味子 10 g,白芍 15 g,干姜 10 g,细辛 3 g,姜半夏 10 g,黄芪 20 g,炒白术 10 g,山药 30 g,桃仁 10 g,石膏 15 g(先煎),葶苈子 10 g,浙贝母 10 g,炒莱菔子 20 g,橘红 10 g,炙甘草 10 g。7 剂,水煎服,日 1 剂。

2015 年 6 月 20 日复诊:咳嗽、气喘明显缓解,痰少,色白,无口唇发绀,无明显腹胀,纳眠改善,大便正常,夜尿 1~2 次,舌质淡黯,苔白滑,脉沉弱。处方:守上方加黄芪 10 g、白术 10 g。7 剂,水煎服,日 1 剂。

按语:杨教授认为,老年久咳虚喘者,其病因病机复杂,常常虚实兼见,多为本虚标实,肺肾两虚为本,痰浊、郁热为标,治宜补肺益肾,化痰平喘,兼以清热。

本案患者感受风寒,外邪客肺,导致肺失宣降、肺气上逆,故见咳嗽、气喘;肺通调水道失常,而致津凝液聚,聚湿成痰,故见痰多、色白兼黄;久病累及脾肾,脾气虚弱,运化失职,故纳差、腹胀、便溏;肾气虚衰,固摄无力,故夜尿 3~5 次;久病多瘀,气血涩滞,可见舌质淡黯、脉沉弱兼涩。

本案杨教授用小青龙加石膏汤加味。方中桂枝、麻黄祛风散寒以解表邪;干姜、细辛温肺化饮并助解表;五味子滋肾水以敛肺气;白芍养营血以护肝阴;姜半夏燥湿化痰以涤痰浊;然单用小青龙汤辛温燥烈有余,遂投以石膏功在寒热兼顾,并能清解痰饮日久郁而化热之热象;佐橘红燥湿化痰、炒莱菔子降气化痰、浙贝母止咳化痰、葶苈子泻肺平喘,共奏化痰止咳平喘之功;配伍黄芪、白术、山药健脾燥湿、补肾固气;桃仁活血祛瘀、止咳平喘;炙甘草益气和中,调和诸药。本方重在补肺肾之虚,但不忘调理脾胃,且寒热并用,具有燥而不伤之著。

（潘金月撰写,谢维宁修改）

二十、多汗症治验一则

孙某某,男,67岁,2022年6月8日初诊。

主诉:多汗10年余。

现病史:患者近10年来常感身热,易汗出,稍活动即汗出如洗,有时不活动亦大汗淋漓,夜寐汗出蒸蒸,重则湿透里衣,易惊心悸,心烦易怒,手足心热,口渴。纳眠一般,大便正常,夜尿1~2次。舌红苔薄黄,脉细弱。

中医诊断:自汗(肺卫不固,阴虚内热,营卫失和证)。

西医诊断:多汗症。

治法:益气固表,敛阴止汗,调和营卫。

处方:桂枝10 g,黑顺片15 g(先煎),牡蛎30 g(先煎),党参15 g,黄芪30 g,山药30 g,浮小麦45 g,白术10 g,大枣15 g,白芍30 g,糯稻根30 g,山茱萸30 g,甘草5 g。7剂,水煎服,日1剂。

2022年6月15日二诊:患者诉出汗程度较前减轻,活动后、夜寐时仍有汗出,时有心悸易惊、心烦易怒,手足心热、口渴等症有所缓解,易疲乏,大便溏稀。守上方加薏苡仁15 g,继续服用7剂。

2022年7月6日三诊:患者诉活动后、夜寐时轻微汗出,心悸易惊、心烦易怒等症悉减,仍感疲倦,夜尿2~3次。前方加盐菟丝子30 g,继续服用7剂。

后电话随访,患者诉多汗基本痊愈,诸症皆安。

按语:杨教授认为,营在脉中,卫在脉外,若卫阳不固,可致营阴外越,出现自汗、盗汗气血营卫不调等症候。在治疗上,注重调和营卫以治本,运用收敛固涩之品治其标。

该患者年老体弱,气血营卫不足,卫阳不能外固,营阴不能内守,故稍活动即汗出如洗,有时不活动亦大汗淋漓;卫阳卧寐时分入里固护营阴,而脉内本有阴虚内热扰动,此时两阳相争,逼迫津液外越,故夜寐汗出蒸蒸,重则湿透里衣;汗出伤心阴心阳,致心脏失养,故心悸易惊、心烦易怒;久汗致阴亏,阴虚则火旺,故见手足心热、口渴、脉细弱。

本案杨教授予以牡蛎散合桂枝汤加减。方中重用牡蛎、浮小麦、糯稻根、山茱萸收涩之品,敛阴潜阳、固表止汗;桂枝、白芍一散一收,既能温通卫阳以解肌祛风,又可养血敛阴以益阴和营,资在调和营卫以衡气血,且桂枝、甘草辛甘化阳,芍药、甘草酸甘化阴,共助心阴心阳充养于心;黑顺片、党参、黄芪、白术、山药、大枣益气补中,健脾益肺,固表止汗。全方以收敛止汗为治标,以调和营卫为本,安内攘外,共奏益气固表,敛阴止汗,调和营卫之功。

(潘金月撰写,谢维宁修改)

二十一、慢性肾病治验一则

患者,女,65 岁,2021 年 6 月 1 日初诊。

主诉:体检发现血肌酐升高 2 年余。

现病史:患者 2 年前检查发现血肌酐升高,检验结果显示:尿蛋白+/-,尿隐血+;血胱抑素 C 3.4 μmol/L,尿素氮 11 mmol/L,肌酐 185 μmol/L,尿酸 420 μmol/L;空腹血糖 7.8 mmol/L,餐后 2 小时血糖 11.48 mmol/L;总胆固醇 6.53 mmol/L,甘油三酯 2.69 mmol/L,低密度脂蛋白 4.28 mmol/L。曾在广州某三甲医院精神心理科、消化科、肾内科、心内科先后住院治疗 3 个月无效。今来杨钦河教授门诊寻求中医治疗。刻下症:头晕、失眠、心悸、乏力、气短,动则尤甚,面色微黄,眼睑微肿,时有口干,恶心,纳差,左下腹胀痛,四肢欠温,时有手颤,双脚踝轻微肿胀,双下肢无力且自感肌肤麻木,时如火烧之感,便秘,小便多见泡沫。查体:血压 158/92 mmHg,脉搏 108 次/分,呼吸 20 次/分,舌质淡黯,边有齿印,舌苔白多黄少浊腻而秽浊,脉沉微而涩。既往史:焦虑症病史 3 年、高血压病史 9 年、糖尿病病史 4 年、早期帕金森病病史 1 年,轻度贫血。

中医诊断:水肿(脾肾亏虚,湿浊瘀阻证)。

西医诊断:慢性肾病;2 型糖尿病;焦虑症;早期帕金森病;高血压。

治法:温阳补肾,益气健脾,祛湿化浊,活血利水。

处方:制附子 30 g(先煎),黄芪 50~90 g,当归 10 g,薏苡仁 30 g,陈皮 12 g,党参 15 g,白术 10 g,茯苓 15 g,丹参 20 g,牡丹皮 10 g,车前子 15 g,白茅根 15 g,法半夏 15 g,竹茹 10 g,黄连 5 g,砂仁 10 g(后下),木香 15 g(后下),山楂 30 g,熟地黄 15 g,山药 20 g,大黄 10 g(后下),枳实 10 g,甘草 5 g。7 剂,水煎服,日 1 剂。

2021 年 6 月 8 日二诊:患者诉身体略感轻松,乏力、头晕略有好转,仍有腹痛、便秘,余症同前。处方大黄增至 20 g,余药物随证增减,继服 14 剂。

2021 年 6 月 22 日三诊:上述症状均有改善,但不明显。服药期间大便开始每日 4 次,随着病情好转,大便减到每天 1~2 次,改用大黄至 10 g,继服 14 剂。

2021 年 7 月 6 日四诊:患者身体状况显著好转,但时有口干,舌诊见浊腻舌苔消去大半且转黄少津。见症知阳气已复,邪气大衰。故上方去附子,加麦冬、玉竹、生地等加减进退随证治之,以达阴平阳秘之效。

后续长期于门诊就诊,患者感觉良好,面色泛红,讲话、走路有力,睡眠佳,活动耐力提高,纳食改善,大便调,偶有脚踝微肿,小便偶见泡沫。有关化验指标均有明显改善或者已恢复正常,尿蛋白和隐血转阴,无贫血,尿酸、肌酐、胱抑素 C、血脂、血压基本恢复正常,血糖明显下降。后续治疗随证加减,继续服用二甲双胍、美金刚和抗焦虑西药,用量逐渐减少,规律减量直至停药。

按语:杨教授认为,该患者为慢性肾病,同时又合并其他多种疾病。病机复杂,虚实兼夹,相互影响,治疗棘手。治疗应紧抓主要矛盾方面,辨病和辨证相结合。把握病机,辨证论治,着眼于湿、浊、毒、瘀、虚,整体以脾肾亏虚为本,以病理产物为标。采用多法联用,重剂起沉疴,温通阳气,寒温并用,标本兼顾取得满意疗效。

本案杨教授采用大黄附子汤、四君子汤、当归补血汤、黄连温胆汤合方加减。大黄、附子、熟地黄、山药温阳补肾泄浊,黄芪、当归、四君益气养血、健脾祛湿,黄连温胆汤并砂仁、木香理气和胃、化痰祛浊,丹参、牡丹皮、山楂活血通络消滞,黄连、薏苡仁、车前子、白茅根清热利水湿。诸药合用,共奏温阳补肾,益气健脾,祛湿化浊,活血利水,理气和胃之功。二诊患者仍诉腹痛、便秘,缘因浊邪停留胃肠,重用大黄通便驱邪。三诊时邪气去则正易复,故患者大便次数可恢复正常,即可减轻大黄用量以防攻邪太过。四诊加大养阴之效,去附子,以求调和阴阳,复常人之阴平阳秘之态。

（甄健威撰写,谢维宁修改）

二十二、高脂血症治验一则

王某,男,62岁,2022年2月12日初诊。

主诉:发现血脂升高3个月。

现病史:患者3个月前体检发现血脂升高,曾查血脂示:总胆固醇9.6 mmol/L、低密度脂蛋白4.5 mmol/L。平素容易疲劳乏力,时有头晕,无其他不适。纳眠可,二便调。舌红苔黄腻,脉滑。

中医诊断:肥胖(痰热内蕴证)。

西医诊断:高脂血症。

治法:清热化痰,理气活血。

处方:黄芪破壁饮片2 g,茯苓颗粒20 g,陈皮颗粒12 g,枳实颗粒12 g,姜黄颗粒12 g,丹参颗粒20 g,虎杖颗粒20 g,法半夏颗粒15 g,竹茹颗粒10 g,浙贝母颗粒15 g,牡蛎颗粒30 g,决明子颗粒20 g,甘草颗粒5 g,三七破壁饮片1 g。7剂,冲服,日1剂。

2022年2月19日二诊:诉服药后乏力、头晕减轻,无其他不适,纳眠可,二便调。舌质淡红,苔黄腻,脉滑。守前方加泽泻颗粒10 g,以增强利水之功。7剂,冲服,日1剂。

2022年2月26日三诊:乏力、头晕基本缓解。复查血脂示:总胆固醇9.0 mmol/L,低密度脂蛋白4.2 mmol/L。效不更方,守前方继续服28剂。1个月后复查血脂降到正常水平,嘱患者低脂饮食。半年后电话随访,患者血脂水平无明显波动。

按语:中国古代典籍没有关于"高脂血症"的描述,但有对"膏""脂"的记载,"凝者为脂,释者为膏"。中医理解"脂""膏",最早源于《黄帝内经》的"膏脂"理论。如"人有肥,有膏,有肉""脂者,其血清,气滑少"。《灵枢·五癃津液别》言:"五谷之津液,和合而为膏者"。本例采用温胆汤加减取效,温胆汤是一传世名方,据传最早见于姚僧垣的《集验方》,后被各医家不断化裁加减,治疗"胆寒"引起的虚烦不得眠之证。而方中涉及化痰、行气、活血、清热四类药,具有清热化痰、理气活血、分消走泄、利胆和胃之功。现温胆汤被广泛运用于心血管、消化、精神神经等系统疾病的治疗,随证加减可治疗冠心病、高血压、胃炎、焦虑、失眠多种病症,理论取于"百病皆由痰作祟",而温胆汤化浊祛痰。杨钦河教授根据多年的临床经验认为,高脂血症的基本病机为痰湿瘀血内蕴,因此,常用温胆汤加田七、丹参,以清热除湿、活血化瘀,降血脂效果良好。

(皮大锦撰写,谢维宁修改)

二十三、肝癌腹水治验一则

徐某,女,59岁,检察院干部。2015年5月6日初诊。

主诉:肝癌术后腹水3月余。

现病史:6个月前不明诱因出现上腹部疼痛、食欲不振。曾经中西医治疗未见明显好转,遂到广东某三甲医院就诊。CT平扫+增强显示:肝左叶发现大小为4.0 cm×3.5 cm癌肿,肝S6段发现大小为2.0 cm×1.5 cm癌肿。AFP 636.63 ng/mL,ALT 226 U/L,AST 151 U/L,GGT 251 U/L。于3个月前进行左肝外叶切除及肝S6段肝癌切除术。术后未发现转移,未进行放化疗,但出现腹水。曾经西医治疗,腹水未见好转,遂出院(后服用索非布韦治愈丙肝)。先后慕名到广州某三甲中医院、肿瘤医院中西医结合治疗,效果不佳,腹水仍未改善。今来诊,症见:腹大如鼓(腹围84 cm),无青筋暴露,身体消瘦,口稍干,语声低微,精神欠佳,时有耳鸣,小便短少,双脚踝轻微浮肿,腹部手术伤口处时有疼痛,食纳、睡眠及大便尚可。舌下络脉较为瘀粗,舌质略红、苔薄黄少津,脉弦细而弱。辅助检查:白细胞计数$2.2×10^9$/L,红细胞计数$3.38×10^{12}$/L,血红蛋白浓度99 g/L,血小板计数$94×10^9$/L;钙1.98 mol/L,钾2.86 mol/L,ALT 77 U/L,AST 100 U/L,胆碱酯酶2451 U/L,总蛋白68.3 g/L,白蛋白37.1 g/L。2015年4月27日CT示:门静脉主干增粗,直径16 mm;脾增厚,脾静脉迂曲扩张;腹腔可见大量积液。影像学诊断:肝硬化,门静脉高压,脾大,腹水;双肾小囊肿。

中医诊断:鼓胀(瘀血阻络,水湿内停证)。

西医诊断:肝左叶及肝S6段肝细胞癌术后。

治法:益气养阴,活血通络,健脾利水,兼以疏肝理气。

处方:鳖甲煎丸加减。丹参20 g,制鳖甲20 g(先煎),赤芍12 g,郁金10 g,白花蛇舌草20 g,半枝莲20 g,白茅根30 g,绵茵陈20 g,鸡骨草20 g,车前子20 g,佛手10 g,鸡内金10 g,生麦芽30 g,生姜3片,大枣3枚。14剂,日1剂,水煎服。

随后每半月复诊1次,在上述方药基础上随症加减,调治5月余。

2015年10月31日复诊:患者自诉整体情况、腹水等明显好转,自我感觉良好。腹围由来诊时的84 cm缩小到65 cm。复查上腹部MRI平扫+增强(普美显造影):肝硬化,脾稍大;腹腔少量积液;双肾小囊肿;门静脉正常。白细胞计数$3.53×10^9$/L,红细胞计数$4.08×10^{12}$/L,血红蛋白浓度123 g/L,血小板计数$96×10^9$/L;钙2.26 mol/L,钾3.9 mol/L,ALT 48 U/L,AST 71 U/L,胆碱酯酶4169 U/L,总蛋白79.7 g/L,白蛋白40.6 g/L。AFP、血清铁蛋白均在正常范围。故守上方,巩固治疗,7剂,水煎服,日1剂。

按语:肝癌术后腹水隶属于中医"鼓胀"病范畴,与肝、脾、肾三脏功能失调有关。肝主疏泄,脾主运化,肾主水,三脏功能受损可导致水液代谢失常,进而形成腹水。肝气郁结,气机不畅,可导致血行受阻,形成血瘀。血瘀进一步阻滞气机,影响水液的正常运行,导致腹水积聚。外感湿热或内生湿热,湿热蕴结于肝,影响肝的疏泄功能,导致水湿内停;肝癌术后,正气受损,导致机体抵抗力下降,外邪易于侵袭,脏腑功能难以恢复。由于脾主运化水湿,脾虚导致运化功能失常,水湿内停;肾主水,肾虚则水液代谢失常,水湿内停,形成腹水。此外,长期情志不舒,如忧愁、暴怒等,导致肝气郁结,气机不畅,影响水液代谢,日积月累也可促进腹水的形成。

在治疗上,杨教授总结了以下几点心得。

(1)中西结合,优势互补。中医辨证、西医辨病是目前中西医结合临床实践的常见模式。在西医辨病,把握疾病发生、发展趋势的前提下,用中医学理论分析认识现代疾病的中医证候特征和转化规律,实现西医辨病与中医辨证治疗的有机结合、优势互补,提高疗效。

(2)久病重病,扶正为本。正邪交争,久病重病,迁延不愈,正气亏虚。五脏治疗重视肝脾肾。常用生黄芪、人参、党参、红景天、山萸肉、枸杞子、阿胶、淫羊藿、附子、肉桂、桂枝、白术、山药等益气健脾、养肝温肾通阳之品及中成药等,以及输白蛋白、成分输血和免疫疗法等。

(3)审因论治,祛邪为务。①祛除癌毒:西医靶向、消融治疗等;中医予白花蛇舌草、龙葵、藤梨根、半枝莲、蜈蚣、全蝎等及中成药等。②祛除腹水:西医抽取腹水;中医祛邪着眼于气滞、血瘀、水湿,用猪苓、茯苓、泽泻、薏苡仁、车前子、白茅根、马鞭草、泽兰、益母草、冬瓜皮、茯苓皮、木香、枳壳、大腹皮、桑白皮、赤芍、丹参、三棱、莪术等行气活血利水之剂。

(4)情志因素,至关重要。①情志对肝癌的影响;②情志影响药物疗效。

(宋庆良撰写,谢维宁修改)

二十四、小便不利治验一则

闫某某,女,54 岁,工人,于 2022 年 12 月 6 日初诊。

主诉:夜尿频多 10 年余。

现病史:患者诉 10 年余前无明显诱因出现夜尿频多,每晚夜尿 5~6 次,最多可达 10 余次,夜间几乎不能入眠,白天尚可。曾到当地医院就诊,检查各脏器影像学、生化等多项指标未见明显异常,经中西医治疗(具体不详),疗效欠佳。刻诊:患者诉夜尿多,伴有口干,夜间尤甚,食纳、大便正常,无其他不适。查体:面色稍暗,欠光泽,舌质淡红,苔薄略黄,脉沉。

中医诊断:小便不利(阴阳两虚证)。

西医诊断:多尿症。

治法:补肾滋阴,化气行水。

处方:金匮肾气丸加减。熟地黄 15 g,山茱萸 15 g,山药 20 g,茯苓 15 g,牡丹皮 10 g,泽泻 10 g,制附子 10 g(先煎),桂枝 5 g,乌药 10 g,益智仁 15 g,玉竹 10 g,麦冬 10 g,黄芩 10 g,黄柏 10 g。6 剂,水煎服,日 1 剂。

2022 年 12 月 13 日二诊:患者自诉服药 6 剂未见明显好转。脉沉弱,尺部尤甚。在前方基础上加重剂量治之。方药:熟地黄 30 g,山茱萸 30 g,山药 30 g,茯苓 15 g,牡丹皮 10 g,泽泻 10 g,制附子 30 g(先煎),桂枝 15 g,黄芪 50 g,乌药 15 g,益智仁 30 g,菟丝子 30 g,黄芩 15 g。7 剂,水煎服,日 1 剂。

2022 年 12 月 21 日三诊:患者诉夜尿明显减少,每晚 2~3 次,口干亦有减轻。效不更方,继续服用。7 剂,水煎服,日 1 剂。

2022 年 12 月 29 日四诊:患者诉夜尿每晚 1~2 次,口干除。继服 14 剂,夜尿多除。

按语:肾为先天之本,主藏精、主水、主纳气,开窍于耳及前后二阴。其功能在于升清降浊,调节水液代谢,宛如人体之大闸门。而膀胱则贮藏津液,聚合三焦水液,为人体之小闸门。大小闸门协调运作,以维持水液代谢的平衡。若肾气不固,精气外泄,水液失于约束,便会引发夜间频繁小便之症状,伴口干,且夜间尤甚。故杨钦河教授投以金匮肾气丸加减治疗,以达到“益火之源,以消阴翳”之效。熟地黄、山茱萸、山药、牡丹皮可滋养肾阴、温补肾阳,以固肾之本;泽泻、茯苓利水渗湿,且可解膀胱湿热,有助于排除体内湿邪;桂枝、乌药、益智仁温补肾阳、固精缩尿,同时,益智仁补益心脾,调和五脏之气;黄芩、黄柏清热泻火润燥,调节阴阳平衡;玉竹、麦冬润肺养阴,生津止渴,可缓解口干之症。诸药配伍以达到温补肾阳、滋阴润燥、清热泻火、利水渗湿之效,减轻夜尿频繁的症状,并提高患者睡眠质量。二诊时,杨教授审慎思虑,鉴于患者年长体弱,病情顽固,下元虚损极深,膀胱气化功能失常,虚实相间,治疗宜重不宜轻。因此,在保留原方药基础上,加大药物剂量,以增强治疗力度,疗效颇佳。三诊及四诊继服原方至痊愈。

（范文撰写,谢维宁修改）

二十五、脂肪肝治验一则

卢某某,男,40 岁。2022 年 9 月 23 日初诊。

主诉:反复右侧胁肋部疼痛 3 年余。

现病史:患者 3 年前开始无明显诱因出现右胁肋部胀痛,曾到当地医院就诊,诊断为脂肪肝,经治疗后(具体不详)效果不佳,症状反复发作,求诊于杨教授。症见:右侧胁肋部胀痛,进食油腻后加重,症状反复,时有头晕,常觉乏力,纳差,无恶心、呕吐等,眠差,大便稀烂,小便调。既往有高血压病史多年。查体:舌淡伴有齿印,苔黄腻,脉滑。肝胆胰脾彩超:重度脂肪肝。

中医诊断:胁痛(肝经湿热,脾气亏虚证)。

西医诊断:脂肪肝。

治法:清利湿热,健脾消浊。

处方:赤芍 15 g,鸡骨草 15 g,茵陈 30 g,茯苓 15 g,泽泻 15 g,陈皮 12 g,净山楂 20 g,丹参 15 g,虎杖 20 g,法半夏 10 g,浙贝母 10 g,黄芪 30 g,白术 10 g,枸杞子 10 g,桑椹 10 g。7 剂,水煎服,日 1 剂。

2022 年 9 月 30 日二诊:患者胁肋部疼痛好转,头晕、乏力减轻,纳差,无恶心、呕吐等,眠差,大便稀烂,小便调。处方:守前方加广金钱草 15 g 以清利湿热,郁金 10 g 用以疏肝解郁。7 剂,水煎服,日 1 剂。

2022 年 10 月 7 日三诊:胁肋部疼痛较前好转,头晕、乏力较前减轻,胃纳转佳,无恶心、呕吐等,眠差,大便稀烂,小便调。处方:守前方 7 剂。

2022 年 10 月 14 日四诊:诸症明显缓解。处方:守前方 28 剂。服药完成后复查肝胆胰脾彩超显示中度脂肪肝。

按语:受气候影响,岭南之人常表现为湿热体质。此为脾气亏虚与肝经湿热之证。杨教授认为,痰湿和瘀血是脂肪肝中重要的病理产物,痰瘀互结又可使病情进一步发展,故多以清热利湿、燥湿化痰为法治疗脂肪肝,且"肝病既久,脾胃必虚",常常肝脾同调,标本兼治。药用鸡骨草、虎杖清利湿热,泽泻、茵陈利水渗湿(现代研究表明有较好的调脂作用),法半夏、陈皮、茯苓燥湿化痰,浙贝母清热化痰,黄芪补益脾气,白术健脾祛湿,净山楂消食化积兼活血化瘀,丹参、赤芍活血化瘀,枸杞子、桑椹滋补肝肾,是为攻补兼施之剂。本案湿热为患较重,应以治标为主,从二诊和三诊病患反馈亦可反证其湿热重,清热利湿则胁肋部疼痛症状减轻。叶天士在《临证指南医案》中指出:"木能疏土而脾滞以行"。因此在清利湿热兼以顾脾治疗后,水谷运化如常,气血生化得权,则胃纳转佳,乏力减轻。杨教授认为,在辨证治疗的同时,还需重视调摄饮食起居,如饮食均衡、劳逸结合,还可适当运动,控制体重等。如此,辨证和辨病双管齐下,治疗会更精准和有效。

(沈海燕撰写,谢维宁修改)

鸣 谢

在《杨钦河中医学术心悟与临证集萃》一书的编撰与整理过程中,我们得到了杨钦河全国名老中医药专家传承工作室、暨南大学医学部、暨南大学中医学院、暨南大学附属第一医院、郑州大学出版社等各方力量的鼎力相助与支持。在此,我们向所有对本书的成稿与出版提供帮助的同仁和机构致以最真挚的谢意。

首先,我们要衷心感谢杨钦河教授对本书的大力支持,杨教授无私地分享了他的学术心得和临床经验,使我们得以将这份知识传递给更多的人。

其次,本书在编写过程中,部分学术探讨文章的署名作者对于本书的编撰也有卓越贡献,特此表示由衷的感谢。

再次,我们要感谢所有提供学术指导和建议的专家学者。他们的见解和反馈提升了本书的学术价值,也是本书顺利完成的重要动力。

最后,我们对所有期待并支持本书出版的读者表达最诚挚的感谢。正是广大读者的期待与信任,给予了我们前进的动力和勇气。我们希望本书能够在你们的学习和实践中发挥作用。

《杨钦河中医学术心悟与临证集萃》的完成,标志着一个新的开始。我们期待这本书能够激发更多人对中医学习的兴趣,促进中医学术经验的传承与发展。再次感谢所有为这本书付出努力和心血的每一个人,让我们一同期待,这本书能够在中医学领域发挥其独特的影响。

主编

二〇二五年三月

跋

宜言医道,源远流长。《杨钦河中医学术心悟与临证集萃》之著,整理了杨教授从医从教 40 余年的学术经验,并收录了丰富的临床案例。杨教授重视经典,活用经方,临证时衷中参西,多元融合,其用药之妙法,治病之精粹,备尽其中。书中每一篇文章、每一则医案,皆为读者提供了宝贵的实践经验和深刻的理论洞见。杨教授的学术思想不囿于旧章,开拓进取,融合时代之新知。是书既立论于《黄帝内经》《伤寒论》,又贯通于临床之大成;既承古人之遗智,又启后人之思路。

本书展现了杨钦河教授的医德医风,其仁爱宽厚,谆谆教诲,无不透露出一代医者的风范。著作之中,不仅涵盖了其医学知识的广博传授,更深扣医道医德的精神实质,彰显其对生命至高无上的尊重,以及挽救生命、缓解痛苦的坚定信念;字里行间,皆是杨教授对中医深邃智慧的自然流露。

书中部分文章出自杨教授之笔,其文布局合理,条理清晰,字里行间流露出杨教授的智慧与文采。杨教授以医育人,以德济世,其学问之深,其心胸之广,赋予了读者无限的思考。

愿我辈及后辈拜读此书,如饮甘泉,受益匪浅。亦愿此书之光辉,照耀医道,温暖人心,俾中医文化之根蒂更深,枝叶更茂。此跋,敬以传承杨钦河教授之学术成就,亦为后来者指引方向,以资勉励。

主编寄语

二〇二五年三月